肿瘤患者的中医饮食疗法

胡家才　胡钦勇　主编

U0250153

WUHAN UNIVERSITY PRESS
武汉大学出版社

图书在版编目(CIP)数据

肿瘤患者的中医饮食疗法/胡家才,胡钦勇主编. —武汉:武汉大学
出版社,2018.12
ISBN 978-7-307-18280-6

Ⅰ.肿⋯　Ⅱ.①胡⋯　②胡⋯　Ⅲ.肿瘤—食物疗法　Ⅳ.R247.1

中国版本图书馆 CIP 数据核字(2018)第 298211 号

责任编辑:黄金涛　　　责任校对:李孟潇　　　版式设计:马　佳

出版发行:**武汉大学出版社**　(430072　武昌　珞珈山)
　　　　　(电子邮箱:cbs22@whu.edu.cn　网址:www.wdp.com.cn)
印刷:北京虎彩文化传播有限公司
开本:720×1000　1/16　印张:23.25　字数:323 千字　　插页:1
版次:2018 年 12 月第 1 版　　2018 年 12 月第 1 次印刷
ISBN 978-7-307-18280-6　　　定价:60.00 元

编　委　会

编 写 说 明

恶性肿瘤是威胁居民健康的主要疾病。随着我国国民经济发展和人们生活水平的提高，人口老龄化会越来越严重。随着人口老龄化加速、社会和经济的发展，吸烟、肥胖、体力活动的缺乏、生育模式的改变等，导致我国大多数恶性肿瘤的发病率依然呈上升趋势。恶性肿瘤以其高发病率和高死亡率不仅给患者带来极大的痛苦，而且也给患者的家庭和社会带来巨大的经济负担。不良的饮食习惯和生活方式是造成人类许多慢性病(包括恶性肿瘤在内)的罪魁祸首。恶性肿瘤与饮食的密切关系不仅体现在不良的饮食习惯及膳食结构可以致癌，还体现在通过合理的膳食，保持健康的生活方式可以减低恶性肿瘤发病的风险，而且有助于恶性肿瘤患者的康复。中医学是一个伟大的宝库，几千年来为中国人民的卫生保健事业以及中华民族的繁荣昌盛作出了巨大贡献，中医学不仅在疾病的病因、预防、诊断和治疗方面有独特的理论和实践经验，而且在疾病的饮食疗法方面取得了丰硕的成果。鉴于此，我们参阅了大量古今文献，结合自己多年的临床实践，组织编写了该书，以供临床、教学和科研之借鉴。

全书共分三篇。第一篇：总论。介绍中西医对肿瘤的认识和中西医诊疗肿瘤的原则。第二篇：常见肿瘤的中医饮食养生。包括28种疾病，均为临床常见的肿瘤性疾病。每种疾病包括[概述]、[诊断要点]、[中医饮食养生原则和方法]。[中医饮食养生原则和方法]包括饮食原则、中医辨证分型及治法、食疗选方。食疗选方力求实用、有效、方便。第三篇：常用养生饮食介绍。分为 7 章，包括 120 余种常用饮食，每一种饮食又包括别名、性味、功效、食用方法、食用注意以及现代研究。

　　本书紧紧围绕"肿瘤患者的饮食养生"这个主题进行编写，内容重点是"中医饮食养生"，突出中医特色，体现中医优势。整个内容突出科学性、实用性和可行性，力图反映每一个病的中医饮食养生的特点，真正发挥中医饮食养生的作用。

　　由于时间仓促，加之编者水平有限，错误和疏漏之处在所难免，敬请广大读者批评指正。

编者

2018 年 6 月

目　　录

第一篇　总　　论

第二篇　常见肿瘤的中医饮食养生方法

第三篇 常用养生饮食介绍

第一篇

总　论

第一章　中医对肿瘤的认识

我国因为人口基数大以及一些其他的原因，现在是肿瘤大国之一。2017 年 2 月，国家癌症中心发布了中国最新癌症数据，截至 2013 年，我国新发病例 368 万例，发病率 186/10 万，死亡率 109/10 万。我国新发肿瘤病例约占当年世界新发病例的 1/4。而中医作为我国的传统医学，实际上很早之前就已经对肿瘤这一类疾病有了记载。中医最早发现的肿瘤是乳腺癌，而且对于乳腺癌的记录甚至可以追溯到商朝后期时代，大概在公元前 1046 年之前的时代。通过出土的甲骨文中可找到"高突如嵒顶，烂深如嵒壑"这样用来描述女性乳房上疾病的记载。其中的"嵒"读"岩"或"炎"，是"岩"的另一种写法，① 而直到现在中医也将乳腺癌称为乳岩。古时中医对于肿瘤的认识因其疾病起因不明，多将其归类于没有原因的疮疡肿毒。同时对与肿瘤的治疗其实至少从周朝就已经开始了，根据春秋战国时期所成的《周礼·天官冢宰第一》中所记载的"疡医掌肿疡、溃疡、金疡、折疡之祝药劀杀之齐。凡疗疡，以五毒攻之，以五气养之，以五药疗之，以五味节之"。古时因为检查手段的局限，中医对于肿瘤的认识，也大多来源于各种肿瘤的外在表现。到了现代随着各种影像学及细胞学检查方法的出现，中医对于岩类疾病也就是肿瘤的认识也在不断拓宽。

---

① 丁再献、丁蕾：《东夷文化与山东·骨刻文释读》十九章第二节，中国文史出版社 2012 年版。

第一节 中医对肿瘤病因的认识

从古至今历代中医学大师们对于肿瘤的病因皆有认识及论述。而概括来说，主要可分为内伤病因和外源病因，内因包括正气亏虚、情志内伤，外因则以六淫外邪、饮食失宜为主。这些因素导致痰浊凝聚、淤血阻滞、热毒内蕴等病理产物的出现和肿瘤的发生。

1. 正气亏虚

要解释正气这个概念，首先有两个概念要了解一下。首先是中医基础理论中的气一元论学说，气一元论认为，气是不断地运动着的物质实体，是世界万事万物的本原（或本体），为宇宙天体和天地万物统一的物质基础。运动是气的根本特性，阴阳是气的固有属性，气是阴阳的矛盾统一体，气的胜复作用即阴阳的矛盾运动是物质世界运动变化的根源，气聚而成形，散而为气，形（有形）与气（无形）及其相互转化是物质世界存在和运动的基本形式。物质世界是一个不断地发生着气的升降出入的气化运动的世界。气分而为阴阳，阴阳合而生五行，而五行之中复有阴阳。"人以天地之气生，四时之法成"，人是天地自然之气合乎规律的产物。人体就是一个开放的不断地发生着升降出入的气化运动的系统。这种理论出自《内经》，而历代医家也多以此说为宗。根据"气失其和则为邪气，气得其和则为正气，亦为真气。但真气所在，其义有三，曰上、中、下也。上者，所受于天，以通呼吸者也；中者，生于水谷，以养营卫也；下者，气化于精，藏于命门"。（《医门法律·先哲格言》）的说法，其实人体各个子系统协调有序，规律运行的稳定性就是人体这个大系统的正气。其次就是一个被称为熵的物理学概念，是用于描述一个系统无序程度的变量。当一个系统向有序、规律的方向变化则为熵减，向无序、混乱的方向变化则为熵增。打个比方来说，一杯浑浊泥水的熵就比一杯澄清的泥水的熵要高。而人体作为一个开放的系统为了生存下去则需要保持熵减的状态。而正气就是促进人体熵减的力量，这种力量与人体整个系统运行的秩序呈正相关，人体的运行越规律越稳定则正气越强，越不容易为外界或内在的病因所影响，抗病能力也就越强。同样的人体运行越不规律、不稳定则正气越是亏虚，就越容易得病。因此正气亏虚导致人体的运行逐渐滑向混乱和无序的深渊。当这种混乱达到一定程度之后就是肿瘤出现最好的温床。

2. 情志内伤

我国传统医学至少从春秋战国时代就对于人的情绪活动有所思考。分为五志说和七情说，五志说认为，人的情志有五，即怒、喜、思、忧、悲：肝"在志为怒"，心"在志为喜"，脾"在志为思"，肺"在志为忧"，肾"在志为恐"（《素问·阴阳应象大论》），故称五志。七情说认为，人的情志有七：即喜、怒、忧、思、悲、恐、惊，故称之为七情。"七情者，喜、怒、忧、思、悲、恐、惊是也"（《三因极一病证方论》）。七情之中，悲与忧，情感相似，可以相合；惊亦有恐惧之意，故惊可归于恐。由此七情和五志便统一到了一起。而医学方面自《内经》开始就认为情志内伤会导致人体的疾病状态。在《素问·玉机真脏论》中记载"忧恐悲喜怒，令人不得以其次，故令人有大病矣"。同时自古以来和肿瘤相关的疾病也多有情志诱发的记载。如乳岩的病因在《格致余论》有如此论述："忧怒忧郁，朝夕积累，脾气消阻。肝气郁滞，遂成隐核……又名乳岩"，《外科证治全生集》："（乳岩）是阴寒结痰，此因哀哭忧愁，患难惊恐所致"。关于噎嗝病因，《素问》有云："隔塞闭绝，上下不通，则暴忧之病也"；《补丁明医指掌》："（噎嗝）多起于忧郁，忧郁则气结于胸，臆而生痰，久则痰结成酷爱，胶于上焦……而病已成矣"等。因此长期处于某种不良的情绪或心境时，就会导致人体运行的失调带来疾病甚至肿瘤，这也是现代循证医学已经证明了的。

3. 六淫外邪

中医学中有天人相应的理论，认为人体的情况与周围的环境密切相关。所谓六淫，是风、寒、暑、湿、燥、火六种外感病邪的统称。阴阳相移，寒暑更作，气候变化都有一定的规律和限度。如果气候变化异常，六气发生太过或不及，或非其时而有其气(如春天当温而反寒，冬季当凉而反热)，以及气候变化过于急骤；(如暴寒暴暖)，超过了一定的限度，使机体不能与之相适应的时候，就会导致疾病的发生。进而导致人体正气虚衰，提高肿瘤的患病可能性。

4. 饮食习惯不良

(1)饮食失宜：饮食过量，或者暴饮暴食，或过食肥甘厚味，都会造成胃难腐熟，脾失运化，可出现消化不良，气血流通受阻，产生诸病。

(2)饮食不洁：主要指由于客观条件，或不注意饮食卫生，食用腐败霉变的食品，或嗜食腌制熏烤植物，毒邪屡屡损伤肌体肠胃，则气机不利，邪滞不化，久伏体内，而致恶变。

(3)饮食偏嗜：长期嗜好某种事物，就会造成相应脏腑功能偏盛，久之可以破坏五脏之间的协调平衡而出现各种病变。长期过度饮酒，嗜食生冷、炙煿膏粱之品就容易损伤脾胃，蓄毒体内，郁热伤津，气机不利，脉络不通，毒邪与痰瘀互结，引发肿瘤。饮食习惯不良可以累计脾胃，使脾胃损伤，受纳减退，健运失常，气机升降功能紊乱；湿浊内聚，或可化热，伤及气血，形成湿聚血瘀，促使肿瘤的发生。

从中医角度而言引起肿瘤的病因基本上可以归类到以上几点，而其中最主要的一点是正气虚弱。中医认为正气亏虚基本上是所有病因导致疾病的重要条件。故此有《素问·刺法论》说："正气存内，邪不可干"和《素问·评热病论》说："邪之所凑，其气必虚"的说法。而同时这也与现代医学的免疫学说互相呼应，不过中医认为的正气的范畴要大于免疫的范畴。

第二节　中医对肿瘤的辨证

在中医的理论中因为病因病机的不同，同一种病也会有不同的证型，而证型才是决定治疗方案的关键。肿瘤以脏腑组织发生异常肿块为其基本特征。肿块的发生多责之于气滞、痰凝、湿滞、瘀血、毒聚等相互纠结，日久积滞而成为有形之肿块。癌症患者素体多虚，正气亏虚，加之癌症病变耗伤人体之气血津液，故中晚期患者多出现气血亏虚、阴阳两虚等病机转变。所以肿瘤可能会有如下几种证型。

（1）气滞。证候特征以脏腑或相应病变部位胀满、疼痛为主要症状，其疼痛为胀痛而非刺痛，部位可以游走不定，时作时止。

（2）痰凝。证候特征多为痰浊蕴肺主要表现为咳嗽咯痰，痰蒙神窍则见神昏谵语，痰滞肌肉筋骨而为痰核，痰阻经络则见肢体关节疼痛，痰凝于脏腑或与湿聚、血瘀等相互纠结而成痞块，肿块质地不硬，可伴有疼痛。

（3）湿滞。证候特征：水湿滞于上焦则咳嗽咯痰，滞于中焦则食欲不振，纳呆，腹胀，泄泻，滞于下焦则小便不利。

（4）瘀血。

①主要脉症病变部位疼痛，痛有定处，或有瘀点肿块，或致发热，面色黧黑，肌肤甲错，舌质紫暗，或有瘀斑，脉涩或弦。

②证候特征血瘀以疼痛为最常见的症状，其痛以痛有定处，多为刺痛，久痛不愈，反复发作为特征。

（5）毒聚。毒为火之极，故其症候以火热之征突出为特点，可见发热，出血，病变部位红、肿、热、痛，大便秘结，小便短赤。

（6）气虚。证候特征以一系列元气耗损、脏腑机能减退为主证。随发病脏腑的不同，症状侧重点有所差异，常见精神萎顿，倦怠乏力，气短，眩晕，自汗，易于感冒，面白等。

（7）血虚。证候特征主要表现为一系列血虚失养、脏腑机能减退的症状，常可见头晕目眩，神疲乏力，失眠健忘，心悸怔忡，面色苍白或萎黄，唇甲不荣等症状。其与气虚的主要区别在于，本证面色不华、唇甲不荣等营血亏虚的表现突出，且常有失血过多的原因存在。

（8）阴虚。证候特征主要表现为一系列阴液亏少、失于濡润的症状，常可见口干唇燥，五心烦热，潮热盗汗，心烦失眠，腰膝酸软，皮肤干燥，大便燥结等。阴虚往往生内热，而多伴见虚热之象。

（9）阳虚。证候特征主要表现为一系列阳气虚衰、失于温煦的症状。阳虚则生内寒，而常见虚寒之征，可见神倦嗜卧，少气懒言，形寒肢冷，心悸自汗，纳差，四肢水肿，面色苍白或萎黄，腰膝冷痛，阳痿遗精，大便溏泻，小便清长等症状。

对于不同的证型，因为引起疾病的原因不同所以治疗方案也是不一样的，这就是中医的同病异治。同样对于不同的证型，也饮食方面也需要有不同的调整。

注：熵是一个系统中"无秩序"的程度，也表征生命活动过程质量的一种度量。1944 年薛定谔出版了《生命是什么》，此书中提出了负熵的概念，想通过用物理的语言来描述生物学中的课题。据他的理解，"生物赖负熵而生"。按热力学第二定律，大自然会由有序变为无序，即熵会不断增加。与之相反，生物会吸收环境中的功，而减少自身的熵，因而变得有序。例如不同的代谢过程，就是负熵的程序。但反过来说，负熵并不一定就是生物。例如洗衣机能吸取功而使无序变成有序，但洗衣机并不是生物。

第二章　现代医学对肿瘤的认识

4000年前一位古埃及医师印何阗（Immutef；Im-hotep 或 Ii-em-HotepImhotep）在他的病案（Edwin Smith Papyrus）记载中记录了一种没有治疗方法的疾病，病例45"乳房肿胀，变大和变硬"。这一记录不仅说明肿瘤并不是近代才出现，而是始终贯穿于我们的历史之中的。而其无法治愈的标签直到现在也只撕去了一个角而已。然而即便如此我们依旧在努力将这个标签彻底铲除的路上前进着。

恶性肿瘤（癌症）是指机体在各种致癌因素作用下，局部组织细胞基因突变导致其表现出无限制的增殖能力，是属于细胞疾病的一种。人体内正常的细胞，除少数几种意外其他的细胞在分裂到一定次数后就会进入程序性死亡阶段停止分裂，而癌变的细胞只要营养足够就会无限制地分裂下去。根据细胞特性及对机体的危害性程度，又将肿瘤分为良性肿瘤和恶性肿瘤两大类。良性肿瘤其细胞更接近正常细胞，繁殖具有自限性，一般不发生迁移或者侵袭，若在增殖过程中不压迫重要部位则一般不会对人体造成严重损害。癌细胞也就是恶性肿瘤细胞则不受到细胞衰老机制控制，会无限制地进行繁殖，且具有强烈的侵袭和迁移能力。两者不仅临床表现不同，而且预后不同。癌细胞会对邻近正常组织的侵犯以及经血管、淋巴管和体腔转移到身体其他部位，从而产生一系列病理生理的变化逐渐导致人体各系统的衰竭，最终导致死亡。但无论是良性还是恶性肿瘤细胞都不是外源性的，而是人体自身的细胞在各种致癌因素的作用下导致局部细胞基因发生突变，引起的细胞变异。若这些恶性肿瘤细胞逃离了人体免疫系统的监视和攻击就会发展为癌症(恶性肿瘤)。

第一节 肿瘤的病因

4000多年来医学工作者一直在研究肿瘤的发病机制。尽管渐渐地找到了各种可以诱发肿瘤的外部因素,但始终没有找到一个统一的解释。直到癌基因(oncogene)的发现,才终于对肿瘤的发生有了一个统一的解释。肿瘤的病因是十分复杂的,即便现代医学已经将其发病机制统一到基因因素方面,一种肿瘤涉及的癌基因,少则2种,多则可能达到几十种。同时还会涉及更多的基因结构或者表达的异常。而这些改变,这些异常也是由多种其他因素共同作用引起的。

一、肿瘤发生的分子生物学基础

现代医学对于疾病的研究方向和中医是不同的,中医更多的是从整体和宏观方面对疾病进行把控。而现代医学则是向着越来越精细的方向发展着。经过数十年对于癌症的研究,人们虽然找到了包括吸烟、病毒、环境污染、饮食因素等可能导致癌症的病因,但是并不全面,始终有很多问题无法解释。随着各种检查技术的发明,存在于细胞内的基因才逐渐被注意到。通过对于劳斯肉瘤病毒的基因研究发现了第一个癌基因 src 基因。1976年的夏天迈克尔·毕晓普(Michael Bishop)和瓦尔莫斯(Harold Varmus)通过对人类的基因和 src 基因的对比证明了癌基因是由原癌基因(proto-oncogene)突变而出现在人体内的,到了这个时候才出现了现代医学中第一个足够令人信服、全面、一致的致癌理论。现代研究更进一步证明了在基因层面,除癌基因以外还有通过调整细胞周期而抑制细胞癌变的基因序列即肿瘤抑制基因(tumor suppressor gene)以及控制细胞寿命的端粒和端粒酶等。

1. 癌基因

癌基因本身并不是外源性的，而是存在于正常细胞中用于调控细胞生长的原癌基因，也称为细胞癌基因（cellularoncogene）在各种因素作用下出现了结构或表达的异常，使得细胞正常的生长、增殖过程出现了异常。生命的终点"死亡"是天然写在了我们每一条基因中的句号。而癌变了的细胞通过改变自己基因的结构或者表达避免了自己的生命画下句号，然而讽刺的是尽管避免了自己个体的死亡，却因为自己的存在给人体这个整体提前画下了句号。

2. 肿瘤抑制基因

人体其实比我们想象的更加智能，既然可能出现因为几个细胞癌变而导致的混乱，当然也有抑制混乱，并引导其走向正轨的机制存在。这就是肿瘤抑制基因，他们主要是一系列用于维持细胞的增殖行为处于有序、可控范围内的基因。其中有可以调节细胞周期，使其不会一直增殖的基因，也有可以帮助修复 DNA 矫正其突变的基因，还有促进衰老的细胞主动死亡的基因。他们都有可以抑制细胞癌变的作用，所以当他们因为某些原因不再发挥作用之后细胞就更容易癌变。

3. 端粒和端粒酶

端粒是染色体末端的一种 DNA 重复序列，端粒的长短与细胞的寿命有明显正相关性，每当 DNA 复制一次端粒就会缩短一点。而端粒酶则可以使端粒的长度恢复。正常情况下只有造血细胞、干细胞和生殖细胞等需要不断分裂、增殖的细胞中的端粒酶才会被激活。而其他的细胞成熟之后端粒酶就会丧失活性，在分裂到达"海佛烈克极限（Hayflick-limit）"后端粒消失，因此停止分裂进入衰老期，最终死去。而癌细胞突破了"海佛烈克极限"达到了某种"永生"（这也是恶性肿瘤细胞极难清除干净的重要原因之一），目前已知的癌细胞中大约 90% 都选择了通过重新激活端粒酶活性增长端粒来突破"海佛烈克极限"达到"永生"，剩下的少数癌细胞则采取另外一种叫做"端粒替代延伸"（Alternative Lengthening of Telomeres，ALT）的替代机制，来"永生"。

二、内源性因素

1. 年龄

尽管根据流行病学研究表明癌症的发病年龄逐渐年轻化，但是年龄依旧是导致癌症的重要因素。人体随着年龄增长机体的新陈代谢逐渐减慢；内分泌的情况出现变化；日常生活中体内受到的损伤也随着年龄增长累积的越来越多；各种器官的细胞在转录蛋白等物质的时候也都更容易出现异常。这些因素即会导致 DNA 的稳定性下降，让癌基因更容被激活，也使得免疫监视功能下降，使细胞更易于癌变，肿瘤更易于发生。

2. 遗传因素

根据目前研究来看恶性肿瘤既不会传染，也不会遗传。但是和遗传还是具有一定相关性的，主要表现在易感性（susceptibility）方面。肿瘤易感性是指在暴露在同样的特定致癌物的时候有一部分人因为遗传方面的差别，他们的细胞相对其他人而言更容易癌变，因此，他们患有恶性肿瘤的风险和发病时间与其他人比会更早。与肿瘤相关的基因变化只有累积到一定程度才会导致细胞的癌变，但是在细胞出现癌变之前的情况下部分已突变的基因就有可能遗传给下一代。

3. 心理因素

西方国家经过近 50 年的研究发现情绪和肿瘤的发病确实有相关性。长期处于负面情绪包括：郁闷、孤僻、嫉妒、忧思、多愁、急躁、易怒、长期忍气吞声、因丧失亲友哀痛而难以释怀、蒙受打击而不得解脱、精神长期紧张等情绪都会导致恶性肿瘤的发病率明显升高。就目前的动物实验研究来看，情绪会导致恶性肿瘤的发病率升高主要是因为长期的负面情绪会导致人体内分泌系统紊乱、免疫力下降等，由此导致了细胞更容易癌变或者已癌变的细胞未被免疫系统及时发现。同时，癌症患者本身的情绪对于病情的发展、变化也有明显的影响。研究表明，对恶性肿瘤患者进行有效的心理干预，缓解他们的负面情绪明显可以增加他们的总生存期。

三、外源性因素

外源性因素主要是指人体以外可能引起人体 DNA 结构或表达异常的因素。包括生物因素、物理因素和化学因素。

1. 生物因素

生物因素以致癌性病毒为主。1917 年美国生物学家斐顿·劳斯（Peyton Rous）在鸡肉中发现了劳斯肉瘤病毒是导致鸡患上恶性肉瘤的主要因素。1934 年在家兔的疣和乳头状瘤中分理出病毒，并且可以将其接种于家兔诱发乳头状瘤的生长，从而确定了病毒确实具有致癌能力。在目前发现的动物相关病毒中大约有 1/4 具有致癌性。病毒诱发肿瘤与宿主的遗传情况、性别、年龄、免疫状态以及病毒的致癌强度有密切关联性。而目前导致人类细胞癌变的病毒主要分为 DNA 致癌病毒和 RNA 致癌病毒。DNA 致癌病毒包括：人类乳头瘤病毒、EB 病毒、乙型肝炎病毒。而 RNA 致癌病毒属于逆转录科病毒，分为内源性病毒（endogenious virus）和外源性病毒（exogenious vires）。其中外源性又分为急性 RNA 致癌病毒和慢性 RNA 致癌病毒。内源性致癌病毒植入的基因需要其他的外界刺激来激活癌基因，而急性和慢性 RNA 致癌病毒可以直接激活癌基因，只是诱发时间不同。总之这些种类的病毒都会在感染细胞之后激发或者植入癌基因而导致细胞癌变。如果这个时候免疫系统没有能够及时地清除病毒或者被感染的细胞，就会导致癌症的发生。

2. 物理致癌因素

物理致癌因素主要包括：过度的电离辐射、大剂量的紫外线辐射、长期的。①电离辐射包括 X 射线、γ 射线以及粒子形式的辐射如 β 粒子等。过度的接受电离辐射，能引起 DNA 的单链或双链断裂，可使染色体缺失、重复、倒位、易位，导致 DNA 的结构改变激活癌基因。电离辐射的天然放射源来自宇宙辐射、地壳表层的放射性物质如氡，云南有个旧锡矿井下矿工肺癌的高发就与其矿坑中高浓度的氡及其子体有关。大量的电离辐射来自医用 X 光、核医学及放射治疗。原子弹爆炸、核电站泄露事故造成的放射性物质大量释放为高剂量电离辐射。日本广岛、长崎原子弹爆炸，造成当地人群白血病、乳腺癌、肺癌及其他一些实体瘤发病率明显上升。1986 年发生的切尔诺贝利核事故引发当地受照射地区儿童甲状腺癌发病率明显上升，白血病也有增加。电离辐射诱发的主要恶性肿瘤包括皮肤癌、白血病、甲状腺癌、肺癌、乳腺癌、多发性骨髓瘤、淋巴瘤、骨肿瘤等。②大剂量的紫外线辐射可透过表皮层达到真皮层，引起 DNA 断裂使 DNA 双螺旋的局部变性成为二聚体，交联到了一起 DNA 复制就停止了。或在新形成的 DNA 链上诱发一个改变的碱基系列。通过这两种方式激活癌基因导致细胞癌变。大剂量的紫外线辐射与皮肤鳞状细胞癌、基底细胞癌以及恶性黑色素瘤的发病密切相关。小剂量的紫外线辐射其实也会导致 DNA 损伤，只是通常这种损伤都可以被我们自身修复，而某些患者因为先天缺乏这种修复机制，即使小剂量的紫外线辐射都可能引起癌症的发生。③长期的热辐射可导致皮肤癌和软组织肿瘤。例如生活在某严寒地区的人有常期使用腹部烤炉取暖的习惯，该地区居民腹部软组织恶性肿瘤的发病较多。还有某些地区的居民习惯于高热饮食，因此该地区的食道癌等消化道相关癌症发病率明显高于其他地区。同时国际癌症研究机构(International Agency for Research on Cancer，IARC)也将高于 65℃ 的热饮列入了 2A 类致癌物质。

　　3. 化学致癌因素

　　环境中凡能诱发人或动物肿瘤的化学物质均称化学致癌物。根据化学致癌物诱发肿瘤的作用方式可将其分为直接致癌物、间接致癌物及促癌物三类。直接致癌物进入机体不需代谢就可直接与体内细胞起作用，引起易感基因突变，如致癌性烷化剂、亚硝酰胺类。间接致癌物进入机体需经体内微粒体混合功能氧化酶活化，形成化学性质活泼的形式才起作用，如多环芳烃、芳香胺、亚硝胺、黄曲霉毒素。促癌物单独作用于机体不致癌，但可促进其他致癌物的作用，使基因突变的细胞大量繁殖和扩散，如巴豆、糖精、苯巴比妥。化学致癌因素种类繁多，这里只列举几种常见的因素。①亚硝基化合物分为亚硝胺及亚硝酸胺两大类。亚硝基化合物通过烷化 DNA、活化多种癌基因诱发恶性肿瘤。其广泛存在于环境及食品中，工业废气、汽车尾气及香烟烟雾中含有大量亚硝胺，烟熏或腌制的肉类、咸鱼、油炸食品及腌菜中亦含有亚硝胺。②多环芳烃化合物由多个苯核稠和而成，主要来自工业废气，汽车尾气、家庭燃料废气、油炸或烟熏制的肉类及鱼类食品中。③霉菌毒素多为污染人类食物进入人体，主要诱发肝癌、肾癌、皮肤癌、淋巴肉瘤等。常见的霉菌毒素有黄曲霉毒素、杂色曲霉素、串珠镰刀菌素、灰黄霉素等。④香烟含 3800 种以上的各种化合物。点燃的香烟释放出一氧化碳、尼古丁、烟焦油等有害物质。烟焦油中以苯并芘为代表的多环芳烃化合物、芳香族及其胺类（亚硝胺，尤其是烟草特殊亚硝胺类化合物）是诱发细胞基因突变的主要致癌物。

第二节　肿瘤的诊断

相对于肿瘤的发病原因，肿瘤的诊断则简单了非常多。目前临床上将肿瘤分为实体瘤与非实体瘤。实体瘤常见患者身体的局部组织出现了可见的占位性病变。可以在肌肉、骨骼、皮肤、脏器、腺体和淋巴结中确实地见到肿大、增生等占位性病变。所以实体瘤的诊断主要以各类影像学比如：数字 X 线成像（DR）、计算机断层扫描（CT）、磁共振成像（MRI）、正电子发射计算机断层显像（PET-CT）和超声影像等做初步筛查。但因为实体瘤早期病变可能极为微小，因此，近年来临床开始初步通过血液检查肿瘤标志物作为辅助诊断。但是以上都不是实体瘤的诊断金标准，癌症的诊断始终还是通过活体病理学、细胞学检查为诊断金标准。因为只有病理检查才能明确恶性肿瘤的细胞分型，才能更有针对性的治疗。而非实体瘤则无法通过影像学进行筛查，不过因为绝大多数的非实体瘤都属于血液系统疾病，所以通过血常规、或者周围血细胞形态等往往就可以发现异常，而进一步的确诊则需要进行骨髓活体病理学检

查才能确定。近年来随着对于癌症的进一步研究，人们发现癌细胞因为
其强烈的侵袭性，往往会进入血液中成为循环肿瘤细胞（CTC），而从肿
瘤细胞上脱落的 DNA 也常会进入血液成为循环肿瘤基因（CT-DNA），
目前这两种进入血液的肿瘤相关物都可以通过相应的检查方法发现，又
因其特异性，可能会成为未来诊断肿瘤的新型检查方法。

第三节　肿瘤的西医治疗

尽管早在公元前 2000 年前就已经有了关于癌症的记载，但是从那
时开始直到 19 世纪中叶关于癌症的治疗方式的记载在整个医疗史中都
鲜有提及。究其原因除了绝大多数癌症发病极不明显外，更重要的是医
生们对于癌症束手无策。直到 19 世纪中叶随着麻醉、消毒技术在临床
手术中的应用，血管钳以及止血药物的发明，人们终于有了对于治疗癌
症更加有效的手段，尽管一个病灶被切除后很快又会有其他部位出现癌
症，手术治疗仍是最早能有效缓解癌症的治疗方式。从这时开始治疗癌
症的方法开始逐渐增多。到现在癌症的治疗方式主要有手术、放射线治
疗、化学药物治疗、靶向治疗、免疫治疗及中医辅助治疗等多种方法。
目前普遍认为恶性肿瘤应早发现、早治疗，对于早期患者，有治愈的可
能，对于中晚期患者，以综合治疗效果最佳，以减轻症状、提高生活质
量、延长生存期为主要目标。

一、手术治疗

外科手术治疗是最早用于治疗恶性肿瘤的手段，2500 年前，36 岁
的阿托莎（Atossa）身患 Ⅲ 期乳腺癌，她的绝望与悲愤久久地回荡在耳
边。这位波斯王后用布裹住自己癌变的乳房，藏匿起患病的躯体，然后
以一种毅然决然与先见之明的态度，极其愤怒地要求手下的奴隶用刀把
她的乳房割下来。这大概是有记载的首次肿瘤外科治疗。近代以来关于
乳腺癌尤其对早、中期且无远处转移的实体瘤患者应列为首选方法，某

些肿瘤早期经手术切除，可完全治愈、长期存活；而对于已转移扩散的恶性肿瘤，手术治疗往往只能作为姑息治疗手段。

常用手术种类：

1. 根治性手术

适于早、中期癌肿。手术切除范围包括癌肿所在器官大部分或全部，连同一部分周围组织或区域淋巴结的一次性切除或清扫。需要强调的是，过去手术治疗强调根治术，如乳腺癌要做乳腺癌根治术，不仅要切除患癌的乳腺，还要切除周边的大片组织，既影响病人的生理功能，也造成心理上的创伤。目前，主张局限性手术，如乳腺癌切除范围变小，配合手术前后的合理化疗、放疗或内分泌治疗等综合治疗，提高疗效，提高患者无病生存率及总生存率。

2. 姑息性手术

适用于较晚期的癌肿，病变广泛或有远处转移而不能根治切除者，采取旷置或肿瘤部分切除，以达到缓解症状的目的，同时降低肿瘤负荷。

无论根治性或姑息性切除术，治疗前均应考虑病人对手术的获益性及耐受性，考虑创伤对全身或肿瘤发展的影响，重视适应证选择，完善术前准备和术后处理，以求达到最好的手术效果。

二、放射治疗

放射线如 X 射线和 γ 射线对肿瘤细胞的抑制和杀伤作用很强，在某些恶性肿瘤中可代替手术取得很好的疗效，如鼻咽癌、食管癌、淋巴瘤等。放射治疗利用射线对组织细胞的作用，促使 DNA、染色体畸变，液体电离产生化学自由基，最终引起细胞或其子代失去活力达到破裂或抑制肿瘤生长。射线对正常组织细胞亦有损害作用，尤其光辐射量增大时容易损害造血器官和血管组织，引起白细胞、血小板减少，皮肤黏膜改变，胃肠反应等。为提高疗效，尽量减少正常组织的损伤，目前放疗采取"定点清除"，即放射野尽量小，而癌症局部的放射剂量足够大，使疗效提高，副作用减少。

三、化学治疗

化学治疗（化疗）又称抗癌药治疗，是一种系统性治疗手段。化疗药通过口服或静脉注射进入体内，随着血液循环到达全身各处，主要适用于中、晚期肿瘤，特别是有远处转移的患者。临床上对少数肿瘤如儿童急性淋巴细胞白血病、霍奇金淋巴瘤、睾丸精原细胞癌等治愈率较高；对多数肿瘤化疗可辅助手术或放疗，延长生存期，改善症状，但治愈率低；对某些恶性肿瘤，如纤维肉瘤、脂肪肉瘤等，化疗不敏感，疗效较差。

由于化疗药的作用是抑制增殖迅速的肿瘤细胞 DNA 合成，也就是通常所说的"细胞毒作用"，这就造成化疗药敌我不分，对体内其他增殖分裂快的细胞如骨髓造血细胞、头皮下的毛囊细胞、胃肠道细胞、免疫细胞等也有很强的抑制作用，因而在抑制肿瘤生长的同时，产生严重的毒副作用，严重者可危及生命。因此医生在化疗前要对患者进行全面评估，严格掌握化疗药物的剂量和适应症，且不能一直使用，必须一个疗程一个疗程进行。

通常来说化疗是一种全身性治疗方式，但是近年来也发展出一些局部化疗方式，最典型的就是对于肝脏的单病灶未转移的恶性肿瘤疗效十分优异的介入化疗栓塞术，通过对于肿瘤相关的大血管封堵后直接向肿瘤内部注入化疗药物的方式进行的局部化疗。

常见的毒副作用包括：

1. 消化系统反应

如恶心、呕吐、腹泻和便泌等。其中恶心呕吐是化疗最常见的反应之一，近年来一些强力有效的止吐药上市，使得化疗后的恶心和呕吐反应大大减轻。

2. 骨髓抑制

如白细胞和血小板减少等。一般停止化疗后 1～2 周会自行恢复，部分较严重的骨髓抑制也可以有效提升白血病和血小板的药物供使用，因此不必担心。

3. 脱发

部分化疗药物可能导致脱发，但脱发是可逆的，在停止化疗后会重新长出新发。

4. 其他

肝肾功能损害等。大部分化疗的不良反应和毒副作用是可逆的，通过一些辅助药物的使用可以控制或者减轻毒副作用。但化疗毕竟是一种较为激烈的治疗手段，因此，临床医生应该严格掌握化疗适应证、规范合理地制定化疗方案和采取必要的预防措施。

四、生物治疗

生物治疗即用生物来源的制剂或调节生物反应的制剂以治疗肿瘤的方法。主要途径是通过调节细胞生物学行为，如增殖、凋亡、分化、血管生成、侵袭或转移等，另外也可通过调节宿主免疫反应来实现生物治疗。研究较多的有细胞因子诱导的杀伤细胞（CIK）、肿瘤浸润淋巴细胞（TIL）等。

生物治疗的优点包括具有肿瘤特异性，即对肿瘤有高度选择性，因为它的作用机理及毒副作用与常规治疗不同，因此不容易产生耐药，毒副作用相对较小。生物治疗疗效可观且副作用小，但多数处于临床研究阶段，且面临临床研究的困难，如细胞因子需个体化制备，难以产业化，缺乏投入，免疫方案的变量多（抗原、佐剂、细胞因子、效应细胞类型等），难以确定最佳免疫方案进行 III 期临床试验，以及缺乏统一的临床评价标准，在现阶段难以获得高级别的循证医学证据。

靶向治疗，是在细胞分子水平上，针对已经明确的致癌位点的治疗方式（该位点可以是肿瘤细胞内部的一个蛋白分子，也可以是一个基因片段）。可设计相应的治疗药物，药物进入体内会特异地选择致癌位点来相结合发生作用，使肿瘤细胞特异性死亡，而不会波及肿瘤周围的正常组织细胞，所以分子靶向治疗又被称为"生物导弹"。

靶向治疗药不同于化疗药，它作用的靶点是肿瘤发展过程中的关键受体、酶、基因、生长因子、调控分子等，主要对肿瘤细胞起调控和稳定作用，而非细胞毒作用，它的优点在于对正常组织的影响小，不良反应较化疗药少。如今临床上常用的小分子靶点药物越来越多，且都取得了不错的疗效，如用于治疗肝癌的索拉菲尼，是一种抑制肿瘤细胞增殖和肿瘤血管生成的多靶点多激酶抑制剂，能选择性地靶向某些蛋白的受体，已在美国获得了 FDA 授予的"快通道"审批地位。在临床用于治疗无法手术或远处转移的肝细胞癌，且耐受性良好，临床广泛使用。随着越来越多的分子靶向药物的出现，肿瘤的治疗已进入了生物治疗的时代，有理由相信生物治疗会越来越好，为肿瘤患者带来福音。

五、免疫治疗

免疫治疗能过机体内部防御系统，经调节功能达到遏制肿瘤生长的目的。肿瘤免疫治疗的方法很多，可分为主动、被动和过继免疫，并进一步分为特异性和非特异性两类。免疫治疗的疗效与肿瘤发生的部位及程度有关，是一种个体化的治疗方案。

1. 特异性免疫治疗

是将处理过的自体肿瘤、培养的肿瘤细胞或异体肿瘤制成的疫苗或基因工程疫苗给病人进行免疫接种，激发宿主自身对肿瘤的特异性细胞免疫和体液免疫反应，包括细胞疫苗、分子疫苗、DNA 疫苗等。

2. 非特异性免疫治疗

是向肿瘤患者转输具有抗肿瘤活性的免疫细胞直接杀伤肿瘤或激发机体免疫反应，可单独用于临床治疗，可作为手术、放疗与化疗的补充。包括免疫细胞过继治疗、分子水平的治疗、基因治疗等。目前应用较广泛，是一种有前途的治疗方法。

如今研究最火的当属 PD-1/PD-L1，程序性细胞死亡蛋白-1（PD-1）及其配体（PD-L1）抑制剂是免疫哨点单抗药物，其应答之广度、深度和持久性均十分罕见，是近年来肿瘤免疫疗法研究的热点。已上市的尼伏单抗（nivolumab）和潘利珠单抗（pembrolizumab）属于 PD-1 抑制剂，主要用于黑素瘤和非小细胞肺癌的治疗，对肾细胞癌、膀胱癌、霍奇金淋巴瘤等的疗效还在大规模临床试验中。PD-L1 抑制剂阿替珠单抗（atezolizumab）、度伐单抗（durvalumab）和阿维单抗（avelumab）已被批准用于治疗尿道上皮癌，还有其他几种药物尚处于早期临床试验阶段。PD-L1 在多种肿瘤细胞中均有上调表达，它与 T 细胞上的 PD-1 结合，抑制 T 细胞增殖和活化，使 T 细胞处于失活状态，最终诱导免疫逃逸。两种抑制剂均可阻断 PD-1 和 PD-L1 的结合，上调 T 细胞的生长和增殖，增强 T 细胞对肿瘤细胞的识别，激活其攻击和杀伤功能，通过调动人体自身的免疫功能实现抗肿瘤作用。可惜的是目前 PD-1/PD-L1 类型的抗癌药物还未在国内正式上市，不过目前已经进入临床试验阶段。

六、多学科综合治疗

目前，癌症的治疗效果远不如人意，无论外科手术、放射治疗，还是化学治疗、生物治疗、靶向治疗、免疫治疗，以及中医药治疗，单独使用，均无满意疗效。随着医学模式由生物医学模式向生物-心理-社会模式转变，临床肿瘤学也发生深刻变化。单一治疗手段如手术或放疗，或化疗，对恶性肿瘤治疗均显得不足。多学科综合治疗的概念因此产生。多学科综合治疗是根据病人的身心状况、肿瘤部位、病理类型、侵犯范围（病期）和发展趋势，结合细胞分子生物学的改变，有计划地、合理地应用现有的多学科各种有效手段对患者进行治疗，以最适当的经济费用取得最大限度消除或控制肿瘤的治疗效果，并且最大限度地改善患者的生存质量。在制定多学科综合治疗方案时应遵循局部处理与全身治疗并重、分期治疗、个体化治疗、生存率与生存质量并重、成本与效果并重以及不断求证更新的原则。

第三章 肿瘤患者的中医饮食养生原则

在患者体内的肿瘤细胞，因为需要不断的增殖，往往会大量掠夺患者的营养，所以当病人确诊的时候往往已经处于营养不良的状态。而使用肠道或者静脉输注营养支持往往还是没有患者自己服用更好。但是肿瘤患者因其疾病的特殊性在饮食方面还是有需要忌口的方面的。而且不同的肿瘤需要忌口的方面还不太一样，但也有共同之处。首先就是应忌含有较多动物激素的食物，如猪头肉、公鸡肉、老鹅等，这些食物含有大量的动物激素，可能会进一步扰乱人体的正常状态。其次就是忌食腌制、熏制、烤制食品，尤其是腌熏食品中常含有大量致癌物，可能会引起肿瘤的进一步恶化。最后是忌食霉变食物，其中可能含有的黄曲霉菌素，是一种致癌能力极强的物质。这些都是必须要忌口的。

而除此之外，肿瘤患者在进行食补的过程中大体需要注意三大原则。

1. 扶正固本

中医认为肿瘤是因虚而发病，因虚而致实，虚实夹杂的病证。《内经》谓："正气存内，邪不可干。"正气充沛，脏腑功能健旺，能抵抗外邪侵袭，防止疾病发生；若正气虚弱，不能抵御邪气，就会发病。肿瘤发生后，癌毒耗伤气血，更伤正气，再加上手术、放疗、化疗以及中药攻邪之品，均是导致机体正虚的重要原因。而肿瘤在体内能否得到控制，是否恶化、转移，都取决于邪正力量的对比。因此，扶正固本，扶助正气，是肿瘤食疗的基本原则。在食补的过程中要注意帮助患者补气固本。同时还要注意口感，让患者增加食欲。可以增加少量的辛香之品来开胃，以及消食的食物增加患者消化吸收的能力。

2. 辨证施膳

肿瘤病人病程多较长，病情轻重不一，而且患者体质不一，同时由于治疗手段的不同，对机体的影响也不尽相同，如手术主要耗伤气血，化疗则损害阳气，放疗多伤及气阴，故在进行食疗时要针对病情，辨证施膳，给予个体化的方案。中医理论认为，机体发生疾病，究其原因，皆由于阴阳失调之故。阴阳失调是肿瘤发生、发展变化的基本病机。因此，辨证施膳，调理阴阳是保健食疗的又一基本原则。例如阳虚的病人宜进食桂圆、羊肉、狗肉等温性食品；而阴虚的患者则忌食大热峻补之品。

3. 辨癌择食

不同肿瘤的病理过程不同，对机体的影响也不尽相同，因此，食疗时尚需根据肿瘤发生的部位不同选择药膳。如胃癌当以营养丰富和避免出血的药膳为佳，选用细碎的软食，有益于消化吸收；肠癌患者在饮食调配上应注意每日保持大便通畅，以利于驱邪外出；肝癌患者应控制动物脂肪性食物的摄入，多食高蛋白、维生素丰富、易消化食物；肺癌患者则宜多选用具有益气润肺、化痰止咳类药膳。同时，许多食品和食疗药品针对某一种或某一类肿瘤有较好的抗癌效果，如猴头菇、薏苡仁等对消化道肿瘤有较好的作用，海藻、海菜等含碘丰富的食品对甲状腺、乳腺等肿瘤有效，荸荠、百部等对肺癌疗效确切，鳖、乌龟等则对肝癌有一定作用。因此根据肿瘤性质的不同灵活选用，可以提高食疗的效果。

最后有一点很重要的则是无论通过何种药材或者食物进行食补，首先要患者能接受，可以吃，想吃。这是最根本的一点，若这点做不到食补也无从谈起。

第二篇

常见肿瘤的中医饮食养生方法

第四章　消化系统肿瘤

第一节　食管癌

[概述]

食管癌是常见的消化道肿瘤，其发病率和死亡率各国差异很大。我国是世界上食管癌高发地区之一，每年平均病死约 15 万人。男多于女，发病年龄多在 40 岁以上。食管癌典型的症状为进行性咽下困难，先是难咽干的食物，继而是半流质食物，最后水和唾液也不能咽下。

食管癌属中医"噎膈"范畴，中医病机主要有以下几方面：①七情郁结，脾胃受损。如明代李中梓说："忧思悲恚则脾胃受伤，津液所耗，郁气生痰，痰塞不通，气则上而不下，防碍道路，饮食难进，噎塞所由成也"。《医统释膈症》说："噎膈始因酒色过度，继以七情所伤"，这些都说明了噎膈的病因与七情郁结和脾胃损伤有密切关系；②气滞血瘀，痰湿不化。认为食管中的有形之物，主要是由于气血不和，气血凝滞及痰湿不化而成的。③气血亏损。年高体衰，如《医贯》所说："惟年高者有之"，说明了年高之人，脏腑虚弱则可能患食管癌。

[诊断要点]

1. 症状

吞咽食物时有哽噎感、异物感、胸骨后疼痛一般是早期食管癌的症状，而出现明显的吞咽困难一般提示食管病变为进展期。临床诊断为食管癌的病人出现胸痛、咳嗽、发热等，应考虑有食管穿孔的可能。

2. 血液生化检查

对于食管癌，目前无特异性血液生化检查。食管癌病人血液碱性磷酸酶或血钙升高考虑骨转移的可能，血液碱性磷酸酶、谷草转氨酶、乳酸脱氢酶或胆红素升高考虑肝转移的可能。

3. 影像学检查

（1）食管造影检查：是可疑食管癌患者影像学诊断的首选，应尽可能采用低张双对比方法。对隐伏型等早期食管癌无明确食管造影阳性征象者应进行食管镜检查，对食管造影提示有外侵可能者应进行胸部 CT 检查。

（2）CT 检查：胸部 CT 检查目前主要用于食管癌临床分期、确定治疗方案和治疗后随访，增强扫描有利于提高诊断准确率。CT 能够观察肿瘤外侵范围，T 分期的准确率较高，可以帮助临床判断肿瘤切除的可能性及制订放疗计划；对有远处转移者，可以避免不必要的探查术。

（3）超声检查：主要用于发现腹部脏器、腹部及颈部淋巴结有无转移。

（4）MRI 和 PET-CT：MRI 和 PET-CT 有助于鉴别放化疗后肿瘤未控、复发和瘢痕组织；PET 检查还能发现胸部以外更多的远处转移。

4. 其他检查

内镜检查：是食管癌诊断中最重要的手段之一，对于食管癌的定性定位诊断和手术方案的选择有重要的作用。对拟行手术治疗的患者必需的常规检查项目。此外，内镜检查前必须充分准备，建议应用去泡剂和去黏液剂，仔细观察各部位，采集图片，对可疑部位应用碘染色和放大技术进一步观察，进行指示性活检，这是提高早期食管癌检出率的关键。提高食管癌的发现率，是现阶段降低食管癌死亡率的重要手段之一。

[中医饮食养生原则和方法]

1. 饮食原则

（1）宜多吃能增强免疫力、抗癌作用的食物，如山药、扁豆、薏米、菱、金针菜、香菇、蘑菇、葵花籽、猕猴桃、无花果、苹果、沙丁鱼、蜂蜜、鸽蛋、牛奶、猪肝、沙虫、猴头菌、鲍鱼、针鱼、海参、牡蛎、乌贼、黄鱼鳔、海马、甲鱼。

（2）宜多吃高营养食物，防治恶病质，如乌骨鸡、鸽子、鹌鹑、猪肉、兔肉、蛋、鸭、豆豉、豆腐、鲢鱼、鲩鱼、刀鱼、塘虱鱼、青鱼、黄鱼、乌贼、鳗、鲮鱼、鲳鱼、泥鳅、虾、淡菜、猪肝、鲟鱼。

（3）恶心、呕吐宜吃莼菜、柚子、橘子、枇杷、粟米、核桃、玫瑰、杨桃、无花果、姜、藕、梨、冬菜、芒果、乌梅、莲子。

（4）贫血宜吃淡菜、龟、鱼翅、马兰头、金针菜、猴头菌、蜂蜜、荠菜、香蕉、橄榄、乌梅、木耳、羊血、蚕豆衣、芝麻、柿饼、豆腐渣、螺等。

（5）腹泻宜吃扁豆、杨梅、芋艿、栗子、石榴、莲子、芡实、青鱼、白槿。

（6）腹痛宜吃金橘、卷心菜、比目鱼、鲨鱼、蛤蟆鱼、沙虫、海参、乌贼、黄芽菜、芋头花。

（7）防治化疗副作用的食物：猕猴桃、芦笋、桂圆、核桃、虾、蟹、山羊血、鹅血、海蜇、鲩鱼、塘虱、香菇、黑木耳、鹌鹑、薏米、泥螺、绿豆、金针菜、苹果、丝瓜、核桃、龟、甲鱼、乌梅、杏饼、无花果。

（8）忌吃食物：①禁食霉变或腐烂变质的食物。②禁高盐饮食。③禁食过度有刺激性的食物，如辣椒、花椒等。④禁忌烟酒。⑤手术以后的病人忌进牛奶、糖和高碳水化合物饮食，以防发生倾倒综合征。⑥少吃或不吃熏烤的食品及过度腌制的蔬菜。⑦忌食辛香走窜的食品，如香菜、孜然、胡椒、辣椒、葱、芥末、蒜等。⑧肥腻生痰食品：如肥肉、肥鸡、肥鸭、各种甜食（含糖量较高的）、奶油、奶酪等。⑨中医传统认为的"发"物：如牛肉、羊肉、无鳞鱼、猪头肉、动物内脏、虾蟹等海产品、公鸡、狗肉、蚕蛹等。⑩忌吸烟和喝酒，烟酒只能使疾病进展得更快，有百害而无一利。

2. 中医辨证分型及治法

（1）肝气郁结证。

临床表现：胸胁疼痛，胸闷不舒，生气后加重，纳少，舌苔薄白，脉弦。

治法：疏肝理气，解毒抗癌。

（2）瘀毒内阻证。

临床表现：吞咽困难，胸痛，痛有定处，固定不移，以胸背部及剑突部吞咽时疼痛加重，舌质暗，或有瘀点瘀斑，脉弦细或弦紧。

治法：活血化瘀，理气止痛。

（3）脾虚痰湿证。

临床表现：吞咽困难，痰涎壅盛，进食梗噎时呕吐大量黏液，胸口发堵，胁肋胀满，颜面虚肿，萎黄无华，舌质暗红，舌体胖有齿痕，苔白腻，脉滑细或沉无力。

治法：健脾利湿，降逆化痰。

（4）阴虚内热证。

临床表现：口干舌燥，咽下困难，近于梗阻，呕恶气逆，形体消瘦，烦热唇燥，大便干结，五心烦热，夜寐不安，舌红绛瘦小，少苔，脉细数。

治法：滋阴清热，解毒除烦。

（5）气血双亏证。

临床表现：吞咽梗噎，日渐消瘦，面色苍白，神疲乏力，气短懒言，心悸失眠，下肢肿胀，腹胀腹泻。舌质淡红，或干瘦少苔，脉沉而弱，重按无力。

治法：健脾益气，养血补血。

3. 食疗选方

（1）蔗姜饮：甘蔗、生姜各适量。取甘蔗压汁半杯，生姜汁 1 匙和匀炖即成。每周 2 次，炖温后服用，具有和中健胃作用，适宜食管癌初期用。

(2)红糖煲豆腐：豆腐 100 克，红糖 60 克，清水 1 碗。红糖用清水冲开，加入豆腐，煮 10 分钟后即成。经常服食，具有和胃止血，适用于食管癌吐血明显者。

(3)陈皮红枣饮：橘子皮 1 块，红枣 3 枚。红枣去核与橘子皮共煎水即成。每日 1 次，此食疗方行气健脾，降逆止呕，适用于食管癌虚寒呕吐者。

(4)莱菔粥：菔子 30 克，粳米适量。先将莱菔子炒熟后，与粳米共煮成粥。每日 1 次，早餐服食，此药方消积除胀，适用于食管癌腹胀明显者。

(5)陈皮瘦肉粥：陈皮 9 克，乌贼鱼骨 12 克，猪瘦肉 50 克，粳米适量。用陈皮、鱼骨与米煮粥，煮熟后去陈皮和乌贼骨，加入瘦肉片再煮，食盐少许调味食用。每日 2 次，早、晚餐服用，此食疗粥降逆止呕，健脾顺气，适用于食管癌腹胀者。

(6)莴苣大枣饼：莴苣 250 克，大枣 250 克，面粉 500 克。将莴苣切碎，大枣煮熟去核，与面粉混合后做饼即成。当点心服用，健脾益胃，燥湿利水，适用于食管癌大便稀薄或腹泻。

(7)芡实六珍糕：芡实、山药、茯苓、莲肉、薏米仁、扁豆各 30 克，米粉 500 克。将上述全部加工成粉末与米粉合匀即成。每日 2 次或 3 次，每次 6 克，加糖调味，开水冲服，也可做糕点食用，此方健脾，止泻效果良好。适用于食管癌脾虚湿盛者。

(8)桂圆花生汤：花生连红衣 250 克，大枣 5 枚，桂圆肉 12 克。大枣去核，与花生、桂圆一起加水煮熟即可。每日 1 次，养血补脾，适用于食管癌贫血明显者。

(9)乌梅粥：乌梅 20 克，粳米 100 克，冰糖适量。先将乌梅煎取浓汁去渣，入粳米煮成粥，粥熟后加少许冰糖，再稍煮即可。每日 1

次，此方有收涩止血作用。适用于食管癌有出血者。

（10）麻仁粥：芝麻、桃仁各 20 克，粳米 80 克。用芝麻、桃仁和粳米共同煮粥即成。隔日 1 次，润肠通便，适用于食管癌大便干燥秘结者。

（11）芝麻粥：芝麻 6 克，粳米 30 克，蜂蜜适量。将芝麻炒香待米煮粥即将熟时加放，再加蜂蜜调匀即成。每日 1 次，此药膳补血润肠。适用于食管癌血虚肠燥便秘者。

（12）鱼肚酥：鱼肚(大黄鱼、鲤鱼、黄唇鱼、鳗鱼的鳔均可作原料)，芝麻油。鱼肚用芝麻油炸酥，压碎即成。每日 3 次，每次 10 克，用温开水送服。此药膳补肾益精，滋养筋脉，止血、散淤、消肿，适用于食管癌肾精亏虚者。

（13）健胃防癌茶：向日葵秆蕊或向日葵盘 30 克。用上述原料煎汤即成。煎汤代茶，长期饮用，有防癌，抗癌消炎之功效。适用于食管癌术后吻合口有炎症者。

（14）鹅血饮：鹅血 100 毫升(活杀或活鹅静脉取血均可)趁热饮服，每日 1 次，连服 10 天。若无鹅血，可用鸡、鸭血代替。适用于食管癌不能手术切除者。

（15）仙枝饮：威灵仙 30 克，半枝莲 30 克，石见穿 30 克，急性子 30 克，共煎取汁，用该药汁煮成一日食用量的粥，分次服食。适用于各类食管癌患者。

（16）海蜇荸荠羹：海蜇 250 克，荸荠 250 克，共制成羹，时时服用。适用于各类食管癌患者。

（17）糯米山药粉：糯米粉、山药粉等量，加入适量白糖拌和，分次食用。适用于食管癌治疗后吞咽仍不畅者。

（18）大蒜蕹菜粥：大蒜泥 20 克，胡椒粉 1 克，蕹菜(空心菜)200 克洗净切碎，入粥略煮。时时服用。适用于食管癌有胸背疼痛者。

（19）黄柏粥：黄柏 30 克，煮汁，以汁煮一日量粥。适用于食管癌放射治疗后而有胸背疼痛者。

（20）鱼片粥：大米适量煮粥至熟，加入生鱼片略煮沸腾至熟。适用于食管癌体力虚弱者。

第二节 胃 癌

[概述]

胃癌是源自胃黏膜上皮的恶性肿瘤，占全部恶性肿瘤的第 3 位，占消化道恶性肿瘤的首位。可见胃癌是威胁人类健康的一种常见病。胃癌在我国各种恶性肿瘤中居首位，胃癌发病有明显的地域性差别，在我国的西北与东部沿海地区胃癌发病率比南方地区明显为高。好发年龄在50 岁以上，男女发病率之比为 2：1。胃癌的预后与胃癌的病理分期、部位、组织类型、生物学行为以及治疗措施有关。早期胃癌多无症状或仅有轻微症状。当临床症状明显时，病变已属晚期。因此，要十分警惕胃癌的早期症状，以免延误诊治。

中医典籍中无胃癌之病名，按临床表现分析，胃癌属于祖国医学"反胃"、"胃反"、"翻胃"、"胃脘痛"、"癥瘕积聚"等病证范畴。胃癌的病因较为复杂，中医认为，胃癌发病因素有饮食失节，忧思过度，脾胃损伤，气结痰凝。明·张景岳认为病因病机为"阳虚不能化"与"气结不能行"，说明脾胃虚寒，阳气不化，气结于内，是胃癌致病之病因病机之一。气结则血行阻滞，形成血淤。清《景岳全书发挥》指出："膈者在胸膈胃口之间，或痰或淤血或食积阻滞不通，食物入胃不得下达而呕出，渐至食下即吐而反胃矣。"总之，产生反胃膈塞不通之证有气结、热结、淤血、食积及脾胃虚寒等说。

[诊断要点]

1. 症状

早期上腹部不适，重压感，逐渐出现疼痛或进食发堵甚至呕吐、呕血或便血。

2. X 线胃钡餐造影

出现胃黏膜改变，龛影或软组织影，充盈缺损，胃壁僵硬等。

3. CT

检查 CT 检查前先口服一定量的 1%泛影葡胺使胃扩张，它对胃癌的诊断价值首先是可以确定胃壁厚度。正常胃壁厚度一般在 2～5mm，胃癌表现出局限性或广泛性胃壁不规则增厚，常超过 10mm。可见结节状、息肉样或分叶状软组织肿块向腔内或腔外突出，并可显示胃腔狭窄，软组织包块或溃疡影像。此外，通常能显示附近脏器如肝、胰、脾脏、胆囊、结肠、卵巢、肾上腺，可以判断胃癌蔓延转移的范围。

4. 内镜检查

由于纤维内镜技术的发展和普遍应用，早期胃癌的诊断率有了明显提高。早期胃癌手术后 5 年生存率可达 90%以上，如能及早诊断，预后较好。

5. 超声内镜检查(EUS)

是在内镜顶端安装一个微型超声探头，以达到在内镜下观察胃肠道黏膜表层病变的同时，进行超声扫描，借以探查胃壁各层受侵犯的情况及胃外邻近脏器及淋巴结有无转移，这样可以扩大胃镜检查的范围，更全面地了解胃癌形态大小、浸润深度和转移范围。有助于发现黏膜下肿瘤及设计治疗方案和判断预后。

6. 实验室检查

①胃镜检查及活组织病理证实。②胃细胞学检查癌细胞阳性及免疫学检查。③颈部淋巴结活检阳性。以上几点均为阳性发现时，可予以诊断。

[中医饮食养生原则和方法]

1. 饮食原则

(1)宜多吃能增强免疫力、抗癌作用的食物，如山药、扁豆、薏米、菱、金针菜、香菇、蘑菇、葵花籽、猕猴桃、无花果、苹果、沙丁鱼、蜂蜜、鸽蛋、牛奶、猪肝、猴头菌、鲍鱼、海参、牡蛎、乌贼、黄鱼鳔、海马、甲鱼。

（2）宜多吃高营养食物，防治恶病质，如乌骨鸡、鸽子、鹌鹑、猪肉、兔肉、蛋、鸭、豆豉、豆腐、鲢鱼、鲩鱼、刀鱼、青鱼、黄鱼、乌贼、鳗、鲮鱼、鲳鱼、泥鳅、虾、淡菜、猪肝、鲟鱼。

（3）恶心、呕吐宜吃莼菜、柚子、橘子、枇杷、粟米、核桃、玫瑰、杨桃、无花果、姜、藕、梨、冬菜、芒果、乌梅、莲子。

（4）贫血宜吃淡菜、龟、鲨、鱼翅、马兰头、金针菜、猴头菌、蜂蜜、荠菜、香蕉、橄榄、乌梅、木耳、羊血、蚕豆衣、芝麻、柿饼、豆腐渣、螺等。

（5）腹泻宜吃鲨鱼、扁豆、梨、杨梅、芋艿、栗子、石榴、莲子、芡实、青鱼、白槿花。

（6）腹痛宜吃金橘、卷心菜、比目鱼、鲨鱼、蛤蟆鱼、沙虫、海参、乌贼、黄芽菜、芋头花。

（7）防治化疗副作用的食物：猕猴桃、芦笋、桂圆、核桃、鲫鱼、虾、蟹、山羊血、鹅血、海蜇、鲩鱼、香菇、黑木耳、鹌鹑、薏米、泥螺、绿豆、金针菜、苹果、丝瓜、核桃、龟、甲鱼、乌梅、杏饼、无花果。

（8）忌吃食物：①禁食霉变或腐烂变质的食物。②禁高盐饮食。③禁食过度有刺激性的食物，如辣椒、花椒等。④禁忌烟酒。⑤少吃或不吃熏烤的食品及过度腌制的蔬菜。⑥忌食辛香走窜的食品，如香菜、孜然、胡椒、辣椒、葱、芥末、蒜等。⑦手术以后的病人忌进牛奶、糖和高碳水化合物饮食，以防发生倾倒综合征。⑧忌食肥腻生痰食品：如肥肉、肥鸡、肥鸭、各种甜食(含糖量较高的)、奶油、奶酪等。⑨中医传统认为的"发"物：如牛肉、羊肉、无鳞鱼、猪头肉、动物内脏、虾蟹等海产品、公鸡、狗肉、蚕蛹等。

2. 中医辨证分型及治法

（1）肝胃不和证。

临床表现：胃脘胀满，时时作痛，串及两胁，口苦心烦，嗳气陈腐，饮食少进即呕吐反胃，舌苔薄黄或薄白，脉弦细。

治法：健脾理气，疏肝解郁。

（2）脾胃虚寒证。

临床表现：胃脘胀痛，喜温喜按，或暮食朝吐、朝食暮吐，或食入经久仍复吐出，时呕清水，面色苍白无华，神疲肢凉，或便溏浮肿，舌质淡胖或有齿迹，苔白滑润，脉沉细缓或细濡。

治法：温中散寒，健脾和胃。

（3）瘀毒内阻证。

临床表现：胃脘刺痛，灼热灼痛，食后痛剧，口干思饮，脘胀拒按，心下痞块，或有呕血、便血，肌肤枯燥甲错，舌质紫暗或见瘀点，脉沉弦、细涩或弦数。

治法：解毒祛瘀，清热养阴。

（4）气血两虚证。

临床表现：晚期胃癌可见重度贫血，面色苍白无华，面目虚肿，畏寒身冷，全身乏力，心悸气短，头晕目眩，虚烦不寐，自汗盗汗，纳少乏味，形体羸瘦，上腹包块明显，舌质淡胖，白苔，脉虚细无力或虚大。

治法：补气养血，健脾和胃。

3. 食疗选方

（1）蔗姜饮：甘蔗、生姜各适量。取甘蔗压汁半杯，生姜汁1匙和匀炖即成。每周2次，炖温后服用，具有和中健胃作用，适宜胃癌初期患者。

（2）红糖煲豆腐：豆腐100克，红糖60克，清水1碗。红糖用清水冲开，加入豆腐，煮10分钟后即成。经常服食，具有和胃止血，适用于胃癌吐血明显者。

（3）陈皮红枣饮：橘子皮1块，红枣3枚。红枣去核与橘子皮共煎水即成。每日1次，此食疗方行气健脾，降逆止呕，适用于胃癌虚寒呕吐者。

(4)莱菔粥：莱菔子 30 克，粳米适量。先将莱菔子炒熟后，与粳米共煮成粥。每日 1 次，早餐服食，此药方消积除胀，适用于胃癌腹胀明显者。

(5)陈皮瘦肉粥：陈皮 9 克，乌贼鱼骨 12 克，猪瘦肉 50 克，粳米适量。用陈皮、鱼骨与米煮粥，煮熟后去陈皮和乌贼骨，加入瘦肉片再煮，食盐少许调味食用。每日 2 次，早、晚餐服用，此食疗粥降逆止呕，健脾顺气，适用于胃癌腹胀者。

(6)莴苣大枣饼：莴苣 250 克，大枣 250 克，面粉 500 克。将莴苣切碎，大枣煮熟去核，与面粉混合后做饼即成。当点心服用，健脾益胃，燥湿利水，适用于胃癌大便稀薄或腹泻者。

(7)芡实六珍糕：芡实、山药、茯苓、莲肉、薏米仁、扁豆各 30 克，米粉 500 克。将上述全部加工成粉末与米粉合匀即成。每日 2 次或 3 次，每次 6 克，加糖调味，开水冲服，也可做糕点食用，此方健脾，止泻效果良好。适用于胃癌脾胃虚弱者。

(8)桂圆花生汤：花生连红衣 250 克，大枣 5 枚，桂圆肉 12 克。大枣去核，与花生、桂圆一起加水煮熟即可。每日 1 次，养血补脾，适用于胃癌贫血明显者。

(9)乌梅粥：乌梅 20 克，粳米 100 克，冰糖适量。先将乌梅煎取浓汁去渣，入粳米煮成粥，粥熟后加少许冰糖，再稍煮即可。每日 1 次，此方有收涩止血作用，适用于胃癌有出血者。

(10)芝麻粥：芝麻 6 克，粳米 30 克，蜂蜜适量。将芝麻炒香待米煮粥即将熟时加放，再加蜂蜜调匀即成。每日 1 次，此药膳补血润肠。适用于胃癌血虚便秘者。

(11)鱼肚酥：鱼肚(大黄鱼、鲤鱼、黄唇鱼、鳗鱼的鳔均可作原料)，芝麻油。鱼肚用芝麻油炸酥，压碎即成。每日 3 次，每次 10 克，用温开水送服。此药膳补肾益精，滋养筋脉，止血、散淤、消肿，适用于胃癌脾肾亏虚者。

（12）健胃防癌茶：向日葵杆蕊或向日葵盘 30 克。用上述原料煎汤即成。煎汤代茶，长期饮用，有防癌，抗癌消炎之功效。适用于胃癌术后吻合口有炎症者。

（13）皮蛋粥：以米适量煮粥，粥熟后，皮蛋切片放入，每日吃 1~2 个皮蛋。适用于各类胃癌患者。

（14）薏米粥：薏苡仁 50 克，大米 200 克煮粥食用。适用于各类胃癌患者。

（15）甘蔗粥：大米 200 克煮粥至熟，甘蔗榨汁，将甘蔗汁 100 毫升加入煮熟之粥中，热食或冷食。适用于胃癌术后舌质红、无苔，口干、恶热者。

（16）石斛粥：石斛 150 克，煎煮取汁，以汁煮粥，分次食用。适用于胃癌术后或未手术而口干、恶热者。

（17）卷心菜汁：将卷心菜洗净，稍干，榨汁，每次饮 50 毫升，每日 2~3 次。适用于胃癌时有胃痛者。

（18）柿饼饭：将柿饼 2 只切成小块，放在饭上蒸至饭熟。以柿饼拌饭，加少许盐、黄油，食用。适用于胃癌术后康复期。

（19）荜拨牛奶：荜拨 10 克，牛奶 250 毫升，共煮至牛奶沸腾，饮牛奶。每日 1~2 次。适用于胃癌不能手术或胃癌术后而有上腹不适时时隐痛者。

（20）猪肉大蒜泥：猪肉 200 克煮至熟，切成薄片，以生大蒜 5 瓣剁成泥，加少许酱油。以煮熟的猪肉片蘸大蒜吃。适用于胃癌体虚或术后康复者。

（21）黄瓜大蒜泥：黄瓜 200 克，生大蒜 5 瓣，将黄瓜切成片，大蒜剁成泥，加少许盐，共拌和，分次食用。适用于预防胃癌或预防胃癌复发。

（22）栗芡莲羹：栗子、芡实、莲子各 150 克，共煮成羹，每日作为点心食用。适用于胃癌康复期。

第三节 大肠癌

[概述]

大肠癌包括结肠癌与直肠癌，是常见的消化道恶性肿瘤，以排便与粪便性状改变，腹痛，肛门坠痛，里急后重，甚至腹内结块，消瘦为主要临床表现。其发病率从高到低依次为直肠、乙状结肠、盲肠、升结肠、降结肠及横结肠。其发病与生活方式、遗传、大肠腺瘤等关系密切。发病年龄趋老年化，男女之比较为 1.65∶1。

根据其发病及临床特征分析，中医古籍有关大肠癌的论述散见于"肠积"、"积聚"、"癥瘕"、"肠覃"、"肠风"、"肠毒"、"锁肛痔"等病证中。中医认为，大肠癌是因正气内虚，气滞、血瘀、痰结、湿聚、热毒等相互纠结，日久积滞于大肠，形成有形之肿块所致。

[诊断要点]

1. 临床表现

凡 30 岁以上的患者有下列症状时需高度重视，考虑有大肠癌的可能：

（1）近期出现持续性腹部不适、隐痛、胀气，经一般治疗症状不缓解。

（2）无明显诱因的大便习惯改变，如腹泻或便秘等。

（3）粪便带脓血、黏液或血便，而无痢疾、肠道慢性炎症等病史。

（4）结肠部位出现肿块。

（5）原因不明的贫血或体重减轻。

2. 实验室和其他检查

（1）粪便常规+隐血试验。

粪便常规+隐血试验对本病的诊断虽无特异性，亦非确诊手段，但方法简便易行，可作为普查筛检或早期诊断的线索。

（2）结肠镜：对结直肠癌具确诊价值。通过结肠镜能直接观察全结直肠的肠壁、肠腔的改变，并确定肿瘤的部位、大小，初步判断浸润范围，取活检可获确诊。早期结直肠癌的内镜下形态为隆起型和平坦型。

结肠镜下黏膜染色技术可显著提高微小病变尤其是平坦型病变的发现率。采用染色放大结肠镜技术结合腺管开口分型有助于判断病变性质和浸润深度。超声内镜技术有助于判断结直肠癌的浸润深度，对结直肠癌的 T 分期准确性较高，有助于判定是否适合内镜下治疗。

（3）X 线钡餐灌肠：临床上可采用钡灌肠气钡双重对比造影分析用于大肠肿瘤的辅助检查，但早期诊断价值不如内镜。可发现充盈缺损、肠腔狭窄、黏膜皱襞破坏等征象，显示癌肿部位和范围。结肠镜检查因肠腔狭窄等原因未能继续进镜者，钡剂灌肠有助于肠镜未及肠段的检查。

（4）活体组织检查和脱落细胞学检查：活体组织检查对大肠癌，尤其早期癌和息肉癌变的确诊以及对病变进行鉴别诊断有决定性意义，可明确肿瘤的性质、组织学类型及恶性程度、判断预后和指导临床治疗。脱落细胞学检查准确性高，取材繁琐，不易获得满意的标本，临床应用较少。

（5）CT 结肠成像：主要用于了解结直肠癌肠外浸润及转移情况，有助于进行临床病理分期，以制订治疗方案，对术后随访亦有价值。但对早期诊断价值有限，且不能对病变活检，对幼小或扁平病变存在假阴性、因粪便可出现假阳性等。

（6）其他：大肠癌的血清学诊断尚不够灵敏和特异，CEA 和 CA125、CA19-9 等传统肿瘤抗原标志物的血清学检测，可能对大肠癌手术效果的判断与术后复发的监视有一定价值。

［中医饮食养生原则和方法］

1. 饮食原则

（1）首先要严格戒烟酒。

（2）宜多吃具有抗肿瘤作用的食物：山羊血、鲨、蟹、羊脑、海参、牡蛎、鳖、龟、沙虫、鹿血、大叶菜、麦片、小苋菜、油菜籽、沙枣、香芋、栗、野葡萄等。

（3）多吃具有止痛消肿作用的食物：芦笋、藕、慈姑、山楂、獭肉、鹭肉、蟹等。

（4）适量食用含单不饱和脂肪酸的食物，如橄榄油、金枪鱼等。

（5）大肠癌患者经过放疗后易出现咽干口燥、五心烦热等症状，饮食当以滋阴养血为主，可选用麦冬、蜂蜜、鸭肉、枸杞子、甜橙、菠菜等。

（6）大肠癌患者经过化疗后，可出现食欲不振、恶心呕吐、全身乏力等症状，甚至出现骨髓抑制、白细胞减少等，可选用苡米、芡实、菱角、莲子等煮粥佐餐，常食之。或多食香菇、平菇、黑木耳、银耳等，能提升白细胞，增强机体免疫力。

（7）忌吃食物：①忌食过于辛辣的食物，如桂皮、朝天椒、花椒、胡椒等；②禁食油炸、烧烤、烟熏、腌制的食物；③忌肥腻食物。

2. 中医辨证分型及治法

（1）湿热郁毒证。

临床表现：腹部阵痛，便中带血或黏液脓血便，里急后重，或大便干稀不调，肛门灼热，或有发热、恶心、胸闷、口干、小便黄等症，舌质红，苔黄腻，脉滑数。

治法：清热利湿，化瘀解毒。

（2）瘀毒内阻证。

临床表现：腹部拒按，或腹内结块，里急后重，大便脓血，色紫暗，量多，烦热口渴，面色晦暗，或有肌肤甲错，舌质紫暗或有瘀点、瘀斑，脉涩。

治法：活血化瘀，清热解毒。

（3）脾肾两虚证。

临床表现：腹痛喜温喜按，或腹内结块，下利清谷或五更泄泻，或见大便带血，面色苍白，少气无力，畏寒肢冷，腰酸膝冷，苔薄白，舌质淡胖，有齿痕，脉沉细弱。

治法：健脾补肾，温阳益气。

（4）肝肾阴虚证。

临床表现：腹痛隐隐，或腹内结块，便秘，大便带血，腰膝酸软，头晕耳鸣，视物昏花，五心烦热，口咽干燥，盗汗，遗精，月经不调，形瘦纳差，舌红少苔，脉弦细数。

治法：滋肾养肝。

3. 食疗选方

（1）菱粥：带壳菱角 20 个，蜂蜜 1 匙，糯米适量。将菱角洗净捣碎，放瓦罐内加水先煮成半糊状。再放适量糯米煮粥，粥熟时加蜂蜜调味服食。经常服食，具有益胃润肠作用。适用于肠癌阴虚者。

（2）藕汁郁李仁蒸鸡蛋：郁李仁 8 克，鸡蛋 1 只，藕汁适量。将郁李仁与藕汁调匀，与鸡蛋倒入碗中搅拌，放入锅中蒸熟食用。适用于肠癌大便有出血者。

（3）瞿麦根汤：鲜瞿麦根 60 克或干根 30 克。先用米泔水洗净，加水适量煎成汤服用。适用于大肠癌湿热证者。

（4）茯苓蛋壳散：茯苓 30 克，鸡蛋壳 9 克。将茯苓和鸡蛋壳熔干研末即成。每日 2 次，每次 1 剂，用开水送下。适用于大肠癌腹痛、腹胀明显者。

（5）桑葚猪肉汤：桑葚 50 克，大枣 10 枚，猪瘦肉适量。将三者加盐适量一起熬汤至熟。经常服食，具有补中益气的功效。适用于大肠癌体虚贫血、下腹坠胀者。

（6）荷蒂汤：鲜荷蒂 5 个（若没有可用干者替代），冰糖少许。将荷蒂洗净、剪碎，加水适量，煎煮 1 小时后取汤，加冰糖后服用。功效：清热、凉血、止血。适用于肠癌大便出血不止者。

（7）鱼腥草莲子汤：鱼腥草 10 克，莲子肉 30 克，将二者用水煎汤即成，每日两次，早晚服用。具有清热燥湿、泻火解毒的功效。适用于大肠癌里急后重者。

（8）木瓜炖大肠：木瓜 30 克，肥猪大肠 30 厘米。将木瓜装入洗净的大肠肉，两头扎紧，炖至熟烂即成，饮汤食肠。此膳具有清热和胃、行气止痛功效。适用于肠癌有热腹痛者。

（9）水蛭海藻散：水蛭 15 克，海藻 30 克。将水蛭和海藻干研成细末，分成 10 包。每日 2 包，温水冲服。此膳具有破血逐瘀、清热解毒的作用。适用于肠癌瘀热内阻结块者。

（10）菱薏紫苏汤：带壳菱角 10 个，薏苡仁 12 克，鲜紫苏 12 克。将菱角洗净捣碎，与紫苏、苡仁用水煎汤服用。功效：清热解毒，健脾渗湿。用于肠癌脾胃虚弱，内有湿热者。

（11）肉桂芝麻煲猪大肠：肉桂 50 克，黑芝麻 60 克，猪大肠约 30cm。猪大汤洗净，将肉桂与黑芝麻装入肠肉，两头扎紧，加清水适量煮熟，再去肉桂和黑芝麻，调味后即成，饮汤食肠。适用于大肠癌下腹坠胀、大便频繁者。

（12）大枣苡仁赤小豆粥：大枣 10 枚，薏苡仁 60 克，赤小豆 30 克，大米适量煮粥服用。适用于肠癌湿热证患者。

（13）龙眼枸杞粥：龙眼 5 克，枸杞 15 克，大枣 10 枚，加入 60 克糯米煮粥吃。适用于大肠癌气血亏虚者。

（14）黄花木耳汤：黄花菜 30 克，黑木耳 15 克，血余炭 6 克。将前两者煎水取汁约 300ml，冲服血余炭。适用于大肠癌便下血水者。

（15）黑木耳红枣粥：黑木耳 30 克，红枣 10 枚，加入大米 60 克煮粥服用。适用直肠癌有明显贫血者。

（16）燕窝无花果炖兔：兔肉 150 克，干品燕窝 10 克，无花果 80 克。做法：将干品燕窝用常温水浸泡 6～8 小时，燕窝与浸泡水之比例为 1：30～1：50，将浸泡发胀的燕窝撕成条状，连同浸泡水一并放入锅内，大火煮沸，转为小火 3～5 分钟起锅，沥干燕窝待用，沥出水勿倒待用；无花果洗净切片，兔肉洗净切块，将两者放入炖盅，加入燕窝沥出待用的水及开水适量，加盖用文火隔水炖 2 小时，最后放入沥干煮熟之燕窝，调味即可食用。适用于肠癌放疗后体质虚弱，气短、口干者。

（17）鲫鱼赤豆羹：鲫鱼一条，约 300 克，赤小豆 30 克，生姜 15 片，油、盐小许。鲫鱼去肠杂洗净，用油稍煎，加赤小豆、生姜同煮至烂熟，下少许盐即可。本药膳适用于大肠癌下痢腹痛者的辅助治疗。

（18）茄子灰：将茄子烧灰存性，用黄酒少许和食，每次 3 克，一日 3 次。适用于肠癌腹痛、便血者。

（19）糖渍木瓜：木瓜切成小块，用糖渍之，时时食用。适用于肠癌腹泻腹痛者。

（20）荠菜粥：大米煮粥将熟时，放入荠菜，略沸腾后成荠菜粥。时时服食。适用于大肠癌便血，亦可用于手术后。

（21）丝瓜汁：丝瓜取嫩者榨汁，时时饮用。适用于大肠癌便脓血者。

（22）刺猬皮汁：刺猬皮 10 克，煮汁。煮粥或饭时，加入此汁，食用。适用于大肠癌不能手术者。

（23）鹿衔草粥：鹿衔草 30 克，煎取汁煮粥或饭，经常食用。适用于大肠癌不能手术者。

（24）荸荠饮：将荸荠削皮、洗净，放入适量水，煮沸至荸荠熟。饮水，是煮熟之荸荠。适用于大肠癌术后或未能手术者。

第四节　肝　　癌

［概述］

原发性肝癌是我国常见恶性肿瘤之一。原发性肝癌是指肝细胞或肝内胆管细胞发生的癌肿。主要症状特征为肝区疼痛、乏力消瘦、食欲减退、肝脏肿大；后期可出现黄疸、腹水、恶病质、出血、昏迷、全身衰竭等。根据病理可分为单纯型、硬化型、炎症型，根据病程进展又可分为Ⅰ期、Ⅱ期、Ⅲ期。原发性肝癌死亡率高，在恶性肿瘤死亡率中居第三位。

原发性肝癌属中医的"胁痛"、"肝积"、"臌胀"、"黄疸"等范畴。肝癌的病因病机是内有脏腑气虚血亏，脾虚湿困，气滞血瘀，外有六淫邪毒入侵，虚邪中人，邪凝毒聚，日久成积所致。

［诊断要点］

1. 临床表现

出现之前，有赖于采用血清甲胎蛋白（AFP）并辅以超声显像进行普查，尤其是高危人群的定期随访，早期肝癌的检出率较高。不明原因肝区不适或疼痛，或原有肝病症状加重伴全身不适。乏力、发热、胃纳减退、体重减轻者，均应纳入检查范围。肝区疼痛、乏力消瘦、肝脏进行性肿大、压痛、质地坚硬和表面有结节隆起等体征，已属中晚期。中晚期还可有黄疸、发热、全身衰弱、脾肿大、腹水、恶病质等症出现；也可并发肝昏迷、上消化道出血等。

2. 实验室检查

血清 AFP 测定阳性；中晚期患者可有肝功能异常；肝昏迷患者血氨升高。

3. 亚临床肝癌的诊断

主要靠血清 AFP 的检测辅以实时超声显像。中晚期肝癌的诊断一般不难，如有困难尚可借助肝 B 型超声波、肝 CT、肝 MRI、或 CT 导引下穿刺作细胞学或组织学检查等来明确诊断。

［中医饮食养生原则和方法］

1. 饮食原则

（1）对肝癌病人应给予含有丰富蛋白质和糖类的食物，如鸡蛋、牛奶、瘦肉、鲜鱼和米饭、面包等辅食，两者不可偏废；并给予新鲜水果、各种蔬菜，由于它们能提供丰富维生素和无机盐。

（2）提倡补充硒元素，多进食木耳、蘑菇及绿茶。

（3）忌吃食物：①禁高盐饮食。②禁食过度有刺激性的食物，如香菜、孜然、胡椒、辣椒、葱、芥末、蒜等。③禁忌烟酒，烟酒只能使疾病进展得更快，有百害而无一利。④少吃或不吃熏烤的食品及过度腌制的蔬菜。⑤避免吃霉变的食品，特别是霉变的玉米和花生。⑥少吃肥腻生痰食品：如肥肉、肥鸡、肥鸭、各种甜食（含糖量较高的）、奶油、奶酪以及各种油炸食品等。⑦禁食中医传统认为的"发"物：如羊肉、无鳞鱼、猪头肉、动物内脏、虾等海产品、公鸡、狗肉、蚕蛹等。

2. 中医辨证分型及治法

（1）肝气郁结证。

临床表现：胸胁疼痛，胸闷不舒，生气后加重，肝大，纳少，舌苔薄白，脉弦。

治法：疏肝理气。

（2）脾虚湿困证。

临床表现：胸胁闷痛，胁下痞块，食欲不振，或恶心嗳气，乏力，或便溏，舌淡红边有齿痕，苔薄白，脉沉缓。

治法：健脾祛湿。

（3）气滞血瘀证。

临床表现：胸胁胀痛，痛处固定不移，夜间尤甚，胁下痞块，嗳气或呃逆，腹胀纳少，便干尿少，舌紫暗有瘀斑，苔薄白或腻，脉细涩。

治法：活血化瘀，软坚散结。

（4）肝胆湿热证。

临床表现：上腹肿块，脘腹胀满，目黄身黄，腹大如鼓，心烦口苦，恶心纳少，便秘溺黄，舌紫暗，苔黄厚腻，脉滑数。

治法：清热利湿，化瘀散结。

（5）肝肾阴虚证。

临床表现：胁肋胀痛，消瘦乏力，低热盗汗，五心烦热，肌肤晦暗，便干尿少，舌红少苔，脉细数。

治法：滋阴清热，扶正抗癌。

3. 食疗选方

（1）小鸡炖蘑菇：童子鸡1只，加蘑菇250克煨汤，将熟时放入调料少许即可食，适用于肝癌手术后的康复期患者。

（2）蒸河蟹：河蟹将蟹壳及蟹脚取下，煮水，饮用。或以蟹壳或蟹脚炙灰，吞服，每日3次，每次0.5克。适用于各类肝癌患者。

（3）甲鱼炖香菇：甲鱼1只，放入火腿片少许，香菇少许。炖至熟，分1~2天食用。

（4）鲫鱼赤豆汤：鲫鱼250克、赤豆100克，蒸熟。饮汤、食鱼。适用于肝癌腹水。

（5）田螺鸡骨草汤：鸡骨草30克，田螺250克。先用清水养田螺24~28小时，勤换水以去除污泥，取田螺肉洗净，与鸡骨草一起作汤，佐餐食用。本方清热利湿，舒肝止痛，民间常用于黄疸型肝炎、慢性肝炎、脂肪肝、肝硬化和早期肝癌的防治。适用于肝癌湿热蕴结，肝胆疏泄不利者。

（6）干鼠妇散：干燥鼠妇60克。加水适量，水煎2次，混合后分4次口服，每日1剂。本方为姚善业方，功能破血利水，解毒止痛，适用于肝癌剧痛。

（7）蟾蜍散：活蟾蜍3只，大蒜1枚。将其剥去皮，把大蒜捣烂涂在蟾蜍皮上，外敷于痛处。本方为中医苏宝根方，功能解毒止痛，适用于肝癌疼痛。

（8）马鞭八月饮：八月札、石燕、马鞭草各30克。每日1剂，水煎服。本方源于《日用抗癌药物手册》，功能疏肝理气，活血解毒，适用于肝癌疼痛者。

（9）木鳖雄黄散：木鳖子去壳3克，独头蒜、雄黄各1.5克。杵为膏，入醋少许，蜡纸贴患处。本方源于《普济方》，功能散血清热，除痛消痞，适用于肝癌疼痛者。

（10）蟾蜍酒：活蟾蜍3只，黄酒1斤。将蟾蜍用黄酒共煮沸后半小时，去蟾蜍取酒，贮藏备用，每日3次，每次10毫升，连服30天，休息30天后再服，3月为1疗程。适用于肝癌疼痛者。

（11）冰片酒：冰片15克，白酒适量。将冰片溶水白酒中，装瓶备用，需要时用棉棒蘸此药酒擦涂疼痛部位，约10~15分钟见效。适用于肝癌疼痛者。

（12）蟾蜍雄黄散：活癞蛤蟆1只(去内脏)，雄黄30克。将雄黄放入蛤蟆腹内，加温水少许捣成糊状，敷在肝区最痛处，夏天敷 6~8 小时换 1 次，冬天可 24 小时换 1 次。适用于肝癌疼痛者。

（13）斑蝥散：斑蝥 500 个，陈皮 500 克，糯米 5000 克。将糯米洗净干净，沥干，加入斑蝥后置锅内用微火炒至焦黄，拣去斑蝥，糯米研碎，另将陈皮研粉，混合均匀。口服首用量每次 10~15 克，每日 3 次，维持量每次 5~6 克，每日 3 次，于饭后温开水冲服。适用于肝癌疼痛者。

（14）枸杞甲鱼：枸杞 30 克，甲鱼 150 克。将枸杞、甲鱼共蒸至熟烂即可，枸杞与甲鱼汤均可食用。每周 1 次，不宜多食，尤其是消化不良者，失眠者不宜食。忌饮白酒、辣椒、母猪肉、韭菜、肥肉、油煎炸、坚硬的食物及刺激性调味品。具有滋阴、清热、散结、凉血，提高机体免疫功能。适用于肝癌阴虚热毒者。

（15）茯苓清蒸桂鱼：茯苓 15 克，桂鱼 150 克。加水及调料同蒸至熟烂即成。吃鱼喝汤，具有健脾利湿，益气补血功能。适用于肝癌脾虚湿困者。

（16）翠衣番茄豆腐汤：西瓜翠衣（西瓜皮）30 克，番茄 50 克，豆腐 150 克。将西瓜翠衣、番茄和豆腐全部切成细丝做汤食。经常食用，具有健脾消食，清热解毒，利尿、利湿等功效，适用于肝癌脾虚湿热壅盛者。虚寒体弱不宜多服。

（17）蓟菜鲫鱼汤：蓟菜 30 克，鲫鱼 1 条。蓟菜与鲫鱼共同煮汤，加适当调料即成。经常食用，具有消淤血、止吐、改善症状之功效。适用于肝癌肝胃郁热呕吐有出血倾向者，但脾胃虚寒、无淤滞者忌服。

（18）芡实炖肉：芡实 30 克，猪瘦肉 100 克。两者合起放砂锅中加水适量炖熟后去药渣，吃肉喝汤。经常食用，此膳泻火，祛湿通便，适用于肝癌脾虚有腹水者。

（19）薄荷红糖饮：薄荷 15 克，红糖 60 克。煎汤后加糖调味即成。可代茶饮，此药膳清热，利湿、退黄，适用于肝癌有黄疸、腹水者。

（20）青果烧鸡蛋：青果 20 克，鸡蛋 1 只。先将青果煮熟后再加入鸡蛋，共同煮混后可食用。每周3次，每次1个鸡蛋，可破血散淤，适用于肝癌淤痛、腹水明显者。

（21）弥猴桃根炖肉：鲜弥猴桃根100克，猪瘦肉200克。将上述两物在砂锅内加水同煮，炖熟后去药渣即成。经常食用，具有清热解毒，利湿活血之功效。适用于肝癌热毒血瘀者。

（22）苦菜汁：苦菜、白糖各适量。苦菜洗净捣汁加白糖后即成。每周3次，具有清热作用，适宜于肝癌热毒炽盛口干厌食等症。

（23）马齿苋卤鸡蛋：马齿苋适量，鲜鸡蛋2只。先用马齿苋加水煮制成马齿苋卤，再取300毫升，用卤汁煮鸡蛋。每天1次，连汤齐服。能够清热解毒，消肿去淤，止痛，适宜于巨型肝癌发热不退，口渴烦燥者。

（24）藕汁炖鸡蛋：藕汁30毫升，鸡蛋1只，冰糖少许。鸡蛋打开搅匀后加入藕汁，拌匀后加少许冰糖稍蒸熟即可。经常服食，此方具有止血、止痛、散淤之功，适用于肝癌有出血者。

（25）山药扁豆粥：淮山药30克，扁豆10克，粳米100克。将山药洗净去皮切片，扁豆煮半熟加粳米，山药煮成粥。每日2次，早、晚餐食用，具有健脾化湿之功，适用于肝癌晚期患者脾虚，泄泻等症。

（26）鸭肫末：鸭肫煮熟、焙干、研末，吞服，每次0.5克，每日3次。适用于肝癌上腹饱胀、消化不良者。

（27）鸡肫末：鸡肫煮熟、焙干、研末，吞服，每次0.5克，每日3次。适用于肝癌上腹饱胀、消化不良者。

（28）茜草灵脂粥：茜草30克，五灵脂10克，煎煮取汁，以药汁煮粥，一日内分次食用。适用于肝癌肝区疼痛者。

（29）鳖甲饭：鳖甲30克，煎水煮饭，时时食用。适用于肝癌术后康复期或，也适用于未能手术者。

（30）八月白花粥：八月札30克，白花蛇舌草30克，煎药取汁，以汁煮粥，一日内分次服食。适用于肝癌康复期或未能手术者。

（31）参芪粥：黄芪50克，党参50克，煎药取汁，以汁煮粥，一日内分次服食。适用于肝癌术后体虚或肝癌放射治疗期间体虚乏力者。

（32）橘皮茶：橘皮洗净，晾干，泡茶饮用。适用于肝癌治疗中恶心呕吐者。

（33）佛手糖渍：新鲜佛手切成小片，以糖渍，一周后食用。适用于肝癌患者有恶心呕吐者。

（34）香橼糖渍：新鲜香橼切成小片，以糖渍，一周后食用。适用于肝癌有恶心呕吐者。

（35）竹叶羊肝：新鲜羊肝250克，切成薄片，竹叶20克煎水，以竹叶水涮羊肝。适用于肝癌术后康复期或肝癌未能手术者。

（36）冬瓜饮：冬瓜500克连皮洗净、切片，煮水，代茶饮用。适用于肝癌腹水者。

（37）车前草汁：车前草500克，榨汁，时时饮用。适用于肝癌腹水者。

（38）车前子粥：车前子30克，茯苓皮30克，大腹皮30克，共煎水，以水煮粥，一日内分次服食。适用于肝癌腹水较多者。

（39）丝瓜络饮：丝瓜络50克，煎水饮用。适用于肝癌黄疸而有皮肤瘙痒者。

（40）生石膏粥：生石膏250克，加水煎煮30分钟，以水煮粥，凉服。适用于肝癌发热或睡中大汗出者。

（41）石膏豆豉粥：生石膏250克，加水煎煮30分钟，以此水煮豆豉25克，至水干，食豆豉。适用于肝癌发热、恶寒而不出汗者。

（42）西瓜皮粥：西瓜皮250克，加水煮沸，以此水煮粥，一日内分次食用。适用于肝癌发热并有腹水者。

第五节　胆囊癌

[概述]

胆囊癌是指发生于胆囊（包括胆囊底部、体部、颈部以及胆囊管）

的恶性肿瘤。我国胆囊癌发病率占同期胆道疾病的 0.4%~3.8%，位列消化道肿瘤发病率第 6 位，患者 5 年总生存率仅为 5%。胆囊癌常见症状有右上腹疼痛、右上腹或上腹部出现包块，消化不良，部分患者出现发热，病程晚期癌组织侵犯胆管会引起黄疸，皮肤、黏膜黄染，伴皮肤瘙痒，同时伴有消瘦、乏力甚至出现恶病质。本病的发生与胆囊结石、慢性胆囊炎、胆囊息肉、胰胆管汇合异常、胆道系统感染、肥胖症和糖尿病、性别、年龄、遗传因素密切相关。

　　胆囊癌属中医积证、腹痛、胁痛、黄疸、鼓胀范畴。中医认为，胆囊癌之初，多因湿热毒邪侵入肝胆，肝胆湿热内蕴，肝气乘脾，湿热郁滞脾胃，以至脾失健运，湿困热蒸，产生痰毒，入于肝经，阻于血络，形成血癖，瘀血痰毒互结，积入左胁而成痞块，肝失疏泄，气血运行不畅，影响肺脾肾通调水道功能，则水液代谢失常，由于癌毒附于有形之邪上，其性胶着，病情缠绵不愈，久必伤肾，脾肾阴阳亏损，水液聚集，最终发展为鼓胀。

[诊断要点]

1. 有胆囊结石、慢性胆囊炎、胆囊息肉、肥胖症和糖尿病等高危病史

2. 临床症状

（1）右上腹疼痛：此症状占 84% 由于胆囊癌多与胆囊结石、炎症并存，故疼痛性质与结石性、胆囊炎相似。开始为右上腹不适，继之出现持续性隐痛或钝痛，有时伴阵发性剧痛并向右肩放射。

（2）消化道症状：绝大多数（90%）出现消化不良、厌油腻、嗳气、胃纳减少，这是由于胆囊更新换代功能不能对脂肪物质进行消化所致。

（3）黄疸：黄疸往往在病程晚期出现，占 36.5%，多由于癌组织侵犯胆管引起恶性梗阻所致，同时伴有消瘦乏力，甚至出现恶病质、皮肤黏膜黄染，伴难以治疗的皮肤瘙痒。

（4）发热：25.9% 的病人出现发热。

（5）右上腹肿块：病变发展到晚期右上腹或上腹部出现肿块，占

54.5%。一是肿瘤迅速增长阻塞胆管使胆囊肿大；二是侵犯十二指肠引起的梗阻并同时出现梗阻症状；另外侵及肝胃胰等也可出现相应部位包块。

3. 检查

（1）B超声检查：B超检查简便无损伤，可反复使用，是首选检查方法。内镜超声用高频率探头仅隔着胃或十二指肠壁对胆囊进行扫描明显提高胆囊癌的检出率，能进一步判定胆囊壁各层结构受肿瘤浸润的程度。

（2）CT扫描：CT扫描对胆囊癌的影像改变可分三种类型：①壁厚型：胆囊壁局限或弥漫不规则增厚；②结节型 乳头状结节从胆囊壁突入胆囊腔存在；③实变型：因胆囊壁被肿瘤广泛浸润增厚加之腔内癌块充填形成实质性肿块。如果肿瘤侵犯肝脏或肝门胰头淋巴结转移，多能在CT影像下显示。

（3）彩色多普勒血流显像：胆囊肿块和壁内测到异常的高速动脉血流信号是胆囊原发性恶性肿瘤区别于胆囊转移癌或胆囊良性肿块的重要特征。

（4）ERCP：ERCP对于能够显示出胆囊的胆囊癌诊断率可达73%～90%。但ERCP检查有半数以上不能显示胆囊。

（5）细胞学检查：可以直接取活检或抽取胆汁查找癌细胞。细胞学检查的阳性率不高，但结合影像学检查仍可对半数以上胆囊癌患者作出诊断。

（6）肿瘤标记物：在肿瘤标本的CEA免疫组化研究报告中胆囊癌的CEA阳性率为100%。进展期胆囊癌患者血清CEA值可达9.6ng/ml，但在早期诊断无价值。CA19-9、CA125、CA15-3等肿瘤糖链抗原仅能作为胆囊癌的辅助检查。

[中医饮食养生原则和方法]

1. 饮食原则

（1）宜多吃具有抗胆道、胆管癌作用的食物：鱼翅、鸡肫、荞麦、薏米、豆腐渣、猴头菇。

（2）宜多吃具有抗感染、抗癌作用的食物：荞麦、绿豆、油菜、香椿、芋艿、葱白、苦瓜、百合、马兰头、地耳、鲤鱼、水蛇、虾、泥鳅、海蜇、黄颖鱼、针鱼。

（3）宜食具有利胆通便作用的食物：羊蹄菜、牛蒡根、无花果、胡桃、芝麻、金针菜、海参等。

（4）食欲差宜吃杨梅、山药、薏米、萝卜、塘虱、恭菜。

（5）忌动物脂肪及油腻食物。

（6）忌暴饮暴食、饮食过饱。

（7）忌烟、酒及辛辣刺激性食物。

（8）忌霉变、油煎、烟熏、腌制食物。

（9）忌坚硬、粘滞不易消化食物。

2. 中医辨证分型及治法

（1）肝气乘脾证。

临床表现：右上腹及背痛，纳差，恶心呕吐，呃逆，舌淡紫，苔白，脉弦。

治法：疏肝理气，健脾和胃，兼软坚散结

（2）肝胆湿热证。

临床表现：右上腹胀满，右胁胀痛，黄疸，身热不扬，小便短黄，舌红或绛，苔黄或黄腻，脉滑数或濡。

治法：疏肝利胆，清热利湿，抗癌排毒，软坚散结。

（3）瘀毒水阻证。

临床表现：面色薰黑，右胁下坚硬，腹部胀满，青筋暴露，舌质紫暗，脉涩。

治法：通络化瘀，利水散结，化痰祛湿，扶正抗癌。

3. 食疗选方

（1）仙人掌炒牛肉：鲜仙人掌 100 克，牛肉 100 克。将鲜仙人掌洗净，除刺、剖片后切成丝，备用。将牛肉洗净，切片，加料酒、精盐、湿淀粉拌和均匀，抓匀上浆，待用。炒锅置火，加植物油烧至六成热，加葱花、姜末煸炒炝锅，出香后即将上浆的牛肉丝入锅熘炒，待牛肉炒至九成熟时，加入仙人掌丝，大火翻炒，加酱油、红糖、味精，拌和均匀，用湿淀粉勾兑薄芡，即成。功效：抗癌止痛，补虚活血。适用于各种类型胆囊癌，对胆囊癌血瘀性刺痛者有较好的辅助治疗效果。

（2）八宝粥：党参、白术各 15 克，茯苓、怀山药、芡实、莲子、苡米各 50 克，大枣 10 枚，糯米 100 克，白糖适量。将莲子去心，诸药加水适量，煮 30 分钟，滤去党参、白术药渣，加糯米、白糖煲粥。功效：补益中气。适用于胆囊癌手术或放、化疗后食欲下降，不思饮食，表现为食欲不振，倦怠乏力，多汗，食后腹胀，大便稀溏等。

（3）参茸炖龟：龟肉 500 克，人参 10 克，鹿茸 3 克，苡米 50 克，调料适量。将龟宰杀，去头、爪及内脏，洗净，切块，诸药布包同放入锅中，加生姜、清水等，开水后去浮沫，加料酒大油等，文火煮至肉熟，调入食盐，味精适量。功效：益气温阳，养阴填精。适用于胆囊癌病人阳气虚弱及化、放疗后红、白细胞下降等，表现为体弱气虚，畏寒肢冷，四肢无力，精神不振等。

（4）枸杞甲鱼汤：甲鱼 300 克，枸杞子 30 克，熟地黄 15 克，北黄芪 10 克，调料适量。甲鱼宰杀，去甲壳、头、爪，洗净、切块，放砂锅内，加清水及布包诸药，武火煮沸后，转文火煲至甲鱼肉熟透，去药包，调入食盐、味精适量。功效：益气养阴。适用于胆囊癌病人气阴不足及化、放疗后红、白细胞下降等，表现为形瘦乏力，口干，盗汗，腰膝酸软等。

（5）八珍鸡汤：母鸡 1000 克，当归、白芍、熟地、川芎、白术、甘草各 6 克，党参、茯苓各 10 克，生姜 3 片，调料适量。将鸡肉洗净，切块，放砂锅中，加生姜，诸药(布包)及清水适量，武火煮沸后，转文火炖至鸡肉烂熟，去药包，调入食盐、胡椒粉、味精即成。功效：气血双补。适用于胆囊癌病人手术及放、化疗后红、白细胞下降等，表现为面色苍白，咽干口燥，动则气喘，心悸失眠等。

（6）归参炖鸡：母鸡500克，当归10克，三七参10克，调味适量。将鸡肉洗净，切块，放砂锅中，加生姜，诸药（布包）及清水适量，武火煮沸后，转文火炖至鸡肉烂熟，去药袋，调入食盐、胡椒粉、味精即成。功效：活血补血。适用于胆囊癌以血瘀为主者，表现为右上腹或上腹部肿块，质硬，疼痛固定不移，舌紫暗，脉细涩等。

（7）菱粉苡米粥：菱角粉50克，苡米50克，山药100克，糯米100克，佩兰叶10克，浙贝粉10克。山药切片，苡米水泡开，佩兰叶布包泡开，加入糯米、冷水烧开，再加入菱角粉和浙贝粉调匀，煲粥。功效：祛痰利湿。适用于胆囊癌痰湿较重者，表现为食欲不振，痰多口粘，胸脘痞闷，身重乏力，苔白厚，脉滑等。

（8）蛇莲肉汤：白花蛇舌草30克，苡米、半枝莲各20克，猪瘦肉100克，调味适量。将猪肉洗净，切小块，苡米泡开，余药布包。将猪肉、药包加清水适量煮开后，转文火炖至肉熟，去药渣，调入食盐、味精。功效：清热解毒利湿。适用于癌毒炽盛患者，表现为癌性发热，烦渴，小便短赤等。

（9）萝卜茭白粥：萝卜、茭白各30克，切丝，加大米100克，煮粥食用。适用于胆囊癌消化不良者。

（10）薏苡仁粥：薏苡仁50克，大米100~150克，加水煮粥食用。适于用胆囊癌湿浊壅盛者。

（11）山药大枣粥：山药150克，大枣9枚，大米100克。将山药洗净，去皮，切成小块；大枣、大米去杂，洗净，备用。锅内加水适量，放入大枣、大米煮粥，五成熟时加入山药块，再煮至粥熟即成。每日1~2次，可长期食用。适用于胆囊癌食欲不振者。

（12）沙参粥：沙参15克，玉竹15克，粳米60克，将沙参、玉竹用布包好，同粳米煮粥食。适用于胆囊癌阴虚发热者。

（13）新鲜百合方：新鲜百合30克，冰糖20克。百合洗干净加入冰糖，隔水蒸熟服用，每日一次，具有交通心肾的作用。适用于胆囊癌心肾不交之失眠者。

（14）生姜苹果汁：苹果200克，生姜25克，甘蔗100克，将上述用料分别榨汁，混匀后饮用。适用于胆囊癌脾胃虚弱、呕吐者。

（15）金钱草粥：金钱草250克，加水煮沸半小时，以此药汁煮粥。一日内分次食用。适用于各类胆囊癌患者。

（16）荸荠海蜇汤：荸荠、海蜇各50克，以水共煮加少许盐或糖，适用于各类胆囊癌患者。

（17）郁金虎杖粥：郁金、虎杖各15克，加水煎煮取汁，以药汁煮粥，一日内分次食用。适用于各类胆囊癌患者。

（18）山楂汁：生山楂100克，加水煎煮取汁，加少许糖，频频饮用。适用于各类胆囊癌患者。

第六节 胰腺癌

[概述]

胰腺癌是一种恶性程度很高，诊断和治疗都很困难的消化道恶性肿瘤，约90%为起源于腺管上皮的导管腺癌。其发病率和死亡率近年来明显上升。5年生存率<1%，是预后最差的恶性肿瘤之一。胰腺癌早期的确诊率不高，手术死亡率较高，而治愈率很低。本病发病率男性高于女性，男女之比为1.5~2∶1，男性患者远较绝经前的妇女多见，绝经后妇女的发病率与男性相仿。胰腺癌的病因尚不十分清楚。其发生与吸烟、饮酒、高脂肪和高蛋白饮食、过量饮用咖啡、糖尿病、慢性胰腺炎、环境污染及遗传因素有关。

胰腺癌属于中医学"癥瘕"、"黄疸"、"积聚"、"胸痛"等范畴。该病发生，由于肝气郁结，气机不畅；或肝气犯脾，脾失健运；或湿热内生，热毒蓄积，气血凝滞，久留不散，渐成肿块所致。

[诊断要点]

1. 40岁以上、无诱因腹痛、饱胀不适、食欲不振、消瘦、乏力、腹泻、腰背部酸痛，反复发作性胰腺炎或无家族遗传史的突发糖尿病，

应视为胰腺癌的高危人群，就诊时应警惕胰腺癌的可能性

2. 对临床出现下列表现者应引起重视

（1）不明原因的上腹部不适或腹痛，位置较深，性质也较模糊，与饮食关系不一。若出现顽固性上腹痛，疼痛放射至腰背部，夜间明显，仰卧时加重，而蜷曲或前倾坐位可使疼痛减轻等，则高度提示胰腺癌，需进一步做实验室及其他辅助检查。

（2）进行性消瘦和乏力。

（3）不能解释的糖尿病或糖尿病突然加重。

（4）黄疸：黄疸是胰腺癌，特别是胰头癌的重要症状。黄疸属于梗阻性，伴有小便深黄及陶土样大便，是由于胆总管下端受侵犯或被压所致。黄疸为进行性，虽可以有轻微波动，但不可能完全消退。黄疸的暂时减轻，在早期与壶腹周围的炎症消退有关，晚期则由于侵入胆总管下端的肿瘤溃烂腐脱，壶腹肿瘤所产生的黄疸比较容易出现波动。胰体尾癌在波及胰头时才出现黄疸。有些胰腺癌病人晚期出现黄疸是由于肝转移所致。约 1/4 的病人合并顽固性的皮肤瘙痒，往往为进行性。

（5）腹水：一般出现在胰腺癌的晚期，多为癌的腹膜浸润、扩散所致。腹水可能为血性或浆液性，晚期恶病质的低蛋白血症也可引起腹水。

3. B 超、CT、MRI、ERCP、PTCD、血管造影、腹腔镜检查、肿瘤标志物测定、癌基因分析等，对胰腺癌确定诊断和判断能否手术切除有相当大的帮助

一般情况下 B 超、CA19-9、CEA 可作为筛选性检查，一旦怀疑胰腺癌，CT 检查是必要的。病人有黄疸而且比较严重，经 CT 检查后不能确定诊断时，可选择 ERCP 和 PTCD 检查。如置管引流成功，对严重黄疸患者可延迟手术 1~2 周。MRI 对胰腺癌的诊断价值并不优于 CT。对已确诊为胰腺癌但又无法判断能否手术切除时，选择血管造影和（或）腹腔镜检查是有临床意义的。

[中医饮食养生原则和方法]

1. 饮食原则

(1)胰腺癌病人的饮食应多样化，切勿偏食，主食可食用面条、粥、面包类，菜肴可食用瘦肉、动物肝脏、鱼、鹅、鸭、蛋、豆制品、蔬菜、蘑菇、紫菜类；忌食肥腻和燥热刺激食物，如油炸狗肉、五香羊肉、鸡肉、烧炙食物、辣椒等。

(2)宜食富含各种维生素的食物，如莴苣、萝卜、番茄、白菜、南瓜、豌豆、豆芽等蔬菜及海藻、海带、海龟、海蜇、海参、乌贼等海货和瓜果；忌食霉咸鱼、熏制肉、咸菜、泡菜、臭豆腐等烧焦、发霉、熏制食品。

(3)宜食用柔软、易消化食物，忌食大饼、油条、油饼、炸花生、炸牛排等粗糙食物，宜少吃多餐，忌暴食。

(4)严禁烟、酒及过量饮用咖啡。

2. 中医辨证分型及治法

(1)气滞血瘀证。

临床表现：本型多见于胰体癌、胰头癌。症见胸腹胀满，恶心吐逆，痛甚不移，腹中痞块，形体消瘦，舌瘀紫，脉弦。

治法：活血散瘀，行气化滞。

(2)湿热毒盛证。

临床表现：目、身呈桔黄色，小便黄如浓茶汁，大便如陶土色(灰白色)，食欲减退，恶心、呕吐，腹胀腰肋剧痛，消瘦，苔黄腻，脉弦数。

治法：清热利湿解毒。

(3)气血亏虚证。

临床表现：本型多见于晚期患者。症见面色少华，倦怠乏力，形瘦懒言，腹胀隐痛，舌淡，脉沉细弱。

治法：益气养血，健脾和胃。

3. 食疗选方

(1)牛奶淮山糊：山药粉 30g 炒熟，加牛奶适量调成糊食用。具健脾补中、生津养胃功效，适用于胰腺癌不思饮食者。

（2）山楂香橼煎：山楂 30g，香橼 15g，煎水饮用。具理气消食、利膈祛瘀功效，适用于胰腺癌腹痛、呕吐、纳呆者。

（3）粉葛猪胰汤：天花粉 15g，葛根 10g，猪胰一只。将天花粉、葛根煎水取汁，加入猪胰片煮沸，小火煮烂，调入食盐、味精适量食用。具生津润燥、补脾益肺功效，适用于胰腺癌腹胀口干、便燥纳差者。

（4）夏枯草甜瓜猪胰汤：夏枯草 15g，甜瓜 50g，猪胰一只。夏枯草装入纱布袋内扎紧，加水煮煎取药汁，猪胰切片，将甜瓜、猪胰下入药汁，烧沸，小火煮烂，调入适量食盐、味精食用。具清热利尿、养肝除烦、生津止渴功效，适用于胰腺癌纳差、形体消瘦、左胁疼痛者。

（5）猪肉猪胰煲魔芋：猪胰一只，魔芋 50g，猪瘦肉 100 克。将三者加清水适量煮开后，转文火炖至肉熟，调入食盐、味精适量。具解毒散结、补脾润燥功效，适用于胰腺癌上腹胀满疼痛者。

（6）桂花莲子粥：桂花 20g，莲子 20g，大米 100~150 克，加水煮粥食用。具有化痰散瘀、补益脾胃的功效，适用于胰腺癌腹胀痛纳差者。

（7）瘦肉煲鸡骨草：瘦肉 100g，鸡骨草 20g，将鸡骨草煎水取汁，加入瘦肉煲汤，调味食用。具有清热利湿、疏肝和脾的功效，适用于胰腺癌体虚纳呆伴黄疸腹水者。

（8）桃仁人参粥：桃仁 10g，生晒参 10g，大米 100~150g，加水煮粥食用。具补中益气、润燥祛瘀的功效，适用于胰腺癌晚期腹痛、呕吐，形神俱衰者。

（9）栀子仁枸杞粥：栀子仁 5~10 克，鲜藕 6 克(或藕节 10~15节)，白茅根 30 克，枸杞 40 克，粳米 130 克。将栀子仁、藕节、白茅根、枸杞装入纱布袋内扎紧，加水煮煎药汁。粳米下锅，下入药汁、清水，烧沸，小火煮烂成稀粥，可加蜂蜜适量调味，即可。具有清热利湿、凉血止血、除烦止渴的功效。适用于胰腺癌胁肋部胀满疼痛，腹部有块，食欲差，面色少华，倦怠无力，低热，衄血，出血者。

（10）赤豆鲤鱼：大鲤鱼一尾(约 1000 克)，赤豆 50 克，陈皮 6 克，玫瑰花 15 克。姜、盐、绿叶蔬菜、鸡汤各适量。鲤鱼洗净，赤豆煮之开裂，与陈皮放入鱼腹内。鱼放盆内加入姜、盐、赤豆汤、鸡汤、玫瑰花、蒸约 60~90 分钟，出笼放绿叶蔬菜入鱼汤即可。具有活血化瘀，理气散结，利水消肿的功效。适用于胰腺癌气滞血瘀证，腹胀有块、食欲不振者。

（11）荠菜豆腐羹：佛甲草 120 克，荠菜 180 克，豆腐 200 克，净芦笋 28 克，黄豆芽汤 750 克，调料适量。佛甲草切段，装入纱布袋，加水适量，煎煮药汁，留用。炒锅烧热，加入黄豆芽汁、药汁、豆腐丁、芦笋片和盐，烧沸，放入荠菜，烧沸，加入味精、熟花生油，出锅即可。具有清热和脾，消肿解毒之功效。适用于胰腺癌腹痛，食欲不振，腹部有肿物者。

（12）猪胰海带汤：猪胰 1 条（约 100 克），淡菜 30 克，海带 20 克，肿节风 5 克，姜汁 3 克，调料适量。肿节风切段，装入纱布袋，加水煎煮药汁。猪胰洗净，沸水内余一下。淡菜去毛，海带温水泡发后洗净。锅热入花生油，猪胰片煸炒，下入姜汁，加入鸡清汤、药汁、淡菜、海带、料酒、盐、酱油，烧沸，小火烧熟透，味精调味，即可。具有补虚益脾，清热解毒，软坚散结之功效。适用于胰腺癌，食欲不振，腹痛，发热，消瘦，腹内肿块者。

（13）桑菊枸杞饮：桑叶、菊花、枸杞子各 9 克，决明子 6 克。将上述四味药用水煎熟即可。代茶饮，可连续服用，具有清肝泻火作用，适用于胰腺癌肝经郁热者。

（14）淡豆豉瘦肉红枣汤：淡豆豉、瘦肉 50 克，红枣 7 枚，清水 9 碗。将淡豆豉、瘦肉、红枣放入水中煎 6 小时后剩 1 碗时即成。每日 1 次，每次 1 剂，可连服 3 个月，具有清热解毒，活血作用。适用于胰腺癌，气滞血瘀证者。

（15）栗子糕：生板栗 500 克，白糖 250 克。板栗放锅内水煮 30 分钟，冷却后去皮放入碗内再蒸 30 分钟，趁热加入白糖后压拌均匀成泥状，再以塑料盖为模具，把栗子泥填压成泥饼状即成。可连续服用，具有益胃、补肾等作用，适用于胰腺癌体虚者。

（16）南瓜蒂散：陈南瓜蒂适量。取成熟南瓜蒂(阴干)，用炭火煅红，立刻用瓷碗盖上防止成炭，15 分钟后将其研成细末即成。每日 2 个南瓜蒂，清晨用温开水服下，具有补脾解毒，活血散瘀。适用于胰腺癌气滞血瘀者。

（17）龟板黑枣丸：龟板数块，黑枣肉适量。将龟板炙黄研成末，黑枣肉捣碎，两者混合后制成丸即成。每日 1 次，每次 10 克，用白开水送下，具有滋阴益胃的功效，适用于胰腺癌气血亏虚者。

（18）凉拌紫菜：紫菜 100 克洗净，热水浸泡至软，以酱油、麻油拌食。适用于各类胰腺癌患者。

（19）紫菜虾皮：紫菜 50 克洗净，虾皮 30 克，共放入锅中做羹汤，加入酱油，淋上麻油。适用于各类胰腺癌患者。

（20）拌海蜇：海蜇头或海蜇皮适量洗净，用酱油、麻油拌食。适用于各类胰腺癌患者。

（21）蟹壳荸荠：蟹壳炙灰，每次吞服 0.5 克，每日 3 次，用荸荠汤(荸荠 150 克煎汤)下药。适用于胰体、胰尾癌患者。

（22）山甲芋艿汤：穿山甲片 50 克，煮水至沸，小火再滚 20 分钟，以此水煮芋艿至熟，食芋艿、饮汤。

（23）金郁甲粥：金钱草 30 克，郁金 15 克，穿山甲片 30 克，共煎药取汁，以此汁煮粥。常食用此药粥。适用于胰头癌患者。

（24）二莲草粥：半边莲 30 克，半枝莲 30 克，金钱草 30 克，共煎取汁，以此药汁煮粥。适用于胰头癌患者。

第五章　头颈部肿瘤

第一节　眼部肿瘤

［概述］

眼部肿瘤，是恶性肿瘤之一，临床分内眼肿瘤和外眼肿瘤。内眼肿瘤表现为瞳孔内有黄色白色反光（俗称猫眼），视力消失，眼压升高，前房出血等。外眼肿瘤，早期表现为局部硬结，晚期可侵犯全部眼睑，眼眶及副鼻窦，形成严重局部组织缺损。在婴幼儿眼病中，是性质最严重、危害性最大的一种恶性肿瘤，发生于视网膜核层，具有家族遗传倾向，多发生于5岁以下，可单眼、双眼先后或同时罹患，本病易发生颅内及远处转移，常危及患者生命，因此早期发现、早期诊断及早期治疗是提高治愈率、降低死亡率的关键。

眼部肿瘤属中医"鹘眼凝睛"的范畴。中医认为，眼部肿瘤是由于情志失调，气郁伤脾，运化失职，痰瘀互结；或热毒上壅，气血瘀滞；或素体阴虚，或劳心过度，耗伤阴血，致阴虚阳亢，气血凝结日久而成。还有别处的肿瘤转移而导致的转移瘤。

［诊断要点］

1. 家族有类似病史或肿瘤史

2. 婴幼儿出现白瞳症或"猫眼"（瞳孔区在晚间出现金黄色白光），存在不明原因斜视或一侧瞳孔散大

3. 超声波显示眼内实性肿物声象

4. X 线摄片有钙化病灶

5. CT 或 MRI 显示眼内实性肿物，钙化病灶，或肿物侵犯眼眶、颅内

6. 房水可能发现癌细胞，房水及血清中的乳酸脱氢酶比值升高

[中医饮食养生原则和方法]

1. 饮食原则

（1）宜多吃具有抗眼部肿瘤作用的食物：马兰头、胡萝卜、石耳、桑树蕈、蒲公英、大叶菜、牛蒡菜及根、羊脑。

（2）宜多吃具有明目消炎作用的食物，如菊花、荠菜、藕、马兰头、螺蛳、鲍鱼、海鳗。

（3）宜多吃富含维生素 A 的食物，如动物肝、田螺、牡蛎、油菜、菠菜、韭菜、茼蒿菜、芹菜、甜薯、芒果、枸杞。

（4）宜多吃富含维生素 B2 的食物：动物肝脏、鸡蛋、鳝鱼、螃蟹、叶菜类蔬菜、黄豆、乳类、豆瓣酱、黑木耳。

（5）宜多吃富含维生素 C 的食物，如鲜枣、柚、柑橘、猕猴桃、苋菜、油菜、苦瓜、番石榴、山楂、柠檬、豆类、马铃薯等新鲜蔬菜、水果。

（6）宜吃具有减轻放疗、化疗副作用的食物，如荠菜、芦笋、芦根、茅根、甘蔗、猕猴桃、梅、绿豆芽、橄榄、丝瓜、薏米、鳗鱼、鲤鱼、青鱼、鲫鱼、田螺。

（7）忌吃食物：①忌烟、酒、咖啡、可可等。②忌刺激性食物，如葱、蒜、姜、辣椒、花椒、桂皮等。③忌发霉、烧焦食物。④忌油腻、煎炒、烧烤、烟熏等热性食物，如羊肉、火腿、熏肉、肥肉等。

2. 中医辨证分型及治法

（1）气郁化火证。

临床表现：常在情绪波动后出现头目胀痛，或有虹视，眼压升高，情志不舒，胸胁满闷，食少神疲，心烦口苦，舌红苔黄，脉弦细数。

治法：疏肝清热。

（2）痰火上扰证。

临床表现：头眩目痛，眼压偏高，心烦而悸，食少痰多，胸闷恶心，口苦，舌红，苔黄而腻，脉弦滑或滑数。

治法：清热祛痰，和胃降逆。

（3）阴虚阳亢证。

临床表现：劳倦后眼症加重，头痛目胀，眼压偏高，瞳神略有散大，视物昏蒙，心烦面赤，舌红少苔，脉弦细。

治法：滋阴潜阳。

（4）肝肾两亏证。

临床表现：病久瞳神渐散，中心视力日减，视野明显缩窄，眼珠胀硬。头晕耳鸣，失眠健忘，腰膝酸软，舌红少苔或无苔，脉沉细数，或面白肢冷，精神倦怠，夜间多尿，舌淡苔白，脉沉细。

治法：补益肝肾。

3. 食疗选方

（1）白花饮：白花蛇舌草30克，夏枯草30克，郁金15克，蚤休15克，穿山甲10克，甘草10克，水煎服。适用于眼部肿瘤气郁化火者。

（2）蓝银翘饮：板蓝根120克，银花9克，连翘9克，皂刺9克，每日1剂，水煎分2次服用。适用于眼部肿瘤痰火上扰者。

（3）洋参虫草粉：西洋参10g，冬虫夏草15g，九节菖蒲10g，芦荟10g，珍珠20g，海马15g，蜈蚣3条。用传统中药炮制方法炮制之后研成细末，每日服用3次，每次1~2克。如果对于吞服粉剂有困难者，可以将粉末装入胶囊中，每个胶囊装0.5克，每次服用2~4粒。适用于眼部肿瘤肝肾两亏者。

（4）菊花茶：菊花泡茶饮用，时时饮用。适用于眼部肿瘤术后或放疗后眼睛红肿疼痛者。

（5）决明子茶：炒决明子30克，泡茶饮用。适用于各类眼部肿瘤伴目赤肿、羞明者。

（6）枸杞桑葚茶：枸杞子50克，桑葚子30克，共煎代茶饮用。适用于眼部肿瘤治疗后头晕、眼花者。

（7）炒猪肝：猪肝100~200克，炒食，经常食用。适用于眼部肿瘤手术后恢复期。

（8）猪肝汤：猪肝100~200克煮汤，加少许盐，食猪肝喝汤。适用于眼部肿瘤术后恢复期。

（9）鱼眼：各种鱼类，食用时取双目，时常食用。适用于各种眼部肿瘤。

（10）木贼草粥：木贼草30克，煎汤，以此汤煮粥，食粥。适用于各类眼部肿瘤目涩痒痛者。

（11）蒙花汤：密蒙花5克 丝瓜络5克，枸杞子30克，共煮汤，以汤代茶，时时饮用。适用于各类眼部肿瘤两目昏糊、干涩热痛者。

（12）黄连粉：黄连3克，研粉以蜜糖调入面粉中，拌和，蒸馒头，或制烙饼，每日食用。适用于眼部肿瘤目赤睑肿眵多者。

第二节　鼻咽癌

[概述]

鼻咽癌是指发生在鼻咽部的恶性肿瘤，是我国最常见的恶性肿瘤之一，占全部恶性肿瘤发病率的第8位，以南方诸省为多，尤以广东为最，居当地癌症的第1位。鼻咽癌的细胞病理几乎均为鳞状上皮癌，以局部侵犯和颈部淋巴转移为主，晚期可转移至肺、骨、肝脏等处。早期以鼻堵塞、流浊涕为主要症状。常伴少量出血，多以回吸随浊涕咳吐而出，稍后可见耳堵耳鸣耳聋，视物双影不清，一侧眼球突出。头痛逐渐加重，剧者如烈如劈，夜间痛苦，渐现口眼歪斜、颜面变形、香臭不辨、偏盲、吞咽堵噎，呛咳声嘶诸症，同时颈项痰核迭起，甚则盈满缺盆；犯肺则咳喘、憋气；侵肝则纳减腹胀，胁痛发黄；着骨则痹痛腰膝不利，骨折瘫痪。鼻咽癌的诊断需靠活检病理，治疗以放疗为主，早中期多可治愈或延长生存期。药膳辅助治疗鼻咽癌患者，可以起到提高免疫功能，减轻放疗毒副反应的作用。

中医多根据其主要表现将之归属于"鼻渊"、"头痛"、"上石疽"、"耳鸣"、"失荣"、"中风入络"等病证之中。本病的病因与机体内外多种致病因素有关，先天不足，正气虚弱，或情志不遂，饮食不节，使脏腑功能失调，邪毒乘虚而入，都可能凝结而成癌肿。

[诊断要点]

1. 常有涕血，特别是晨起擤鼻时第一口痰中带瘀血，应警惕鼻咽癌之可能。如伴有头痛、同侧颈部肿块，更当怀疑本病。

2. 尽管鼻咽癌早期症状少且不具特异性，只要医师经常想到这个问题，做好每一次后鼻镜检查，一般不容易漏诊。鼻咽癌原发灶有结节型、浸润型、菜花型、溃疡型及黏膜型，并可表现几种类型同时存在的情况。其中溃疡型和菜花型者较为易见涕血、鼻衄之症。后鼻镜下不易准确判断病变性质，或后鼻镜检查不易成功者，易改行纤维鼻咽镜检查。

3. 鼻咽癌的最后确诊，仍有赖于病理结论。为提高活检确诊率，首先应准确判定活检部位，这在黏膜下型者至关重要。一般在后鼻镜下经口取活检。微小局限的可疑病灶，最好在纤维鼻咽镜或鼻内镜直视下活检。取活检时，须避开坏死组织并达到一定深度，方能取到有诊断意义的病变组织。

4. 关于 CT 与 MRI 检查，一般而言，最好是在得出病理结论再予考虑，至少不应早于鼻咽活检。

5. 鼻咽病变不典型而伴有颈淋巴结肿大，或多次鼻咽活检未能确诊的颈淋巴结肿大，可行颈淋巴结穿刺针吸活检，或淋巴结完整切除活检。但是，这一诊断程序，其前提必须是多次鼻咽活检未能确诊者。

[中医饮食养生原则和方法]

1. 饮食原则

（1）鼻咽癌乃进行性消耗的恶性肿瘤，加强营养、减少消耗和补充营养是食疗的根本原则。因之不论何期、何证，均应注意食品的多样及烹调的考究，以利于患者摄入足够的营养。

（2）本病早期、中期邪毒外侵，内热上蒸，上焦火盛，宜选用清解邪毒，不生内热之食品，避免辛辣厚味，宜少食辣椒、胡椒、茴香、韭菜、葱、姜、榨菜、羊肉、狗肉、鹿肉、雀肉、鳝鱼、鱿鱼、虾等温热之物，嗜烟喜酒者亦当戒止，以免生热助火。

（3）痰凝气结是本病主要病机之一，故配餐辅食应少用生湿生痰，黏腻重浊，肥甘醇酿。可选用海带、紫菜、龙须菜、海蜇等有化痰散结效用的食品。

（4）放疗是鼻咽癌的主要治法，但放射线为热毒之气，耗气伤阴，故放疗病人多有口干咽燥、干咳少痰、食少恶心等肺胃津伤症状。要鼓励病人多饮水，喝淡饮料、果汁、牛奶等。饮食口味要清淡甘润，又不宜过饮生冷，以免生寒伤胃。口含话梅、罗汉果、橄榄、青梅、无花果等、可刺激唾液分泌，减轻干燥症状。

（5）头晕目眩、耳聋口苦、急躁易怒等证属于肝热，宜选清肝泻热、滋阴潜阳之品以减轻症状，如菊花代茶、炒决明子代咖啡，食用苦丁茶、黄花菜、苦瓜、枸杞子苗、李子、鲍鱼、荠菜等。

（6）晚期病人多属气血不足，阴阳俱虚，且多数食欲低下，所以刺激食欲，开胃化食、增加摄入是延长生命、保证治疗的根本措施。故宜选流质、半流质、易消化、营养充足、色香味俱佳的食品，如粥、羹、汤、汁等。

（7）康复病人宜多选有抗癌防癌功效的食品，但又不宜偏执一端，免生流弊。

2. 中医辨证分型及治法

（1）气血凝结，痰阻颃颡证。

临床表现：多见于早期患者及放疗前阶段。鼻咽肿块突起，色暗红质硬实，或有颈部包块。伴耳内闷胀，耳鸣耳聋，涕血，咯少量痰。舌质淡红，苔白或黄白，脉弦细或缓。如肿物色淡，表面多白色分泌物，为夹有痰湿；如肿物表面有散在溃疡坏死，多夹有热毒。

治法：理气活血，化瘀散结。

（2）火毒壅盛，困结颃颡证。

临床表现：多见于中期或放疗阶段。鼻咽肿物溃烂坏死，表面有脓痂，混有血性分泌物。鼻咽黏膜红赤，咽部黏膜红肿。伴有较明显头痛，涕血鼻衄，口气秽臭，咳嗽痰稠，耳鸣耳聋较重，心烦失眠，口苦咽干，溺黄便结。舌红，苔黄或黄腻，脉弦滑或弦数。

治法：泻火解毒，化瘀消肿

（3）气阴两虚，邪滞颃颡证。

临床表现：多见于放疗后的康复阶段。鼻咽肿块基本平复，黏膜红赤干燥，覆有干痂，咽部黏膜干皱红肿。伴咽干口燥，神疲乏力，耳鸣耳聋，食欲不振，溺黄便干。舌红少苔，脉弦细或细数。

治法：益气滋阴，兼清余毒。

3. 食疗选方

（1）苍耳荠菜粥：鲜苍耳草 60 克，鲜荠菜 100 克，粳米 50 克，冰糖 20 克。将鲜苍耳全草，荠菜洗净切碎，压轧取汁，常法煮粳米粥，待熟入药汁，稍滚入冰糖，温服。适用于鼻咽癌合并感染，出血，咳嗽者。

（2）凉拌苣荬菜：鲜嫩苣荬菜 200 克，甜面酱，麻油等调料适量。将菜洗净，入沸水中急焯即出，入凉开水中浸泡，使凉去苦，稍挤余水，入面酱、麻油、味精等拌匀即可。适用于鼻咽癌之毒热证者。

（3）石枣瘦肉汤：石上柏 60 克瘦猪肉 100 克，大红枣 12 枚。三物洗净，石上柏入纱布包，共入砂锅加水 1500ml，文火久煮至肉熟烂，去石上柏，食肉吃枣喝汤。适用于鼻咽癌气血两虚者。

（4）雪羹汤：海蛰皮 60 克，荸荠 120 克。海蜇皮水发，充分漂洗后切碎，放入 1000ml 水中文火煮至熟烂，将洗净去皮切块之荸荠入锅，煮约 10 分钟撤火，晾凉。适用于鼻咽癌痰核结聚患者。

（5）萝卜苡仁饭：萝卜 250 克，生薏苡仁 100 克。薏苡仁洗净浸泡半小时，萝卜洗净切丁。二者混合，加水煮成饭即可。适用于鼻咽癌淋巴转移，伴脾虚不运，停滞食少，腹胀湿盛者。

（6）百合银耳粥：百合50克（鲜品100克），银耳30克，粳米50克，蜂蜜15克。银耳水发洗净，隔水煎炖至烂熟。粳米，百合洗净，入锅熬煮成粥，入银耳后滚稠入蜜即可。适用于鼻咽癌放疗后气阴两伤之口干咽燥、虚烦干咳、食少舌红者。

（7）清蒸甲鱼：甲鱼一只，调味品适量。甲鱼去内脏洗净，加水及调味品入屉，久蒸至熟，食肉喝汤佐餐。适用于鼻咽癌虚火上炎，痰核结块者。

（8）贞芪虫草香菇鸭：女贞子30克，生黄芪50克，冬虫夏草5克，香菇30克，肥鸭一只，调味品适量。贞、芪、虫草稍洗去泥土，纱布包装；香菇水发洗净；鸭宰杀去毛除内脏洗净。共入砂锅，加葱、姜、料酒、精盐、味精及水，文火煮炖至鸭肉脱骨，去药，食肉及香菇饮汤。适用于鼻咽癌晚期肺、脾、肾俱虚者。

（9）归参龙眼炖乌鸡：当归身30克，人参10克，龙眼肉50克，乌骨鸡1只，调味品适量。当归、人参切片布包。乌鸡宰杀去毛除内脏洗净。诸物入砂锅加调味品及水适量，文火煮炖，至乌鸡肉脱骨熟烂，去布包即可。适用于鼻咽癌气血两虚、五脏俱虚者。

（10）刺儿菜粥：将鲜嫩刺儿菜250克洗净切碎，压轧取汁，粳米50克，常法熬粥，待熟入菜汁，稍滚起锅加入白糖20克。温服。适用于鼻咽癌毒热证有出血者。

（11）川芎黄芪粥：川芎6克，黄芪15克，糯米50~100克。将川芎、黄芪先煎取汁，下糯米煮粥即可。温服。适用于鼻咽癌正在放疗、化疗的患者。

（12）六汁饮：雪梨、荸荠、鲜藕、甘蔗、鲜麦冬、鲜芦根各250克，据时令条件短缺一二亦无妨。将各物分别洗净，切碎压轧取汁，混合频服，或隔水炖后冷藏分服。适用于鼻咽癌放疗中及放疗后气阴不足者。

（13）洋参玉斛饮：西洋参 10 克，玉竹 30 克，石斛 30 克，冰糖适量。将三药入砂锅，加水 1500ml，文火久煎，取汁入冰糖，含咽。适用于鼻咽癌头颈部放疗后，阴虚上焦燥热者。

（14）桑菊枸杞饮：桑叶、菊花、枸杞子各 9 克，决明子 6 克。水煎取汁，代茶饮。适用于鼻咽癌见头痛、头晕、视物模糊、口苦咽干等症状者。

（15）海带汤：速食海带丝 20 克，调味品适量。将海带丝、葱、姜、味精、麻油、盐、陈醋等入汤盆，滚开水冲泡 10 分钟后佐餐。亦可凉拌，制作其他菜肴。适用于鼻咽癌淋巴转移，瘿瘤瘰疬痰核者，久食无害。

（16）增液汤：玄参 20 克，麦冬 20 克，生地 20 克，冰糖适量（如有鲜品药量加倍）。将药物洗净，煎汤取汁，鲜药压轧取汁，加入冰糖调味，含饮服。便溏者酌减。适用于鼻咽癌放疗后引起的口干渴、咽灼痛、吞咽干涩等症。

（17）紫草汤：紫草根 30 克，水煎服。每日 1 剂。适用于鼻咽癌毒热蕴结证。

（18）菊花茶：将野菊花 15 克（鲜品加倍）放入滚开水中，覆盖焖泡，待凉加入冰糖 20 克，代茶饮，1 日 2 次。适用于鼻咽癌毒热蕴结证。

（19）金银花露：金银花 50 克，鲜品加倍，蜂蜜 50 克。将金银花加水 2 碗，加盖，文火煎煮取汁 1 碗，趁热加蜜，滚开水撤火，冷藏储存。每服 2 汤匙，1 日 2~3 次。适用于鼻咽癌毒热蕴结证。

（20）栗子藕粉羹：生栗子粉 30 克，真藕粉 20 克，白糖 20 克，将生栗子粉加水一大碗，搅煮 10~15 分钟，使成稀粥状，然后将水调藕粉、白糖倒入，搅煮待稠，凉后分服。适用于鼻咽癌出血兼脾胃不足者。

（21）蒸芋头：将鲜芋头 250 克洗净，刮去皮毛，入锅蒸至熟，加适量白糖，作零食服。适用于鼻咽癌颈淋巴结转移者。

（22）二仁炖瘦猪肉：白果 15 克，甜杏仁 9 克，玉竹 15 克，麦冬 9 克，沙参 15 克，瘦猪肉 60 克。将玉竹、麦冬、沙参煎汤去渣，入白果（去芯）、甜杏仁、瘦猪肉炖熟，加入调料即可。饮汤吃肉，2~3 天一剂，常食。适用于鼻咽癌属肺肾气阴两虚型。

（23）蛇舌草炖乌龟：乌龟 1 只，柴胡 9 克，桃仁 9 克，白术 15 克，白花蛇舌草 30 克。将乌龟洗净，药物煎汤去渣，入乌龟炖熟后即可。吃龟喝汤，2~3 天 1 剂，常服。适用于鼻咽癌痰气瘀结证。

（24）佛手竹叶汤：佛手 3 克，竹叶 3 克，煎水代茶饮，每日饮用。适用于各类鼻咽癌患者。

（25）香菜肉丝：香菜 5 克，瘦猪肉 200 克，猪瘦肉切丝，与香菜共炒，食用。适用于各类鼻咽癌患者。

（26）生萝卜汁：生萝卜汁 100 毫升，加黄酒少量烫热分次饮服。适用于鼻咽癌鼻塞、痰涎多者。

（27）山羊角粥：山羊角 30 克，煎水，以水煮粥，食用。适用于鼻咽癌头痛明显者。

（28）鸡蛋全蝎粉：鸡蛋 1 只，去蛋黄，纳入全蝎粉 3 克，煮熟，食鸡蛋及全蝎。每日 1~2 个鸡蛋。适用于鼻咽癌未曾治疗，或治疗后复发，或颈淋巴结有转移者。

（29）绿豆粥：大米 250 克，绿豆 50 克，煮粥，每日食用。适用于鼻咽癌放射治疗后。

（30）石斛竹叶汤：石斛 30 克，竹叶 10 克，煎汤代茶饮。适用于鼻咽癌放射治疗后口干者。

（31）决明子汤：决明子 30 克，煎水代茶饮，并可含漱。适用于鼻咽癌咽喉痛者。

（32）白茅花粥：白茅花 30 克煎汤，以此水煮粥，食用。适用于鼻咽癌有鼻出血者。

（33）生地玄参粥：生地 30 克，玄参 30 克，共煎液，以此药汁煮粥，食用。适用于鼻咽癌放射治疗后口干、大便秘结者。

第三节 舌 癌

[概述]

舌癌是口腔颌面部常见的恶性肿瘤，男性多于女性，多数为鳞状细胞癌，特别是在舌前 2/3 部位，腺癌比较少见，多位于舌根部；舌根部有时亦可发生淋巴上皮癌及未分化癌。肿瘤多发于舌缘，其次为舌尖、舌背及舌腹等处，可有局部白斑病史或慢性刺激因素。常为溃疡型或浸润型，生长快，疼痛明显，浸润性强。可有舌运动受限，进食及吞咽困难，早期常发生颈淋巴结转移。

舌癌归属于中医"舌岩"、"舌疳"(亦名"舌菌")的范畴。舌癌的发生与心脾二脏的功能异常有密切的关系，其病位在舌，病本在心脾，病机为气滞血瘀，痰瘀互结，毒火郁结，发为此病。

[诊断要点]

1. 初始症状为舌的局部隆起，形成下疙瘩(结节)，表面粗糙

2. 周围隆起的溃疡(小疮)，呈火山口状，经久不愈

3. 局部刺疼，特别在舌头活动的时候。当舌体癌向舌根侵犯时，常可伴有病灶同侧的放射性耳痛

4. 舌的活动不自如，发板，影响进食与说话，这是癌瘤侵犯深部肌肉所致

5. 舌溃疡容易出血，糜烂

6. 晚期可扩展到口底及软腭，并在耳下部、两侧颈部及颌下可触及到肿大的淋巴结，这是癌的淋巴结转移的表现

7. 肿瘤可因缺血、缺氧引起坏死、溃疡与继发感染，从而伴发出血、恶臭，细胞涂片或取活体组织检查即可确诊

[中医饮食养生原则和方法]

1. 饮食原则

(1)在预防保健方面，要注意口腔卫生，做到每天早、晚刷牙，饭

后漱口。

（2）戒除吸烟、嗜酒等不良习惯。

（3）加强体质锻炼。

（4）应以新鲜、易消化，富含维生素、优质蛋白质、矿物质的食物，新鲜蔬菜、水果每餐必备。

（5）多吃有一定防癌抗癌的食物，如菜花，卷芯菜、西兰花、芦笋、豆类、萝卜、荠菜、荸荠、蘑菇、海参等。

（6）可选用海蜇、紫菜、淡菜、海参、海带、鲍鱼、墨鱼、赤豆、香菇、甲鱼等软坚散结的食物。此类食品因其性滞腻，易伤脾胃，纳差和发热时应少食。

（7）不同体质选用不同食物。脾胃虚弱，中气不足可食乳鸽、鹌鹑、鸡蛋、大枣、桂圆肉、生姜、大蒜等。

2. 中医辨证分型及治法

（1）初期。

临床表现：舌部生一小硬结，形如豆粒，常在舌边，触之较硬，或长大如菌。或有糜烂、溃疡，久治不愈，疼痛不适，涎唾腥臭，口干，尿少色黄，舌质红，苔薄黄，脉弦。

治法：清心泄火，解毒散结。

（2）中期。

临床表现：舌癌硬结增大，可见糜烂、溃疡、容易出血、疼痛难忍，面颊耳部亦痛，舌体活动困难，妨碍饮食言语，涎唾多量臭秽，舌质红，苔黄厚或黄腻，脉弦数。

治法：泄火解毒，散结止痛。

（3）晚期。

临床表现：舌体肿大满口或溃疡明显，易于出血，舌伸缩不能，开口、饮食困难，口气臭秽，项及颌下肿块累累，或透舌穿腮，汤水流出，形体消瘦，气短乏力，精神萎顿，舌淡苔腻，脉弦细而数。

治法：补血益气，解毒散结。

3. 食疗选方

（1）舌疬灵汤：黄芪 30g，党参 15g，当归 15g，川芎 12g，丹参 20g，半枝莲 15g，山慈姑、山甲珠各 10g，三七 6g，藕节 10g，陈皮 15g，金银花 15g，连翘 12g，蒲公英 12g，黄连 10g，砂仁 6g，鸡内金 10g，菟丝子 10g，枸杞子 10g，甘草 3g。每日 1 剂，水煎服，日服 2 次。适用于舌癌气血两虚者。

（2）加味二陈汤：清半夏 12g，茯苓、陈皮各 9g，制川乌、制草乌各 4.5g，贝母 9g，元参、生牡蛎各 15g。每日 1 剂，水煎服，日服 3 次。适用于舌癌痰郁气滞，形成痰核者。

（3）西瓜排骨汤：排骨 150g，西瓜皮（削去外皮）150g。取排骨 150g，加冷水 1500ml，武火煮沸后再加西瓜皮（削去外皮）150g（切丁块），用文火煮 20 分钟左右，加少许盐调味后即可食用。每日一剂。适应舌癌手术放疗后。

（4）升麻大肠煲：猪大肠约 30cm，黑芝麻 100g，升麻 15g，葱、姜、黄酒、食盐适量。将猪大肠洗净，把黑芝麻、升麻放入猪大肠内，加葱、姜、黄酒、食盐适量，一起放入砂锅内煲，先用武火烧沸，再用文火炖 3 小时即可食用，隔日一剂。适用于舌癌术后、放化疗后的气血虚亏之证。

（5）米仁赤豆汤：米仁 100g，赤豆 100g。取米仁、赤豆煮汤，早晚分食之。适用于舌癌术后、放疗、化疗后。

（6）萝卜大枣汤：萝卜 100g，大枣 20 枚。取胡萝卜、大枣，以 1000ml 水文火煮至 500ml，分早晚 2 次服食。适用于舌癌化疗后体虚贫血者。

（7）蜂蜜乌梅汤：乌梅 25g，蜂蜜 100g。取乌梅冷水 2000ml 文火煮至 1000ml 左右，加入蜂蜜，凉后当饮料喝，每日一剂。适用于舌癌各期。

（8）竹叶鸽蛋汤：竹叶 50g，鸽蛋 10 只。把竹叶置入锅内加水 300ml 后放入鸽蛋，共煮至熟，把鸽蛋取出击破其壳后再置人锅内共煮，另取少许鲜嫩竹叶用开水烫热，迅速取出置于盆子底部衬底，把鸽蛋放在有鲜竹叶衬底之盆上，服食鸽蛋。适用于舌癌各期。

（9）薏仁冬瓜汤：薏仁 50g，鲜冬瓜 300g，油、盐各少许。鲜冬瓜去皮，洗净后切成方块代用。薏仁淘洗干净入锅内，加水适量煮汤，俟薏仁煮开花时，放入冬瓜煮熟，调入油、盐少许即可食用。喝汤吃薏仁及冬瓜，每日 1~2 次。适用于舌癌各期。

（10）苦瓜汤：苦瓜 1 条，盐、葱末少许。先在锅内加水 1750ml~2000ml，煮沸后放入苦瓜用小火慢慢炖煮，至苦瓜软熟，熄火，加少许盐和葱末，调匀即可食用。适用于舌癌各期。

（11）萝卜荸荠芫荽汤：胡萝卜 60g，荸荠 60g，芫荽 30g。胡萝卜切成片，与荸荠一起加水煮沸 5 分钟左右，加入芫荽同煎，煮沸后代茶饮。适用于舌癌各期。

（12）田七香菇炖鸡汤：田七 10g，香菇 5g，仔母鸡 1 只（约 250g），大枣 10 枚，料酒、香油、精盐适量，生姜 3 片，葱白 10 根。田七切成薄片，香菇温开水泡发，去蒂切细；鸡宰后去内脏，洗净；大枣洗净去核。将以上食物、佐料均放入鸡腹中，鸡置于瓷碗内入锅，隔水蒸熟后，放入油、盐调味即可食用。适用于舌癌各期。

（13）生地粟米薏仁汤：生地 30g，粟米 30g，薏仁 30g，食糖适量。取生地置于 400ml 水内煮沸半小时，弃去生地残渣，滤过药液，用之与粟米、薏仁同煮成粥，最后加入糖适量，即可食用。适用于舌癌各期。

（14）梅肉红茶：梅干 1 颗，红茶 5 克，热开水 200ml，甘蓝菜少许。将梅干去果核，将果肉切碎。将切碎的果肉放入大陶瓷碗中，另加红茶混合。将热开水倒入碗内，搅拌即成。饮时加少许甘蓝菜汁，味道更佳。不拘时服。适用于舌癌长期受到外邪侵袭，致使气滞血瘀，终结成块者。

（15）红绿汤：赤小豆 30g，绿豆 50g。取赤小豆、绿豆，煮沸后。文火 15 分钟，倒出汤水，另加凉水继续煮，直至赤豆、绿豆煮烂为止。先饮冷却了的汤水，有清火利咽排毒之功，再食煮烂的豆渣，有益气阴、利生肌之功。适用于舌癌各期。

（16）黄豆排骨汤：黄豆250克，猪排骨250克，共煮至排骨及黄豆烂，任意食用。适用于各类舌癌。

（17）梨汁：将梨榨汁，频频饮用。适用于舌癌疼痛或有口干者。

（18）蜂蜜淡盐水：蜂蜜用淡盐水冲服3匙，每日早晚各一次。适用于舌癌放疗者。

（19）决明子汤：决明子50克，煎水代茶饮，频频含咽。适用于舌癌伴有炎症、疼痛或有放疗反应者。

（20）黄连蜂蜜：黄连3克煎汤，加入蜂蜜适量，时时饮用。适用于舌癌疼痛或放射治疗后舌苔黄腻者。

（21）醋蜂蜜：食醋100毫升，加入蜂蜜适量，煮沸，待冷却，时时含咽。适用于舌癌疼痛或放射治疗者。

（22）栀子竹叶粥：栀子10克，竹叶10克，共煮汤，以此汤煮粥，经常食用。适用于舌癌放射治疗者。

（23）金银花汤：金银花30克，煎汤代茶饮，时时饮用。适用于舌癌放疗者。

第四节　喉　　癌

[概述]

喉癌分原发性和继发性两种。原发性喉癌指原发部位在喉部的肿瘤，以鳞状细胞癌最为常见。继发性喉癌指来自其他部位的恶心肿瘤转移至喉部，较为少见。喉癌症状主要为声嘶，呼吸困难，咳嗽，吞咽困难，颈部淋巴结转移等。高危人群应当注意戒烟，做好预防工作。早期发现，早期诊断对于减轻喉癌的危害非常重要，一方面可提高患者术后生存率，另外有可能保留喉的发音功能，减少术后并发症。

喉癌属中医"咽喉菌"、"喉百叶"、"喉疳"的范畴。喉菌的发生，与肺、脾胃、肝之关系至为密切，正虚为本，邪实为标。肝肾不足，阴虚内热；风热邪毒乘虚侵袭，热毒循经上迫咽喉，炼津成痰，气滞血瘀，痰火毒结，发为喉癌。

[诊断要点]

1. 喉癌的最终定论有赖于病理组织学检查，而正确的病理结论来源于组织标本取材恰当与否，合理的取材又决定于病灶的定位。有些情况下，间接喉镜难以发现隐匿病灶，或不易判定非典型病变。此时，应改行纤维喉镜检查，详查喉腔各部，确定病灶所在及活检取材部位。间接喉镜下活检困难的，可在纤维喉镜明视下直接取活检。但若病变化比较深在，此法则不易取得阳性标本

2. 早期不典型的浅表病变，可于支撑喉镜下行甲胺苯蓝活体染色，用接触式显微镜直接观察喉黏膜，以发现原位肿瘤细胞

3. 关于颈淋巴结转移的确诊，应注意临床触诊与病理检查结果之间可能存在的差异。由于鼻、口腔、咽、喉直接与外界相通，局部常有或易发炎性病变，导致颈淋巴结的炎性增生和肿大，有时可达 2cm 左右大小。这些淋巴结可能被误认为转移性淋巴结，误诊比例可以高达 84.4%。随着肿大淋巴结直径的增加，这种差异也明显减小。介于 3~6cm 的淋巴结，病检阳性率达 80.0%以上。据报道，N_1 符合率 35.6%，N2b 符合率 58.3%，N_2c 达 75.0%，N_3 则基本一致。还应注意，在融合型淋巴结，临床的 N_2a 就变成了病理的 N_2b，因其破膜率可以高达 75.0%，预后明显不良

4. 应用放射性同位素标记抗人喉癌单克隆抗体行 ECT 扫描，可以获得清晰的肿瘤显像，可用于确诊原发瘤及转移灶

[中医饮食养生原则和方法]

1. 饮食原则

（1）多选用有抗喉癌的食物，如车前草叶、马兰、豆豉、杏仁、丝瓜、茄子等。

（2）饮食宜清淡，应选用有抗感染、抗溃疡作用的食品，如罗汉果、荸荠、蜜、猪皮、泥螺、菠菜、苦瓜等。

（3）对症选用下列食品：声音嘶哑选用萝卜、梨、白果、苡仁、梅等；吞咽困难选用杏仁、桃仁、百合等；咯血选用藕粉、金针菜等。

（4）饮食宜富含营养，易消化，特别要提供足够的蛋白质和维生素，食物宜多样化，并注意色、香、味、形，以增进患者食欲；饮食宜清淡，避免吃油腻的食物。可以增加一些开胃的食品，引起患者食欲，少量多餐。

（5）由于手术可造成气血亏损，手术后宜进补气养血之饮食，常饮山梨汁、大枣汁、猕猴桃汁等。

（6）因放疗而大伤阴血，放疗中及放疗后近期内宜进滋阴养血饮食，常食用新鲜蔬菜、鲜水果，也可用蘑菇煮豆腐、猪肝菠菜汤等常食之。

（7）化疗药物可致气血两伤，化疗中宜进大补气血饮食，可食西洋参、龟、鲜鲤鱼、白木耳、香菇等。

（8）禁烟酒，慎用辛辣刺激性食品，并发感染时禁食狗肉、羊肉等热性食品，应鼓励病人进食，同时根据个人的耐受性适当安排饮食。在患者自己感觉良好有食欲时尽量多吃一些，不必给与过多限制，不勉强吃自己不喜欢的食物，以免引起恶心、呕吐。

2. 中医辨证分型及治法

（1）气血凝滞喉窍证。

临床表现：病之初起，声音嘶哑，咽喉哽塞不利，痰中带血。喉部肿块凹凸不平，色暗红。伴胸胁闷痛，心烦易怒。舌质红或有瘀点，苔白或微黄，脉弦细或弦缓。

治法：理气散结，活血化瘀。

（2）痰热壅结喉窍证。

临床表现：病情发展，声音嘶哑，咳嗽痰多，痰中带血，咽喉疼痛。局部漫肿，表面分泌物较多，或有颈部恶核。伴呼吸气粗，胸痛，或有呼吸困难。舌质红，苔白而干或黄腻，脉缓滑或细滑。

治法：清热化痰，祛瘀散结。

（3）热毒困结喉窍证。

临床表现：病至极期，声嘶或失音，喉痛剧，吞咽不利，咳嗽痰稠，痰中带血，呼吸困难，气粗喘鸣。肿物溃烂，覆有秽膜，颈有恶核。伴有体质消瘦，饮食难下，睡卧不宁，口干口苦，气息秽臭，便结溺赤。舌质红或红绛，苔黄厚腻，脉弦滑数。

治法：泻火解毒，化瘀散结。

3. 食疗选方

（1）蜈蚣蛋羹：蜈蚣（去头足）5 条，全蝎 30g，白僵蚕 30g，䗪虫 30g，鸡蛋 40 个。将蜈蚣，全蝎，白僵蚕，䗪虫分别用瓦焙干研为细末，混匀分成 40 包，每包放入 1 个鸡蛋并且摇匀，面糊封口，放在碗内蒸熟。每天食用，早晚各一次。此方适用于喉癌痰热壅结喉窍证者。

（2）无花果蛋汤：无花果 60g（鲜品），鸡蛋 1 个，米酒 10ml，油、盐各少许。先将无花果加水煎汁去渣，再把鸡蛋放入汤汁中煮熟，去蛋壳后再煮，再放入米酒、油、盐调味即可服食。每天 1 次，喝汤吃蛋。此汤适用于喉癌疼痛、燥热声嘶的患者。

（3）草枣老鸭汤：冬虫夏草 3~5g，老鸭肉 100g，红枣 10 枚，百合 10 枚，姜丝少许，油、盐、味精各适量。将冬虫夏草用温水浸泡，洗净，捞出，鸭肉洗净，切成厚块；红枣，百合洗净备用。将以上食物置于瓷碗中，放入油、盐、姜丝、味精搅匀，隔水蒸至鸭肉烂熟即可。喝汤吃鸭肉，患者可根据情况几天一次。此汤适用于恢复期喉癌患者，尤其是身体虚弱，咳嗽不止，心神不定者。

（4）柏肉汤：石上柏干品 30~50g（鲜品 90~100g），瘦猪肉 30~60g。每日 1 剂，煎 2 次分服，15~30 天为 1 疗程。适用于热毒困结喉窍证。

（5）橄罗汤：橄榄 30g，罗汉果 1 只。上药混合后置于清水中，煮沸，饮其汤水。适用于喉癌痰热壅结喉窍证。

（6）鹅血豆腐汤：鲜鹅血 300ml，水豆腐 200g，大蒜泥 15g，花生油、食盐、料酒、味精各适量。鹅血用开水烫熟，切成粗块；豆腐切成粗块后与鹅血、油、盐、酒、味精一起盛入碗中，放入锅内隔水蒸熟，即可食用。每日 1 次，连食 7 天为 1 疗程。适用于喉癌咳嗽且痰多的患者。

（7）地米苡仁汤：生地 30g，粟米 30g，薏苡仁 30g，食糖适量。取生地置于 400ml 水煮沸半小时，弃去生地残渣，过滤出药液，用之与粟米、薏苡仁共同煮成粥，最后加入糖适量，即可服用。适用于喉癌痰热壅结喉窍证。

（8）黄精玉竹汤：黄精 100g，玉竹 100g，白糖适量。黄精、玉竹共煎汤，待冷，加入白糖饮用。适用于喉癌患者燥咳、咽干口渴者。

（9）猪蜜膏：猪脂 500g（切碎），白蜂蜜 500g。猪脂炼油去渣，蜂蜜炼热，二味拌匀候凝，每服 2 匙，每日 3~5 次。适用于喉癌气血凝滞喉窍证。

（10）木莲饮：木莲 10g，生地黄 10g，玄参 10g，败酱草 10g，桔梗 10g，麦冬 10g，金银花 6g，龙衣（蛇蜕）6g，栀子 6g，薄荷 6g，甘草 5g，白砂糖 30g。将准备好的中药洗净后置于瓦质锅中，倒入适量清水；瓦锅置于火上，取大火烧至滚沸，后改小火煎煮，时长 25 分钟，灭火。用过滤网或者纱布过滤，去渣取汁。把预先准备好的白砂糖倒入汁液中，搅拌均匀。每次 150ml，每天 3 次。适用于喉癌痰热壅结喉窍证。

（11）竹叶饮：竹叶 10g，浙贝母 10g，天冬 10g，麦冬 10g，牛蒡子 10g，茯苓 10g，紫苏 10g，桔梗 10g，人参 6g，黄芩 6g，陈皮 6g，栀子 6g，薄荷 6g，甘草 6g，白糖 30g。将准备好的中药洗净后置于瓦质锅中，倒入适量清水；瓦锅置于火上，取大火烧至滚沸，后改小火煎煮，时长 25 分钟，灭火。用过滤网或者纱布过滤，去渣取汁。把预先准备好的白砂糖倒入汁液中，搅拌均匀。每次 150ml，每天 3 次。适用于喉癌痰热壅结喉窍证。

（12）鸡蛋沙参饮：鸡蛋 2 只，沙参 30g，冰糖或白糖适量。将鸡蛋、沙参加清水两碗同煮，蛋熟后去壳再煮半小时，加冰糖或白糖调和即可。喝汤食蛋。适用于喉癌患者声嘶咽痛。

（13）虫草炖金龟：冬虫夏草 10g，金龟 1 只约 300g，绍酒 10g，姜、葱、蒜各 10g，盐、味精各 3g。将金龟宰杀后去头、尾及内脏；姜、大蒜切片，葱切段。将金龟、绍酒、冬虫夏草、姜、葱、大蒜放入炖锅内，加清水适量，置武火上烧沸，再用文火炖 50 分钟，加入盐、味精调味即成。每日 1 次，每次吃金龟 50g，喝汤。适用于喉癌患者化疗后阴虚而致的舌红，口干，咽燥明显者。

（14）开金锁饮：开金锁（金荞麦）、小石苇、半枝莲各 15g，龙葵、蜀羊泉、山慈菇、蛇莓、黄毛耳草各 6g，麦冬 10g，白糖 30g。以上药物洗净，放入瓦锅内，加水适量。瓦锅置武火上烧沸，再用文火煎煮 25 分钟，停火，过滤去渣，留汁液，在汁液内加入白糖搅匀即成。每日 3 次，每次饮 150ml。适用于喉癌声音嘶哑者尤佳。

（15）生地贝母饮：生地黄 20g，麦冬 10g，生甘草、玄参、贝母各 6g，丹皮、薄荷、炒白芍各 5g，白糖 30g。以上药物洗净，放入瓦锅内，加水适量。瓦锅置武火上烧沸，再用文火煎煮 25 分钟，停火，过滤去渣，留汁液，在汁液内加入白糖搅匀即成。每日 3 次，每次饮 150ml。适用于喉癌患者气阴两虚者。

（16）百合贝母饮：百合 15g，生地黄、麦冬、玄参各 10g，熟地黄、当归、贝母各 6g，甘草、桔梗各 5g，白糖 30g。以上药物洗净，放入瓦锅内，加水适量。瓦锅置武火上烧沸，再用文火煎煮 25 分钟，停火，过滤去渣，留汁液，在汁液内加入白糖搅匀即成。每日 3 次，每次饮 150ml。适用于喉癌患者阴虚痰阻喉窍证。

（17）冰糖百合粥：百合 20g，粳米 100g，冰糖 20g。冰糖打碎成屑；百合用温水发透；粳米淘洗干净。百合、粳米放入炖锅内，加水适量，置武火上烧沸，再用文火煮 30 分钟，加入冰糖即成。每日 1 次。适用于喉癌患者阴虚热毒困结喉窍证

（18）白英龙葵饮：白英、龙葵各 50g，灯笼草、蛇莓各 25g，野荞麦根 30g，七叶一枝花 15g，白糖 30g。以上药物洗干净，放入瓦锅内，

加水适量。瓦锅置武火上烧沸，再用文火煎煮 25 分钟，停火，过滤去渣，留汁液，在汁液内加入白糖搅匀即成。每日 3 次，每次饮 150ml。适用于喉癌患者热毒困结喉窍证。

（19）山豆根饮：白英 50g，板蓝根 20g，山豆根 10g，野荞麦根、龙葵各 30g，蛇莓各 25g，七叶一枝花、灯笼草各 15g，白糖 30g。以上药物洗干净，放入瓦锅内，加水适量。瓦锅置武火上烧沸，再用文火煎煮 25 分钟，停火，过滤去渣，留汁液，在汁液内加入白糖搅匀即成。每日 3 次，每次饮 150ml。适用于喉癌患者热毒困结喉窍证。

（20）地丁草饮：地丁草、龙葵、蛇莓、灯笼草各 50g，蒲公英 20g，白英 30g，野荞麦根、七叶一枝花各 10g，白糖 30g。以上药物洗干净，放入瓦锅内，加水适量。瓦锅置武火上烧沸，再用文火煎煮 25 分钟，停火，过滤去渣，留汁液，在汁液内加入白糖搅匀即成。每日 3 次，每次饮 150ml。适用于喉癌患者热毒困结喉窍证。

（21）天花粉生地饮：天花粉、龙葵、灯笼草各 15g，生地黄 20g，白英 30g，蛇莓、野荞麦根、七叶一枝花各 10g，白糖 30g。以上药物洗干净，放入瓦锅内，加水适量。瓦锅置武火上烧沸，再用文火煎煮 25 分钟，停火，过滤去渣，留汁液，在汁液内加入白糖搅匀即成。每日 3 次，每次饮 150ml。适用于喉癌口干烦渴者。

（22）鲜白茅根赤芍饮　鲜白茅根 30g、赤芍、浙贝母、龙葵、蛇莓、野荞麦根、七叶一枝花、杏仁各 10g，白英 25g，灯笼草 15g，白糖 20g。以上药物洗干净，放入瓦锅内，加水适量。瓦锅置武火上烧沸，再用文火煎煮 25 分钟，停火，过滤去渣，留汁液，在汁液内加入白糖搅匀即成。每日 3 次，每次饮 150ml。适用于喉癌患者咳血时食用。

（23）蛇果草饮：蛇果草、龙葵、野荞麦根、石豆兰各 15g，白英 25g，七叶一枝花 10g，玄参 9g，白糖 30g。以上药物洗干净，放入瓦锅内，加水适量。瓦锅置武火上烧沸，再用文火煎煮 25 分钟，停火，过滤去渣，留汁液，在汁液内加入白糖搅匀即成。每日 3 次，每次饮 150ml。适用于喉癌热毒困结喉窍证。

(24)白英蒲公英饮：白英、野荞麦根、石豆兰、半枝莲各15g，蒲公英20g，龙葵10克，蛇果草6g，七叶一枝花10g，白糖30g。以上药物洗干净，放入瓦锅内，加水适量。瓦锅置武火上烧沸，再用文火煎煮25分钟，停火，过滤去渣，留汁液，在汁液内加入白糖搅匀即成。每日3次，每次饮150ml。适用于喉癌溃烂患者。

(25)胖大海饮：胖大海10g，菊花、金银花各6g，白萝卜80g，橄榄10g，白糖30g。以上药物洗干净，放入瓦锅内，加水适量。瓦锅置武火上烧沸，再用文火煎煮25分钟，停火，过滤去渣，留汁液，在汁液内加入白糖搅匀即成。每日3次，每次饮150ml。适用于喉癌初期患者。

(26)牛膝射干饮：射干、元参各10g，木蝴蝶、山豆根各9g，橄榄5g，夏枯草、牛膝各15g，赤芍、白芍各6g，白糖30g。以上药物洗干净，放入瓦锅内，加水适量。瓦锅置武火上烧沸，再用文火煎煮25分钟，停火，过滤去渣，留汁液，在汁液内加入白糖搅匀即成。每日3次，每次饮150ml。适用于喉癌痰热壅结喉窍证。

(27)菊花肉片：野菊花20g，猪瘦肉150g，黑木耳20g，姜、葱各4g，料酒6ml，盐、味精各3g，植物油30ml，水淀粉15g。菊花去蒂，洗干净；猪瘦肉洗净切薄片，用水豆粉挂上浆，黑木耳用温水发透，去蒂，撕成瓣状；姜切片，葱切段。炒锅置武火上烧热，加入植物油，烧至六成热时，放入姜、葱爆锅，加入肉片，炒变色，下入黑木耳、菊花、盐、味精、料酒，炒熟即成。每日1次，每次吃黑木耳、瘦肉、菊花80~100g，佐餐食用。适用于喉癌热毒困结喉窍证。

(28)苦瓜炖瘦肉：薏米50g，苦瓜200g，猪瘦肉150g，料酒6ml，姜、葱各4g，盐、味精各3g。将苦瓜去囊洗净，切成4cm长、2cm宽的块；薏米淘洗干净去泥沙；猪瘦肉洗干净，切成薄片；姜拍破，葱切段。将苦瓜、薏米、猪瘦肉、姜、葱、料酒同放炖锅内，加水适量，置武火上烧沸，再用文火煎煮45分钟，加入盐、味精即成。每日1次，每次吃苦瓜，瘦肉100g，佐餐食用。适用于喉癌湿热壅盛者。

（29）白萝卜炖牡蛎肉：白萝卜200g，牡蛎肉100g，料酒4ml，姜、葱各4g，盐、味精各3g。将牡蛎肉洗净，切片，白萝卜去皮切4cm长，2cm宽的块；姜切片，葱切段。白萝卜、牡蛎肉、料酒、姜、葱同放炖锅内，加水适量，置武火上烧沸，再用文火炖煮30分钟，加入盐、味精即成。每日1次，每次吃白萝卜牡蛎肉100~150g，佐餐食用。适用于喉癌气血凝滞喉窍证。

（30）海藻炖绿豆：海藻80g，绿豆250g，盐、味精各3g，鸡油15ml。海藻洗干净，绿豆洗净去泥沙。海藻、绿豆同放炖锅内，加水适量，置武火上烧沸，再用文火炖煮50分钟，加入盐、味精、鸡油即成。每日1次。适用于喉癌痰热壅结喉窍证。

（31）芦笋炖鱼头：玉竹20g，芦笋50g，黑木耳30g，草鱼头1个，料酒6ml，姜、葱各4g，盐、味精各3g。芦笋洗净，切成4cm长笋段，黑木耳用温水发透，去蒂，撕成瓣状；玉竹发透，切4cm的段，姜拍破，葱切段；鱼头去鳃，剁成8块。鱼头、芦笋、玉竹、黑木耳、料酒、姜、葱同时放炖锅内，加入水适量，置武火上烧沸，再用文火炖煮35分钟，加入盐、味精即成。每日1次，每次吃喝头汤150g。（可不吃鱼头，患者若能吃鱼头时，可食之。）适用于喉癌气血凝滞喉窍证。

（32）参枣百合田鸡汤：田鸡2~3只，党参15g，红枣10个，百合20g。先将党参、红枣（去核）、百合洗净；田鸡去皮即内脏，洗净，斩块。然后将全部用料一齐放入锅内，加清水适量，武火煮沸后，文火煮1~2小时，调味即可。随量饮用，或佐餐。适用于增强喉癌患者身体抵抗力，咽干燥咳者。

（33）鱼鳔田七酒：黄花鱼鳔适量，田七末5g，黄酒适量。将黄花鱼鳔用香油炸脆，压碎为末。将鱼鳔末与田七末一同用黄酒冲服，每次5g，每天1剂，连服30剂为一疗程。适用于喉癌气血瘀阻型患者，主要表现为咽喉肿痛、咳血、胸闷等症。

（34）红藤莲水汤：红藤30g，莲子50g。先把红藤放进锅内，加清水500ml左右，用武火把药煮沸，然后用文火熬30分钟。弃去药渣，澄清药汁，放入莲子用火煮沸至莲子熟烂，加入适量食糖即可食用。随食量食用即可。适用于湿热蕴结型喉癌患者，主要表现为口渴咽干，身体酸楚，烦热不安等症。

（35）决明子汤：决明子50克，煎汤，汤冷却后放入冰箱。时时饮用冰决明水。适用于喉癌有喉部热痛，或手术后痛，或放射治疗中干燥热痛者。

（36）绿豆汤：绿豆煮汤至烂，加入白糖少许，冰后食用。适用于喉癌放射治疗者。

（37）竹叶汤：竹叶10克，煎汤，加少许薄荷油，冰后服用。适用于喉癌放射治疗者。

（38）车前草子粥：车前草30克，车前子30克，共煎水，以此水煮粥，经常食用。适用于喉癌放射治疗后，疑有喉头水肿者。

（39）炸全蝎：盐腌全蝎，洗净，油炸食用。每次1克，每日2次。适用于喉癌未能手术，或有颈淋巴转移者。

（40）炸知了：知了洗净，去翅及内脏，盐曝腌，油炸食用。每次5克，每日2次。适用于喉癌声嘶，未能手术治疗者。

第五节　中耳癌

[概述]

中耳癌为发生于中耳的少见恶性癌肿，多为原发。中耳癌的诱因，很可能是中耳的长期感染，据统计，多数中耳癌患者有慢性化脓性中耳炎病史。其发病年龄多为40~60岁，本病病理是以鳞状上皮细胞癌最常见，基底细胞癌和腺癌在中耳很少见。

中耳癌属中医"脓耳"的范畴。本病的发生，多缘于慢性化脓性中耳炎长期刺激，中医认为本病与肝经火毒密切相关。肝胆经脉由耳后入耳中，出走耳前，风热毒邪侵袭，邪毒滞留，日久引动肝胆火热循经上壅，火热脓毒互结，蒸灼耳窍，发为癌肿。

[诊断要点]

1. 外耳道深部或鼓室内有肉芽或息肉样新生物，切除后迅速复发或触之易出血

2. 慢性化脓性中耳炎耳流脓转变为流脓血性或血性分泌物

3. 耳深部持续疼痛与慢性化脓性中耳炎耳部体征检查不相称

4. 乳突根治术腔长期不愈并有顽固性肉芽生长

5. 慢性化脓性中耳炎症状突然加重或发生面瘫

[中医饮食养生原则和方法]

1. 饮食原则

(1)忌食热性食物：病性属肝阳上亢、肝气郁结者，尤需忌食热性食物，如牛肉、羊肉、狗肉等。

(2)忌食膏粱厚味：多食膏粱厚味容易损伤脾胃造成水湿内停，所以中耳癌者不宜多食烟酒和高胆固醇、高脂肪的饮食，如各种动物油脂、动物脂肪等。

(3 饮食宜清淡：尤其是感音性耳聋者，应多吃蔬菜、水果、豆类等。

(4)多食补肾健脾之品：因耳聋与脾、肾有密切关系，所以对因虚所致的渐聋者应多选用一些补益脾肾的食物，如核桃肉、黑芝麻、木耳等。

2. 中医辨证分型及治法

(1)风邪袭肺证。

临床表现：突然听力下降，伴有头痛、鼻塞、恶寒发热等，舌质红，苔薄白，脉浮。

治法：疏风宣肺，解表通窍。

(2)肝胆火盛，上犯清窍。

临床表现：多起病于情绪波动，过度兴奋或郁怒之后，突然听力下降，伴头痛眩晕，面红目赤，口苦咽干，烦躁不安，舌质红，苔薄缓，脉弦数。

治法：清肝泻火，解郁通窍。

（3）痰火上扰，壅结耳窍。

临床表现：耳聋或听音不清，起病突然，头晕头重，胸脘痞闷，咳痰黄稠，舌质红，苔黄腻，脉弦滑。

治法：清热化痰，散结开窍。

（4）气滞血瘀，经脉痞塞。

临床表现：突然发生耳聋，伴耳鸣、眩晕，甚至舌暗红或瘀点，脉细涩。

治法：活血化瘀，行气通窍。

（5）心脾血虚。

临床表现：听力逐渐下降，耳中常有蝉鸣样声，心烦失眠，思虑用脑过度则更甚，面色萎黄，头晕目涩。舌质淡，舌苔薄白，脉细。

治法：补益心脾，濡养耳窍。

（6）肾精不足。

临床表现：听力逐渐下降，伴细声耳鸣，夜间较甚，失眠，头晕眼花，腰膝酸软，遗精多带，口渴多饮，舌质红，舌苔少，脉细弱。

治法：补肾益精，滋阴降火。

3. 食疗选方

（1）暴耳聋饮：葛根 9~15g，甘草 3g。上药研成粗粉末，置保温瓶中，冲入适量沸水，泡焖 20 分钟。频频代茶饮服，每日 1 剂。适用于中耳癌风邪袭肺证。

（2）桑叶菊花饮：菊花 15g，桑叶 15g，茯苓 20g，泽泻 5g。将菊花、桑叶、茯苓、泽泻用清水 400g 煎煮 15 分钟即可。代茶饮，每日 1 剂，分 3~4 次服用。适用于中耳癌风邪袭肺证。

（3）芹菜瘦肉汤：瘦猪肉 500g，鲜芹菜 250g，鲜东风菜 250g，蜜枣适量。瘦猪肉洗净切片，东风菜、芹菜洗净，放入锅中，加清水适量，武火煮沸后，文火煲 1 小时，再加入蜜枣，调味后用。每日 1 剂，分 2 次服用。适用于中耳癌肝胆火盛，上犯清窍。

（4）丹参黄精茶：绿茶 5g，丹参 10g，黄精 10g。将绿茶、丹参、黄精共研粗末，冲入 300ml 沸水，加盖焖 10 分钟即可。每日 1 剂，分 3~4 次服用。适用于中耳癌肝胆火盛，上犯清窍。

（5）苦瓜汤：生苦瓜 1 条，白糖 60g。先将苦瓜条洗净，去瓜瓤，切碎，放入碗中，加入白糖搅匀，上屉蒸 1 小时，冷却后取汤。一次服下，每日 1 剂。适用于中耳癌痰火上扰，壅结耳窍。

（6）磁石菖蒲酒：碎磁石 15g，石菖蒲 250g，白酒 1000ml。用米泔水将碎磁石、石菖蒲浸 1 日，切片焙干。上药一起捣碎，浸于白酒中，夏季 3 日，冬季 7 日即可。每次饭后饮 1~2 小杯。适用于中耳癌痰火上扰，壅结耳窍。

（7）红枣桃仁汤：红枣 22 枚，桃仁 15g。桃仁水发后洗净，入红枣，煮半个小时，加红糖 1 匙，趁热饮用。每日 1 剂，分 2 次服下。适用于中耳癌气滞血瘀，经脉痞塞。

（8）三七煲鸡：三七 15g，乌鸡 90g，生姜 5 片，蜜枣 3 枚。将三七、乌鸡、生姜、蜜枣加入清水 2000ml 中，文火煲至 200ml 即可。去渣饮汤食肉，每日 1 剂。适用于中耳癌气滞血瘀，经脉痞塞。

（9）乌鸡脂粥：乌鸡油脂 30g，粳米 90g。将乌鸡油脂入粳米中，加适量的水煮粥，米熟即可。每日 1 剂，早晚各 1 次，温服。适用于中耳癌心脾血虚。

（10）胡桃芝麻糖：胡桃肉 30g，黑芝麻 30g，白砂糖 20g。将胡桃肉与黑芝麻研细，以白砂糖拌之即可。每次 5~10g，每天 1~2 次，吞服或开水冲服。适用于中耳癌心脾血虚。

（11）磁石肾羹：磁石 30g，猪肾 1 对。磁石用布包，与猪肾共加入适量清水中，煮至猪肾熟烂，加入调味品即可。佐餐食用，每日 1 剂。适用于中耳癌肾精不足。

（12）人参粥：人参 1g，防风 1g，磁石 30g，猪肾 1 对，粳米 100g。人参研细末，磁石用布包，猪肾切片，与粳米共加入适量清水中，煮至米熟即可。每日 1 剂，早晚各 1 次，温服。适用于中耳癌肾精不足。

（13）桑菊竹叶饮：嫩桑叶、白菊花各 9g，苦竹叶 20g。上药共切碎，置保温瓶中约 15 分钟，代茶频频饮，从早至晚，可沸水冲泡数次。适用于中耳癌肝胆火盛之耳聋。

（14）清聪化痰茶：橘红、蔓荆子、赤茯苓各 30g，酒黄芩、酒黄连、白芍、姜半夏、酒生地、柴胡各 20g，人参 18g，醋青皮 15g，生甘草 12g，研为细末，每取上药 40g 为 1 日用量，加少许青茶，纳入保温瓶中，冲入沸水适量，焖 30 分钟。频频代茶饮用。适用于痰火壅结之耳聋。

（15）枸杞子饮：枸杞子 50 克，用沸水冲入，略焖片刻，取饮。适用于中耳癌术后肾精亏虚者。

（16）归芪熟地粥：黄芪 50 克，当归 10 克，熟地 30 克，陈皮 15 克，共煎汤，以此汤煮粥，时时食用。适用于中耳癌术后气血虚者。

（17）蜈蝎鸡蛋：蜈蚣 2 条，全蝎 3 个，共焙干，研成细末，生鸡蛋 1 个打匀，将上述粉末调入，共和匀，炒鸡蛋，每日食用。适用于中耳癌疼痛难忍者。

（18）山羊角粥：山羊角 100 克，煎汤煮水，以水煮粥，时常食用。适用于中耳癌有疼痛者。

（19）磁石枳壳粥：磁石 100 克，枳壳 10 克，共煎汤，以此汤煮粥，时时食用。适用于中耳癌疼痛难忍者。

（20）石见穿粥：石见穿 100 克，煎汤，以此汤煮粥，经常食用。适用于中耳癌未经手术，或术后复发者。

（21）胡桃肉：胡桃，去壳，食桃仁，每次 3~5 个，每日 3 次。可长期食用。适用于中耳癌术后肾精不足者。

（22）蛇鸡汤：蛇肉，与鸡肉共煮，食肉喝汤。适用于中耳癌未经手术，身体虚弱，或术后体虚无力者。

（23）响铃草猪耳：响铃草 100 克，猪耳 200 克，响铃草加水煎煮，去渣取汁，以此汁煮猪耳至烂，食猪耳朵。适用于中耳癌未能手术肾精不足者。

（24）河蟹肉：河蟹，煮熟，食其肉，任意食用。适用于中耳癌未经手术，或疼痛者。

第六节　甲状腺癌

[概述]

甲状腺癌是最常见的甲状腺恶性肿瘤，主要表现为甲状腺肿块，质地坚硬，表面不平。约占全身恶性肿瘤的 1%，包括乳头状癌、滤泡状癌、未分化癌和髓样癌四种病理类型。以恶性度较低、预后较好的乳头状癌最常见，除髓样癌外，绝大部分甲状腺癌起源于滤泡上皮细胞。发病率与地区、种族、性别有一定关系。女性发病较多，男女发病比例为 1∶（2~4），任何年龄均可发病，但以青壮年多见。绝大多数甲状腺癌发生于一侧甲状腺叶，常为单个肿瘤。

甲状腺癌属中医"瘿瘤"范畴。本病的发生，一般认为与情志不舒有关。一方面，肝气郁结而痰湿凝聚，另一方面，痰湿聚久致血瘀而成肿块。阻塞气道则声嘶，日久致气血两亏。

[诊断要点]

1. 根据甲状腺发现硬而固定的肿块，与周围器官粘连。局部淋巴结肿大或出现对周围器官的压迫症状时，或存在多年的甲状腺肿块，在短期内迅速增大者，均应怀疑为甲状腺癌

2. 应注意与慢性淋巴细胞性甲状腺炎鉴别。后者表现为甲状腺弥漫性肿大，腺体虽硬，表面较平，无明显结节，可摸到肿大的锥体叶，颈部多无肿大的淋巴结

3. 慢性甲状腺炎虽也可压迫气管、食管，引起轻度呼吸困难或吞咽困难，但一般不压迫喉返神经或颈交感神经节。鉴别困难时，可行穿刺细胞学检查，此外，血清降钙素测定可协助诊断髓样癌

[中医饮食养生原则和方法]

1. 饮食原则

（1）甲状腺癌的发生和食物中缺碘是分不开的，因此对于甲状腺癌

病人来说要多摄入含碘食物。

（2）忌烟忌酒，吸烟酗酒不仅对于病人的恢复是不利的，对于正常人的身体也是有害的。

（3）一些粘滞、肥腻、坚硬不易消化的食物，会加重患者胃肠负担，不利于后期康复，所以，不宜食用。

（4）忌油炸、熏制、腌制、烧烤、发霉等含有高热量高脂肪的食物。

（5）可多吃茯苓、山药、香菇、无花果、萝卜、杏仁、海参、海带、魔芋等食物，具有一定的抗甲状腺癌功能。

（6）可多吃柿饼、芦笋、薏米、甲鱼、核桃、蘑菇等食物，能增强免疫力，提高机体抵抗力。

2. 中医辨证分型及治法

（1）气滞血瘀型。

临床表现：颈前肿块活动受限且质硬，胸闷气憋，心烦易怒，头痛目眩，舌质紫暗，脉弦数。

治法：理气化痰，散瘀破结。

（2）痰凝毒聚型。

临床表现：颈前肿块有时胀痛，咳嗽痰多，瘰疬丛生，舌质灰黯，苔厚腻，甚则筋骨疼痛，大便干，脉弦滑。

治法：化痰软坚，消瘿解毒。

（3）肝气瘀滞型。

临床表现：颈前肿块增大较快，常伴有瘰疬丛生，咳唾黄痰，声音嘶哑，咳喘面红，有时腹泻，小便黄，舌质红绛，舌苔黄，脉滑数。

治法：疏肝泄火，软坚消瘿。

（4）心肾阴虚型。

临床表现：患者多为老年，或患地方性甲状腺病多年，突然甲状腺增大，声音嘶哑，憋气，吞咽困难，心烦失眠，舌红少苔，脉细数。或因手术、放疗、化疗后而心肾阴虚。

治法：滋阴补肾，养心安神。

3. 食疗选方

（1）菊蚌怀珠：净蚌肉 10 个，猪肉馅 100g，鸡蛋清 1 个，黄酒 15g，鲜菊花 10g，鲜竹叶数片，浙贝母 3g，葱、姜、盐、味精适量。将蚌肉锤松，放入锅中，用文火煮至肉烂，取出置凉，把肉馅与浙贝母粉、葱、姜、盐、蛋清搅匀，制成 20 个丸子，入沸水中煮熟，将每个蚌肉一分为二，夹肉丸 2 个。大汤碗中铺垫数片竹叶，将蚌肉怀珠摆放在竹叶上，洒上少许黄酒，上笼蒸 10 分钟取下。另取一汤锅，倒入清汤，烧沸，加盐、味精、菊花、再烧沸后，浇在蚌肉上即可。可供佐餐，每日 1 次食用。适用于甲状腺癌气郁痰结者。

（2）萝卜海带汤：萝卜 250g，海带 50g，陈皮 10g，生牡蛎 30g，海蛤壳 10g，鸡汤、盐、味精适量。将海带、陈皮、生牡蛎、海蛤壳同煮，水沸 40 分钟，将药液滤出。拾出海带切丝，把萝卜切块，同放入煎好的药液中，加入少量鸡汤或肉汤、盐、味精，上火煮至萝卜熟而进味为度。吃菜喝汤，易常吃。适用于甲状腺癌气郁痰结者。

（3）凉拌芹蜇：芹菜 500g，水发海蜇皮 150g，小海米 30g，盐、味精、醋、白糖适量。芹菜去叶，除粗筋后切成节，在开水中烫一下，沥干水分；小海米泡涨；海蜇皮切丝。然后把芹菜、海蜇丝、海米一起拌匀，加白糖、盐、味精拌匀即可。供佐餐食用，易常吃多吃。适用于甲状腺癌肝火旺盛者。

（4）紫菜蛋汤：紫菜 20g，鸡蛋 3 个，象贝粉 3g，牡蛎粉 3g，鲜橘皮 5g，猪肉馅 100g，葱、姜、盐、味精适量。将鸡蛋打匀，摊成鸡蛋皮，紫菜发涨。猪肉馅与象贝粉用水打成粘稠状，拌入橘皮末、姜末、葱末、味精、盐、搅成馅。蛋皮摊开，铺上一层紫菜，抹上肉馅，卷成卷，摆在盘中，上笼蒸 20 分钟。出笼后，切成段即可。每日 1 次。适用于甲状腺癌肝火旺盛者。

（5）芹菜粥：芹菜（连根）120g，粳米 150g，盐、味精少许。将芹菜连根一起洗净，切结，入锅，加入洗净的大米和适量的水。将锅置于武火烧沸，用文火煎熬至米烂成粥，加入盐、味精即可。每日 1 次。适用于甲状腺癌肝火旺盛者。

(6)苡仁全鸭：薏仁、芡实、扁豆各 30g，湘莲子 50g，活鸭 1 只，糯米 100g，金钩 15g，热火腿，蘑菇 30g，菜油 1000g(实耗 50g)，料酒、胡椒粉、食盐适量。湘莲子去皮、心；扁豆煮熟后去皮；糯米洗净，水漂 5 分钟；薏仁、芡实用温水泡 15 分钟；金钩用温水发透；蘑菇用温水泡 10 分钟后，切成小块；火腿切块。将上 6 种原料沥干水分，一同入碗，加料酒、食盐、胡椒粉拌匀，上蒸笼 30 分钟，出笼，即为八宝馅。将鸭子宰杀后，除毛去内脏，洗净，剁去爪，在鸭颈上顺着颈顶开一口，长约 7 厘米，在咽喉开刀处切断颈椎管，使鸭头和鸭颈皮相连，在从刀口处剔去颈骨，然后鸭尾向下，立放案板上，将鸭皮连肉翻着向下褪，同时剔去骨头，除两翅外，其余的骨头全部剔除，成一只无骨的全鸭，将八宝馅装入鸭腹内，在放入汤锅中烫 5 分钟捞出，用料酒、盐、胡椒分和匀，抹遍鸭身，放入大蒸碗中，上笼蒸 90 分钟，取出晾干水分。锅内入菜油烧至七八成熟时，将鸭子下入炸至皮酥，表面成金黄色时捞出。将鸭子照原形摆入盘中即可。可供佐餐用，宜常吃。适用于甲状腺癌气阴两虚者。

(7)八宝粥：芡实 75g，茯苓、莲子肉、扁豆、山药、薏苡仁、党参、白术、大米各 50g，白糖适量。将上述八味中药加上适量，煎煮 40 分钟，捞出党参、白术药渣。把大米淘净，放入药液中，续煮至米烂成粥，分顿加糖服用。每日一次，每次 50~100g，宜常吃。适用于甲状腺癌气阴两虚者。

(8)干烧冬笋：冬笋 30g，枸杞子 10g，鲜菊花 5g，栀子 2g，料酒、酱油、白糖、味精、清汤适量。将冬笋入油锅，低温炸成金黄色，捞出，放入另一锅中，入清汤、料酒、味精、白糖、枸杞子、菊花、栀子、麦冬，置武火上烧沸，用文火煮至汁干即可。可佐餐服用，宜多吃。适用于甲状腺癌心肝阴虚者。

(9)山萸肉粥：山萸肉 20g，大米 100g，白糖适量。三者共放于锅中，加水适量，先武火后文火至粥熟，入白糖拌匀即可。适用于甲状腺癌气阴两虚者。

（10）海带绿豆粥：海带、绿豆、小米（或粳米）、红糖适量。前三物煎好后加适量红糖。适用于甲状腺癌痰气郁结者。

（11）柴佛疏肝粥：柴胡、佛手各 90g，郁金、海藻各 15g，粳米 60g，红糖适量。取前四味煎汤去渣，入粳米、红糖煮粥。每日 1 剂。适用于甲状腺癌肝郁气滞者。

（12）黑木耳粥：黑木耳 5g，红枣 5 枚，大米 100g，冰糖适量。黑木耳发泡后，洗净撕碎，与大米、红枣一同入锅，加水适量，先用武火烧沸，再用文火炖烂，加入冰糖即可。适用于甲状腺癌气阴两虚偏于脾胃气虚者。

（13）紫菜泡汤：紫菜适量，洗净，切节或丝，用沸汤浸泡，每天供佐餐用。适用于甲状腺癌肝火旺盛者。

（14）昆布蚝豉汤：昆布 25g，蚝豉 100g，大枣 10 枚，共煮，喝汤食肉。适用于甲状腺癌伴有心悸、失眠、手颤者。

（15）紫桃萝卜汤：紫菜 15g 撕碎，桃仁 15g，白萝卜 250g，陈皮 30g 剪成小块。共入锅加水煮半小时，去渣取水煎液 300ml，桃仁打细粉，以水煎液调冲，并加调味品，即可食用。每天 1 ~ 2 次。适用于甲状腺癌痰郁互结，瘿肿明显者。

（16）龙眼肉洋参饮：龙眼肉 30g，西洋参 6g，白糖少许，水适量。置锅中蒸 50 分钟，取其汁，当茶饮用。适用于甲状腺癌气阴两虚者。

（17）黄花菜马齿苋饮：黄花菜 30g，马齿苋 30g。洗净入锅，加水适量，把锅置武火上烧沸，文火熬煮 30 分钟，待凉即可。不拘时服。适用于甲状腺癌肝火旺盛型者。

（18）苹果汁：新鲜苹果，去皮核，用纱布包裹，绞取汁，不拘时服用，每天 50 ~ 200ml，每日 3 ~ 4 次。适用于甲状腺癌脾胃气虚者。

（19）醋泡海带：海带 120g，米醋 1000g，香橼皮 9g。将海带、香橼皮放在米醋中浸泡 7 天后，即可食用海带、香橼皮。适用于甲状腺癌痰郁互结，瘿肿明显者。

（20）虾炒海参：海参发好，煨烂，用虾子炒。时常食用。适用于各类甲状腺癌及术后。

（21）炒蛏子：蛏子洗净，加入葱末、姜末等炒熟，时时食用。适用于各类甲状腺癌。

（22）鲍鱼汤：鲍鱼加水煮熟，饮汤食鲍鱼。适用于各类甲状腺癌。

（23）夏枯草汤：夏枯草50克，煎汤代茶时时饮用。适用于甲状腺癌肝火旺盛者。

（24）炒蚌肉：蚌肉切成小块，炒食。适用于各类甲状腺癌患者。

第六章 肺 癌

[概述]

原发性支气管肺癌简称肺癌，是生长于支气管黏膜和肺泡的恶性肿瘤。常有区域性淋巴结和血性转移。常见症状是咳嗽、痰血、胸闷、气急、发热。其中刺激性咳嗽、痰中带血是该病常见的早期症状。晚期出现乏力、消瘦、贫血、食欲不振、声音嘶哑及脑、肝、骨转移等引起的相应症状。肺癌是当今世界最常见的恶性肿瘤之一，居恶性肿瘤死因的第一位。本病的发生与吸烟、大气污染有密切关系。

肺癌属中医"肺积"范畴。中医认为，肺癌是由于正气内虚，邪毒外侵，痰浊内聚，气滞血瘀，阻结于肺，肺失肃降所致。

[诊断要点]

1. 近期发生的呛咳、顽固性干咳持续数周不愈，或反复咯血痰，或不明原因的顽固性胸痛、气急、发热，或伴消瘦、疲乏等

2. 年龄在 40 岁以上，有长期吸烟史的男性

3. 痰细胞学检查是是肺癌客观诊断的重要方法之一，阳性率在80%左右，多次检查阳性率可提高

4. 胸部 X 线摄片、CT 摄影、支气管碘油造影，有助于肺癌的早期诊断

5. 纤维支气管镜检查，确定病变性质，也是发现中央型早期肺癌的重要方法

6. 对临床上高度怀疑为肺癌的病例，经过上述检查未能确诊，可

做肺穿刺活检，或及时剖胸探查

[中医饮食养生原则和方法]

1. 饮食原则

（1）首先要严格戒烟，也要避免被动吸烟。

（2）多食富含维生素 A 和维生素 C 的食物，因为维生素 A 和维生素 C 对呼吸道黏膜有保护作用。吸烟者每天耗损相当数量的维生素 C，故更应补充之。肉、蛋、鸡、鸭类富含维生素 A，都宜食用。新鲜的蔬菜和水果富含维生素 C，故宜常吃。

（3）胡萝卜素是维生素 A 的前体物质，在体内可以转化为维生素 A，一些绿色、黄色或橙色蔬菜中，富含胡萝卜素。另外，胡萝卜素能保护细胞防止某些有害物质导致细胞畸变，在实验中还有可能使癌细胞逆转。所以，宜常吃蔬菜。

（4）肺癌患者有咳嗽、咯血等症状时，宜食有养阴润肺、止咳止血之功效的食物，诸如薏苡仁、杏仁、菱角、海蜇、蛤蜊、海参、银耳、莲藕、梨子、白果、丝瓜、芥菜、荞麦、无花果等。

（5）肺癌患者术后会出现胸闷、气短、乏力、盗汗等症状，饮食当以补气养血为主，如山药、藕、鸭蛋、瘦肉、大白菜、桂圆、松子、苹果等。

（6）肺癌患者经过放疗后易出现咽干口燥、咳嗽少痰等症状，饮食当以滋阴养血为主，可选用银鱼、蜂蜜、鸭肉、枸杞子、甜橙、菠菜等。

（7）肺癌患者经过化疗后，可出现食欲不振、恶心呕吐、全身乏力等症状，甚至出现骨髓抑制、白细胞减少等，可选用健脾补血的食物，如黑木耳、蛋类、奶类、排骨汤、脊骨汤、鱼汤等。

（8）忌吃食物：①忌食过于辛辣的食物，如朝天椒、花椒、胡椒等；忌食壮阳的食物如羊肉狗肉、麻雀等；②木炭、煤炭、煤气等烧烤的食物含有致癌物质苯并芘，要避免食用；③肺癌伴有咳嗽，应该忌食虾和蟹。

2. 中医辨证分型及治法

(1)气滞血瘀证。

临床表现：咳嗽不畅，胸闷气憋，胸痛有定处，如锥如刺，或痰血暗红，口唇紫暗，舌质暗或有瘀斑，苔薄，脉细弦或细涩。

治法：活血散瘀，行气化滞。

(2)痰湿蕴肺证。

临床表现：咳嗽，咯痰，气憋，痰质稠粘，痰白或黄白相间，胸闷胸痛，纳呆便溏，神疲乏力，舌质暗，苔白黄腻或黄厚腻，脉弦滑。

治法：行气祛痰，健脾燥湿。

(3)阴虚毒热证。

临床表现：咳嗽无痰或少痰，或痰中带血，甚则咯血不止，胸痛，心烦，寐差，低热盗汗，或热势壮盛，久稽不退，口渴，大便干结，舌质红，舌苔薄黄，脉细数或数大。

治法：养阴清热，解毒散结。

(4)气阴两虚证。

临床表现：咳嗽痰少，或痰稀而粘，咳声低弱，气短喘促，神疲乏力，面色白，形瘦恶风，自汗或盗汗，口干少饮，舌质红或淡，脉细弱。

治法：益气养阴。

3. 食疗选方

(1)虫草鸭子：鸭子1只，洗净，冬虫夏草15克，加水适量煮熟，吃鸭肉及虫草，喝汤。适用于肺癌患者，胃纳好者。

(2)胡萝卜青菜饭：胡萝卜100克，青菜或荠菜100克，切成末，拌和。用猪油适量炒饭，加入上述菜末拌和，适用于各类肺癌患者。

(3)胡萝卜：胡萝卜去皮，生食。每日1~2根。适用于各类肺癌患者。

(4)生梨饮：生梨1个，食用，每日3到4次。适用于肺癌痰多、咳嗽、口干、舌质红者。

（5）梨贝糖饮：生梨1个，川贝母3克，冰糖或白砂糖15克，加水煮，20分钟后食用，喝汤，食梨。适用于肺癌痰多、口干、舌红者。

（6）生萝卜汁：生萝卜适量，榨汁，每次20毫升，每日3次。适用于肺癌痰呈白色或泡沫状，舌不红者。

（7）生萝卜饮：青皮或红皮生萝卜，生吃，每次1/2~1个。适用于肺癌痰多、白色。

（8）萝贝糖饮：生萝卜挖去心，封入川贝母3克，冰糖或白砂糖15克，煮约30分钟，饮汁。适用于肺癌痰多色白者。

（9）生梨生萝卜饮：生梨1个，生萝卜1个，冰糖适量，同煮，饮汤。适用于肺癌痰多者。

（10）糖蜜萝卜：萝卜1000克，切成小块或小条，用白砂糖及蜂蜜腌制3天后食用。任意取食，适用于肺癌痰多、咽痒者。

（11）糯米藕糖饮：藕1000克，于其中孔处填糯米，煮至烂熟，饮汤，藕切片，蘸食白糖。适用于肺癌有痰血或有盗汗者。

（12）蚕豆花茶：蚕豆花，阴干，取适量泡茶饮用。适用于肺癌有痰血者。

（13）胖头鱼粉皮汤：胖头鱼1条，烧煮，与粉皮或与粉丝同煮。胖头鱼可化痰，粉皮、粉丝有清热解毒作用。适用于各类肺癌患者。

（14）雪里蕻冬笋：雪里蕻、冬笋各适量，雪里蕻炒冬笋，适用于各类肺癌患者，可常吃。雪里蕻化痰、开胃，且有补益作用，冬笋可化痰。

（15）毛笋烧：毛笋适量，煮食，适用于各类肺癌患者。毛笋可化痰，与猪肉同烧，兼有养阴作用，与鸡同烧兼具补阳作用。

（16）柿子饼：柿子饼蒸食，每次1~2个，每日1~2次。适用于肺癌干咳无痰者。

（17）蜂蜜饮：蜂蜜，任意食用。适用于肺癌干咳无痰或兼有大便干结者。

（18）冰糖饮：冰糖，任意含咽。适用于肺癌干咳咽痒或伴喉痛者。

亦适用于肺癌放射治疗期间。

（19）白木耳冰糖羹：白木耳适量，冰糖适量，加水炖。任意食用。适用于肺癌舌红口干有阴虚症状者。亦适用于肺癌放射治疗期间。

（20）甘蔗生姜汁：甘蔗榨汁，加入生姜汁数滴，饮用。适用于肺癌化疗期间有恶心呕吐者。

（21）黑白木耳烧：白木耳50克，黑木耳50克，泡软，炒食。适用于各类肺癌患者有体虚者。

（22）淡菜蒸：淡菜适量，蒸熟，拌以酱油、麻油。任意食用。适用于肺癌术后或放射治疗后体虚者。亦适用于有瘀血者。

（23）猪肺汤：猪肺250克，洗净，加入火腿少许，煮熟，饮汤食肺。适用于肺癌患者体虚者。

（24）黄芪猪肺汤：黄芪250克，煮汤，以此汤煮食猪肺（200克）。适用于肺癌体虚，表现为动则气喘者。

（25）薏苡仁粥：薏苡仁250克，煮粥，煮饭，或作甜羹，任意食用。适用于各类肺癌患者或肺癌体虚者。

（26）百合冰糖粥：百合100克，煮熟，加冰糖适量，食用，每日1次。适用于肺癌气阴两虚者。

（27）荠菜炒百合：荠菜200克，百合100克，荠菜斩成末，炒食百合。适用于肺癌虚证兼有瘀血者。

（28）山药蘸糖：山药煮熟，蘸糖食用。适用于肺癌以虚证为主者。

（29）山药白糖泥：山药煮熟制成泥，与白砂糖拌和。每日清晨用淡盐汤送食一匙。适用于各类肺癌患者。

（30）胡桃姜汁泥：胡桃制成泥，滴入姜汁适量，加入白砂糖拌和。每日早晚各食一匙。适用于各类肺癌患者。

（31）芝麻胡桃桂圆泥：芝麻胡桃共制成泥，加入桂圆肉共拌和。每日早晚各食一匙。适用于各类肺癌虚证。

（32）熟白果：白果炒熟，每日食用十个左右。适用于肺癌虚证，气促者。

（33）白果栗子粥：白果与栗子同煮，加入白糖适量。每日食用一小碗。适用于肺癌虚证，气短者。

（34）荠菜炒白果：荠菜末炒白果，任意食用。适用于肺癌虚证且有瘀血者。

（35）白果黑木耳羹：白果、发菜、黑木耳、香菇共制成羹汤，任意食用。适用于各种肺癌虚证。

（36）河鳗蒸：河鳗清蒸或红烧，任意食用。适用于肺癌虚证。

（37）海鳗蒸：海鳗蒸食。适用于肺癌虚证，咳嗽、盗汗者。

（38）蜂房粥：蜂房100克，煮水，以此水煮粥。时时食用。适用于肺癌未经手术治疗者。

（39）蛇舌草粥：望江南100克，白花蛇舌草100克，共煮液汁，以此药汁煮粥，食用。适用于肺癌未曾治疗者。

（40）生大蒜泥：生大蒜切片或制成泥，与菜肴一起任意食用。适用于肺癌未曾治疗者，或肺癌伴有肺部炎症者。

（41）蒲黄灵脂粥：生蒲黄150克，五灵脂50克，共煎药液，以此液煮粥。适用于肺癌有明显胸痛或兼有咯血者。

（42）人参核桃饮：人参3克，核桃肉10克，水煎代茶饮。适用于肺癌虚证。

（43）鲤鱼粥：鲤鱼煮粥食用。适用于肺癌虚证咳嗽患者。

（44）桃杏乌骨鸡：乌骨鸡1只，白果9克，杏仁9克，核桃肉9克，共蒸熟食用。可补肺化痰止咳。适用于肺癌痰多色白者。

（45）莱菔子粥：莱菔子10克，加水煎汤去渣留汁，加粳米50克煮粥食用。适用于肺癌痰多消化不良者。

（46）麻仁苏子粥：火麻仁50克，紫苏子50克，粳米250克。先将火麻仁和紫苏子加水煎煮取汁，以此药汁煮粥食用。适用于肺癌咳喘便秘者。

（47）南瓜海参粥：南瓜、海参适量，切碎煮粥食用。适用于肺癌胸痛患者。

（48）桃仁粥：桃仁 15 克，梗米 50 克，红糖适量，煮粥食用。适用于肺癌胸痛者。

（49）肉丝炒洋葱：肉丝洋葱适量同炒，加调料食用。适用于肺癌胸痛患者。

（50）白芨猪肺汤：猪肺 1 具，洗净，白芨 30 克，放入猪肺中加料酒煮透，食肺饮汤。适用于肺癌咯血者。

（51）糖煮乌龟肉：乌龟肉 250 克，用白砂糖水拌和后，煮食。适用于肺癌咯血者。

（52）海参莲藕汤：海参 15 克，莲子 15 克，藕节 15 克，冰糖适量，煮服食。适用于肺癌咯血者。

（53）海螵蛸粥：海螵蛸 15 克，猪肉 200～300 克，同煮，吃肉喝汤。适用于肺癌咯血者。

（54）白芨粥：白芨 15 克，糯米 100 克，大枣 10 克，蜂蜜 25 克。先将糯米、大枣、蜂蜜放入锅内，加水 800 毫升左右，煮至粥将成时，加入白芨粉调匀，改用文火稍煮片刻，待粥汤稠粘时即可。每日 2 次，温热服食，10 天为 1 疗程。适用于肺癌咯血者。

（55）薏米煮猪肺：薏苡仁研细末，煮猪肺，蘸食之。适用于肺癌咯血者。

（56）鸭跖草米仁饮：鸭跖草 60 克，薏苡仁 30 克，煎汤代茶饮。适用于肺癌发热者。

（57）鸭血汤：鸭血煮汤服，兼可补血解毒，治吐血发热。适用于肺癌发热咯血者。

（58）豆豉生地黄粥：生地黄汁 30 克，豆豉 15 克，煮粥食用。适用于肺癌阴虚发热者。

（59）生地粥：生地黄 25 克，米 75 克。先将生地煎煮 2 次，每次 30 分钟，取汁，将药汁浓缩至 100 毫升待用。再将米洗净，煮成白粥后，趁热掺入生地汁搅匀即成。食用时可加少许白糖调味。适用于肺癌阴虚咳嗽、干咳无痰、盗汗以及咯血等患者。

（60）玉竹粥：鲜玉竹 50 克(干品 15 克)，梗米 50 克。先将玉竹加水煎煮取汁，去渣留汁，加入梗米及水煮粥。每日 2 次，温热服食，5~7 天为 1 个疗程。适用于肺癌阴虚干咳无痰、口干、低热者。

（61）鱼腥草薏米粥：鱼腥草 30 克，全瓜蒌 15 克，冬瓜子 15 克，薏苡仁 30 克，白糖适量。先将全瓜蒌、冬瓜子煎汤，去渣后加鱼腥草、薏苡仁煮粥，食用时用白糖调味即可。每天 1 剂，可常食。适用于肺癌痰热阻肺证患者。

（62）虫草乌骨鸡：乌骨鸡 1 只，冬虫夏草 10 克，炖熟，吃乌骨鸡肉鸡虫草，喝汤。适用于肺癌虚证患者。

（63）河车肉：动物河车(即胎盘，人、狗、猫、牛、羊胎盘均可用)斩碎加酒及猪瘦肉同煮，随量取食。适用于肺癌虚证患者。

（64）参麦团鱼：活团鱼(鳖)1 只(约 500~1000 克)，猪瘦肉 100 克，生猪板油 25 克，人参 5 克，浮小麦 200 克，茯苓 10 克，葱节 20 克，生姜片 10 克，盐 3 克，黄酒 15 克，味精 5 克，鸡蛋 1 只。将活团鱼斩去头颈，沥净血水，加清水武火烧沸后，改文火烧约 30 分钟后捞出，然后洗净切成约 2 厘米见方的块，摆入碗内。将瘦肉切成小片，猪油切成丁。浮小麦、茯苓放入纱布袋内，扎紧入口。人参研成细粉末。将瘦肉片、板油丁、葱、姜、盐、黄酒、纱布袋放入盛团鱼的碗内，最后，撒上人参粉，并加适量清汤。然后，用湿棉纸封住盛团鱼的碗口，上笼蒸约 2~3 小时，至团鱼粑烂。团鱼出笼后，拣去葱姜，把团鱼扣入另一碗内。原汤倒入锅内，加少许盐，黄酒及味精，烧沸后撇去浮沫，再将打散的鸡蛋倒入汤内，边倒边搅匀，略煮后，起锅浇在团鱼上面即成。吃团鱼肉喝汤。适用于肺癌气阴两虚患者。

（65）虫草鹌鹑：冬虫夏草 8 克，鹌鹑 8 只，葱白 10 克，食盐 1.5 克，鸡汤 300 克。将虫草用温水洗净，鹌鹑宰杀后，去毛去内脏，剁去头和爪，将虫草分别放入鹌鹑腹内，再将鹌鹑放入碗内，加入葱、姜、盐和鸡汤。上笼蒸约 40 分钟。吃鹌鹑肉和虫草，喝汤。适用于肺癌体虚，咳喘短气，劳嗽咯血等证。

（66）补肺团鱼：团鱼（鳖）1只，柴胡、前胡、川贝母、知母、杏仁各10克，加水同煮至鳖肉熟烂，食肉喝汤。适用于肺癌虚证痰多者。

（67）胡萝卜煮牛肉：胡萝卜、牛肉各200克，加适量盐和植物油，同煮食用。能补肺益气，适用于肺癌虚证患者。

（68）复方三参饮：北沙参30克，麦冬15克，党参15克，太子参10克，生地15克，蜂房9克，草河车15克，白芨15克，红糖适量。诸药煎汤，用红糖调服。每天1剂，15剂为1疗程。适用于肺癌气阴两虚患者。

（69）核桃枝梢炖鸡蛋：核桃枝梢120克，鸡蛋4个，百合30克，雪耳15克，大枣10枚，山药20克，红糖适量。将核桃枝梢、鸡蛋共炖1小时，鸡蛋剥壳后与其他数味煮熟，用红糖调食。每天1剂，常食。适用于肺癌气阴两虚者。

第七章　乳腺癌

[概述]

女性乳腺是由皮肤、纤维组织、乳腺腺体和脂肪组成的，乳腺癌是发生在乳腺腺上皮组织的恶性肿瘤。乳腺癌中 99% 发生在女性，男性仅占 1%。

乳腺并不是维持人体生命活动的重要器官，原位乳腺癌并不致命；但由于乳腺癌细胞丧失了正常细胞的特性，细胞之间连接松散，容易脱落。癌细胞一旦脱落，游离的癌细胞可以随血液或淋巴液播散全身，形成转移，危及生命。目前乳腺癌已成为威胁女性身心健康的常见肿瘤。

全球乳腺癌发病率自 20 世纪 70 年代末开始一直呈上升趋势。美国 8 名妇女中就会有 1 人患乳腺癌。中国不是乳腺癌的高发国家，但不容乐观，近年我国乳腺癌发病率的增长速度却高出高发国家 1~2 个百分点。据国家癌症中心和卫生部疾病预防控制局 2012 年公布的 2009 年乳腺癌发病数据显示：全国肿瘤登记地区乳腺癌发病率位居女性恶性肿瘤的第 1 位，女性乳腺癌发病率(粗率)全国合计为 42.55/10 万，城市为 51.91/10 万，农村为 23.12/10 万。乳腺癌已成为当前社会的重大公共卫生问题。自 20 世纪 90 年代全球乳腺癌死亡率呈现出下降趋势；究其原因，一是乳腺癌筛查工作的开展，使早期病例的比例增加；二是乳腺癌综合治疗的开展，提高了疗效。乳腺癌已成为疗效最佳的实体肿瘤之一。

乳腺癌属于中医"乳岩"、"乳石痈"、"妒乳(妒乳)"等范畴。是由于情志不舒，肝气郁结或冲任失调，气血不畅，以致气滞血瘀，痰热瘀毒内结乳中而成。

［诊断要点］

1. 患者发现乳房肿块，早期无疼痛容易被忽视，晚期疼痛较剧

2. 进行体检，检查双侧乳腺，乳腺可触及包块，质地较硬，边界不清，形状不规则

3. 理化检查

（1）乳腺 X 线摄影：是近年来国际上推荐的乳腺癌筛查中的主要方法，可以发现临床查体摸不到肿块的乳腺癌，通常用于 40 岁以上的妇女，此年龄段妇女乳腺对射线不敏感，受到的放射损伤有限，且乳腺密度相对较低，乳腺 X 线片容易发现异常征象。

（2）乳腺彩超：对人体没有损伤，对年轻女性、致密型乳腺均较理想。

（3）磁共振（MBI）检查：可以发现多灶、多中心的小病灶，也不失为一种早期诊断的影像学检查方法。

（4）最后确诊还将依据细胞病理学和组织病理学诊断，在临床检查发现异常的基础上进行活检，可用穿刺的方法，也可用外科手术的方法，一旦发现癌细胞应立即治疗。

（5）若患者有乳头溢液，还可开展一些针对乳头溢液的检查方法，如乳管镜、乳腺导管造影、溢液细胞学涂片等。

［中医饮食养身原则和方法］

1. 饮食原则

（1）建立良好的生活方式，调整好生活节奏；坚持体育锻炼，积极参加社交活动，避免和减少精神、心理紧张因素，保持心态平和。

（2）养成良好的饮食习惯。婴幼儿时期注意营养均衡，提倡母乳喂养；儿童发育期减少摄入过量的高蛋白和低纤维饮食；青春期不要大量摄入脂肪和动物蛋白，加强身体锻炼；绝经后控制总热量的摄入，避免肥胖。平时养成不过量摄入肉类、煎蛋、黄油、奶酪、甜食等饮食习

惯，少食腌、熏、炸、烤食品，宜食用新鲜蔬菜、水果、维生素、胡萝卜素、橄榄油、鱼、豆类制品等。

（3）积极治疗乳腺疾病；不乱用外源性雌激素。

（4）不宜抽烟及饮酒。

2. 中医辨证分型及治法

（1）肝郁肾虚证。

临床表现：乳房有结块，腰膝酸痛，疲倦乏力，或浮肿/纳少，脘胀，便溏，尿频或夜尿多，或重听耳鸣，舌质淡红，脉细。

治法：舒肝解郁，补肾健脾。

（2）脾肾阳虚证。

临床表现：乳房结块，面色苍白，畏寒肢冷，喜暖，少气乏力，腹胀便溏，下肢浮肿，舌苔淡白，脉沉迟细。

治法：温补脾肾，扶正祛邪。

（3）肝肾阴虚证。

临床表现：乳房肿块，眩晕耳鸣，两目干涩，颧红咽干，五心烦热，腰膝酸软，潮热盗汗，形体消瘦，月经不调，舌红少苔，脉弦细数。

治法：补肝益肾，调理冲任。

（4）气阴两虚证。

临床表现：乳房肿块，头晕目眩，面色白，神疲乏力，潮热盗汗，心悸失眠，腰膝酸软，肢节疼痛，烦躁易怒，头痛，情志异常，记忆力减退，舌红少津，脉沉细数。

治法：益气养阴，健脾养胃，养血和营。

（5）热毒炽盛证（癌毒炽盛，邪浊蕴结证）。

临床表现：可触及乳房、腋下有坚硬肿块，皮下结节累累，甚则破溃，溃后愈坚，渗流血水，不痛或剧痛，性情急躁易怒，胁肋攻窜刺痛，舌暗红，苔薄黄，脉弦滑数。

治法：清热解毒，通络散结。

3. 食疗选方

（1）海马火腿童子鸡：海马 25g，童子鸡 1 只，火腿 10g，黄酒、味精、盐、葱、姜、清汤、水、生粉各适量。小鸡宰好洗净，装入搪瓷盆内，海马、虾仁、火腿片分别放在鸡肉上，加葱段、姜片、盐、味精，黄酒、清汤适量。将盛有上述物的搪瓷盆上笼用旺火蒸烂。将鸡取出盛盘中，用鸡汁、盐、黄酒、味精下锅，加水生粉勾芡收汁，浇鸡上即成。佐餐佳肴，随意食用。适用乳腺癌阳虚患者。

（2）海参烩蟹黄：水发刺海参 750g，蟹黄肉 250g，香菜 50g，猪油、鸡汤、料酒、盐、胡椒粉、味精、葱、姜、鸡油、水淀粉各取适量。刺海参清洗干净，切成 6cm 见方的丁，香菜取叶洗净，葱姜洗净切碎。将海参丁用开水氽透捞出沥干。锅烧热，下猪油入蟹肉，葱姜煸炒，用料酒烹一下，然后下入鸡汤，加海参丁，盐、味精、胡椒粉，用水淀粉勾芡淋鸡油，盛入碗中，撒一小撮香菜叶即成。适用于乳腺癌体虚者。

（3）人参茯苓香贝养荣膏：人参、茯苓、香附、贝母、陈皮、熟地黄、川芎、当归、白芍各 100g，白术 120g，桔梗、甘草各 60g，生姜 30g，大枣 20 枚，白蜜适量。前 14 味均洗净，装入纱布袋内，加水浸泡，放入大锅内，用大火烧开，转中火熬煎。每 30 分钟取煎药汁一次，加水再煎。共取煎汁 3 次，合并煎药汁加热煎熬浓缩至稠，加白蜜 1 倍，加热至沸停火。每次空腹服 2 汤匙，适用于乳癌气血两亏者。

（4）红橘羹：山楂糕 250g，红花 2g，柑橘 100g，白糖 75g，细淀粉 100g。将山楂糕切成条块，放锅中，加水 500g，煮 15 分钟后放入红花、白糖、切成丁的橘子，水开后勾芡即可。用于乳腺癌气滞血瘀、疼痛者。

（5）灵芝煲乌龟：乌龟 1 只，灵芝 30g，大枣 10 枚，调料适量。先将乌龟放入锅内，用清水煮沸，捞起。去甲壳及内脏，切块略炒，然后与大枣（去核）、灵芝用瓦锅煲汤，加调料煮入味。适用于乳腺癌气血亏虚者。

(6)橘皮粥：青橘皮、青橘叶、橘核各20g，薏米50g，粳米100g。先将青橘皮、青橘叶、橘核放入锅内，加清水适量煎煮成汁，去橘皮、叶、核。下入粳米、薏米用旺火煮沸，转用文火熬煮至八成熟时，放入红糖搅翻匀，再煮至米烂熟成粥。吃粥时佐以糖醋大蒜头，每日1~2餐。功效：行气、散结、消积，用于乳腺癌早期肝郁气滞患者。

(7)蜈蚣山甲海马散：蜈蚣6只，海马1只，炮山甲45g。将上药烘干，共研细末，制散剂，每次3g，每日3次，用黄酒冲服，连续服用15~20剂为一疗程。功用活血化瘀，消肿通络，攻毒止痛。用于乳癌硬结、溃烂翻花或淋巴转移之瘀毒内阻型中、晚期患者。

(8)灵芝黄芪瘦肉汤：灵芝、黄芪各15g，黄精15g，鸡血藤15g，猪瘦肉100g。共煮汤，盐、油、味精调味，每日1剂。功效：益气健脾，养血、提高机体免疫力。适用于头晕、乏力、纳差、体虚之乳癌患者或术后、放化疗后体虚或白细胞低下者。

(9)参芪猴头鸡汤：党参15g，黄芪30g，猴头菌100g，大枣10枚，母鸡肉250g，清汤适量。猴头菇泡发切块，共放蒸钵内，加料酒、姜、葱，以湿棉纸封口，炖熟食用。能补气养血，行气止痛。适用于乳癌手术后或化疗后神疲、气短、心悸等气血亏虚患者。

(10)银杏莲子藕粉羹：银杏20g，莲子30g，藕粉50g。将银杏敲扁去外壳，莲子去芯浸泡半小时，加水共煮约40分钟，至莲子酥烂后加入适量冰糖。藕粉加冷水搅成匀浆，倒进汤锅内，煮开成羹。本品具有补气养阴，活血化瘀功效，常服有扶正抗复发作用。

(11)金龟虫草汤：金钱龟1只(约250~500g)，虫草15g，沙参30g，灵芝15g，蜜枣6枚。金钱龟去内脏，连龟甲斩为块，用文火炖约1小时，调味分早、晚2次食用，每日1剂。功效：补益肺肾、养阴润燥，止咳化痰。用于乳腺癌放疗后放射性肺炎、皮炎等。

(12)海蜇荸荠羹：海蜇200克切丝，荸荠200克切片，共煮羹，经常食用。适用于各类乳腺癌患者。

(13)炒花菜：花菜炒食，任意食用。适用于各类乳腺癌患者。

（14）土茯苓粥：土茯苓 50 克，煮水，以此水煮粥食用。适用于乳腺癌术后进行放射治疗者。也适用于乳腺癌表皮红肿或有布散皮下小结节者。

（15）陈皮饮：陈皮 10 克泡水代茶饮。适用于乳腺癌化疗时有恶心者。

（16）海参粥：海参 30 克，泡发切丁，煮粥食用。经常食用。适用于乳腺癌术后体质虚弱者。

（17）龙眼汤：新鲜龙眼或干龙眼 50 克，煎汤服食。适用于乳腺癌晚期心悸、气短、乏力者。

（18）丝瓜络饮：丝瓜络 50 克，煎水，代茶饮。经常饮用。适用于乳腺癌胸胁痛、口干者。

（19）丝瓜络橘核粥：丝瓜络 100 克，橘核 30 克，共煎水。以此水煮粥，经常食用。适用于各类乳腺癌患者。

（20）绿豆汤：绿豆煮汤，时时食用。适用于乳腺癌癌肿周围红肿者。

第八章　妇科肿瘤

常见的妇科肿瘤有卵巢肿瘤、子宫肿瘤、外阴肿瘤和阴道肿瘤。以子宫及卵巢肿瘤多见，外阴及输卵管肿瘤少见。

患有妇科肿瘤，通常会有如下表现：

（1）阴道出血　要与正常月经区别，阴道出血常表现为月经量增多，月经期延长，不规则的出血，或排出血水，血的颜色发生改变。

（2）白带的改变　正常白带应该是白色糊状或蛋清样，清亮、无味、量少。当白带量增多，颜色发生改变，如脓样、血样及水样、有异味，应及时到医院进行检查。

（3）下腹部出现肿块　通过盆腔检查，可以触及增大的子宫及肿块。肿块过大可以在腹部触摸到。可能有囊性感，也可有实性感，软硬程度不同。

（4）下腹痛　多为妇科疾病引起，肿瘤可以引起下腹痛，如肿瘤蒂扭转、破裂、发生炎症、出血，出现腹水等，均可出现不同程度的下腹痛、增大的肿瘤可以压迫肛门，有坠胀感。

（5）大小便改变　肿瘤压迫或侵袭可引起闭尿、尿频、血便甚至尿瘘或粪瘘。

以上这些都是妇科肿瘤常见的症状，无论出现哪些症状，或轻、或重，都要及时到医院检查，通过盆腔检查及各种不同的辅助检查基本可以判断。

第一节　卵巢癌

［概述］

卵巢癌是指发生于卵巢组织上皮细胞及生殖细胞为主的恶性肿瘤。主要症状为下腹部肿块、腹痛腹胀、月经紊乱等。卵巢癌是妇科三大恶性肿瘤之一，致死率占各类妇科肿瘤首位，根据卵巢癌的病理生理过程，发病初期少有症状，早期诊断困难，病人就诊时70%已属于晚期，治疗效果欠佳，严重威胁女性生命健康。卵巢癌病因不明，流行病学提示与晚婚晚育（>35岁），不育相关；与遗传，如直系亲属有卵巢癌和乳腺癌者患此病风险大；以及与年龄、环境、饮食、精神因素及服用外源性非避孕性雌激素等都有关。卵巢恶性肿瘤可发生与任何年龄，但大多数发生于卵巢由旺盛转衰退时期，其中以上皮癌最多见，多发于绝经期和绝经后期女性，其次是恶性生殖细胞肿瘤，多发于青少年，随年龄增长而上升；性索间质肿瘤属低度恶性，可发生于任何年龄。

在中医学中卵巢癌属于"石瘕"、"瘕"、"积聚"、"肠覃"范畴。早在《内经》的《灵枢·水胀篇》就有对肠覃症侯的描述。"寒气客于肠外，与卫气相搏，气不得营，因有所系，癖而内生，恶气乃起，息肉乃生。其始生也，大如鸡卵，稍以益大，至其成，如怀子之状，久者离岁，按之则坚，推之则移，月事以时下，此其候也"。这是对卵巢肿瘤的最早描写，但未论及其恶性情况。内经《素问·骨空论》中有："任脉为病……女子带下瘕聚"的论述，此为瘕聚的最早记载，阐明了本病乃奇经任脉为病。隋代巢元方在《诸病源候论》一书中论述"症积"时指出："若积引岁月，人皆柴瘦，腹转大，遂致死"（卵巢癌合并腹水的表现）。这些描述与现代医学中卵巢肿瘤有不少相似之。中医认为本病多由于肝脾不和、冲任失调、气血凝滞于胞宫，或脾肾两虚、冲任不和、痰湿蕴结于胞宫，气滞不行，痰血内蕴，而互结为肿瘤。

［诊断要点］

1. 卵巢癌早期无明显症状，常因子宫附件有肿块来院就诊，可伴不明原因的消化系统症状，如食欲下降、腹胀、消瘦等，随着病情进展症状逐渐加重，主要表现在下腹，可出现腹部肿胀、肿块、疼痛、恶病质、不规则性子宫出血及腹股沟触及淋巴结等

2. 早期诊断需详细询问病史、家族史及认真进行体格检查和妇科检查。如遇可疑病例需行肿瘤标志物检查，如 CA125 及组织多肽抗原（TPA），其对诊断卵巢癌敏感性高，但特异性较差，仍需结合影像学检查，如妇科超声及增强 CT、核磁共振，PET-CT 等以提高诊断可靠性

3. 虽然诊断技术日新月异，但阴道后穹窿吸液涂片检查，子宫直肠陷凹穿刺液检查及腹腔积液细胞学检查仍是简便、易行、快速的基本检查。对可疑病例，腹腔镜检查及组织学检查可以立即明确诊断

［中医饮食养生原则和方法］

1. 饮食原则

（1）首先要忌食各类过夜的、不新鲜的、可能霉变了的食物。尽量食用新鲜食物。同时也要尽量避免食用各种腊制、熏制、烤制、腌制食物。

（2）热量和蛋白质食品供给应充足。可以多吃一些牛奶、鸡蛋、瘦猪肉、牛肉、兔肉、鱼肉、禽肉、豆制品等；如患者厌油食品腻荤腥，可选吃奶酪、鸡蛋饼、咸鸭蛋等。平时还应多吃蜂蜜(蜂蜜食品)，以及米、面等谷类食品。

（3）多吃新鲜水果蔬菜。如油菜、菠菜、小白菜、番茄、洋葱、山楂、鲜枣、猕猴桃、芦笋、海带等。如恶心严重，可以进食菜汁，也可以吃些清爽的凉拌菜和水果。

（4）术后应注意多服养身调经，滋补肝肾之品，如石榴、罗汉果、桂圆、桑葚、黑芝麻、黑木耳、绿豆、胎盘、鲫鱼等。

2. 中医辨证分型及治法

（1）气血瘀滞证。

临床表现：腹部坚硬、固定肿块，小腹疼痛，坠胀不适，面色晦

黯，形体消瘦，肌肤甲错，神疲乏力，胃纳减少，大小便不利，舌质黯紫有瘀斑，脉细或弦。

治法：活血化瘀，理气止痛，兼扶正固本。

（2）湿热瘀毒证。

临床表现：腹部肿块，腹胀，纳差不欲饮，大小便不畅，或伴有不规则阴道流血，舌质黯红或绛紫，舌苔黄腻，脉滑或数。

治法：清热利湿，解毒散结。

（3）气阴两虚证。

临床表现：腹中积块日久，日渐消瘦，神疲乏力，面色苍白，时有低热或腹大如鼓，不思饮食，舌红少苔，脉细或弱。

治法：滋补肝肾，软坚消癥。

（4）痰湿凝聚证。

临床表现：腹部肿块，腹水明显，胃脘胀痛，身倦无力，纳呆，舌淡苔白腻，脉滑。

治法：健脾利湿，化瘀软坚。

3. 食疗选方

（1）乌贼白果：乌贼肉 60 克，白果 10 枚，调料适量。两味洗净，入锅中，加水适量，煮至肉烂，加调料即成。每日 1 次，连汤服用。适用于卵巢癌月经量多者。

（2）铁树叶红枣汤：铁树叶 200 克，红枣 10 枚。两味洗净入锅中，加水适量，煎煮取汁。每日 1 剂，分 3 次服，30 日为一疗程。适用于卵巢癌气血亏虚湿热兼瘀者。

（3）益母草煮鸡蛋：益母草 50 克，鸡蛋 2 枚。益母草洗净切段，与鸡蛋加水同煮，鸡蛋熟后去壳取蛋再煮片刻即成。每日 1 剂，吃蛋饮汤。适用于卵巢癌气血亏虚兼瘀者。

（4）陈香牛肉：陈皮 30 克，香附子 15 克，牛肉 500 克，葱、姜、盐适量。将陈皮与香附子加水 2000 克煎半小时去渣，放入牛肉加葱、姜、盐等调料，文火炖至酥烂。凉透切片食之。舒肝理气，健脾益气，方中陈皮有理气健脾之功。适用于卵巢癌气血亏虚兼气滞者。

（5）胖大海蜜滋：胖大海1个，大枣3~5枚，核桃仁10个，蜂蜜适量。胖大海加水浸泡发起后去核，大枣去核，然后与核桃仁一起浸入蜜中，调匀，用杵捣烂，制成蜜滋。每天早晨空腹喝一汤勺，连服2~3个月为一疗程。清咽解毒，润肺化痰。适用于卵巢癌痰湿夹瘀者。

（6）参芪健脾汤：高丽参10克，黄芪10克，党参18克，山药18克，枸杞子15克，当归10克，陈皮5克，桂圆肉14克，猪排骨300克或整光鸡1只，清水适量。高丽参，黄芪等中药洗净后放入布袋中扎口，和排骨或鸡一起加水煮，先大火后小火，煮2~3小时捞出布袋，加入盐、胡椒等调味品即可。每次1小碗，每天1次。适用于卵巢癌气血亏虚者。

（7）商陆粥：商陆10g，粳米100g，大枣5枚，清水适量。先将商陆用水煎汁，去渣，然后加入粳米，大枣煮粥，空腹食之，微利为度，不可过量。适用于卵巢癌痰湿凝聚者。

（8）黄芪枸杞粥：黄芪30克，枸杞子15克，共煮汤，以汤煮粥。经常食用。适用于卵巢癌术后气血虚弱或未经手术而气血亏虚者。

（9）蒸乌龟：乌龟1只（约500克），去内脏洗净，切块，加入香菇、火腿片等，共蒸熟食用，每月食2~4次。适用于卵巢癌阴虚内热口干、烦热、盗汗、舌红者。

（10）清炖甲鱼：甲鱼1只（约500克），去内脏，洗净，切块，加入香菇、火腿片、枸杞子、莲子等适量，共清炖，至熟，分次食用。每月2到4次。适用于卵巢癌术后化疗后阴虚口干、舌红者。

（11）鳝鱼烧肉：鳝鱼200克，切段，猪肉五花肉200克，切片，放入大蒜数枚共红烧，食用。适用于卵巢癌气血亏虚身体虚弱者。

（12）乌鸡炖蛇：乌骨鸡1只（750克左右），去内脏洗净，切块，蛇（各种蛇均可）250克切段，共炖至乌骨鸡及蛇熟烂，食肉喝汤。经常食用。适用于卵巢癌治疗后气血亏虚身体虚弱者。

（13）太子参女贞粥：太子参50克，女贞子20克，共煮汤，以此汤煮粥食用。适用于卵巢癌术后气血亏虚伴有胃纳不佳者。

（14）海带烧肉：海带 250 克，猪肉五花肉 250，共烧，经常食用。适用于炒癌有腹部包块者。

（15）炒芋艿：芋艿 500 克剁成泥，加葱末拌和，加油煸炒。经常食用。适用于卵巢癌腹部有肿块者。

（16）紫菜虾皮汤：紫菜 50 克，虾皮 50 克煮汤，经常食用。适用于卵巢癌有腹块者。

（17）煨羊肉：羊肉 300 克，洗净切块，加入小茴香、五香粉，煨至肉烂，食肉喝汤。经常食用。适用于卵巢癌术后阳虚者。

（18）四季豆炒肉：四季豆 250 克，切段，猪瘦肉 250 克，切片，共炒，经常食用。适用于卵巢癌月经过多而贫血者。

（19）荠菜花茶：荠菜花 20~30 克开水泡代茶饮。经常饮用。适用于卵巢癌月经过多者。

（20）炒荠菜：荠菜 300 克切碎炒食，经常食用。适用于卵巢癌贫血者。

（21）荠菜栗子炒白果：荠菜 200 克，切成末，栗子 20 克，白果 10 个，共炒食用。经常食用。适用于卵巢癌月经过多、身体虚弱兼有贫血者。

第二节　子宫颈癌

[概述]

　　子宫颈癌也称宫颈癌，指发生在子宫阴道部及宫颈管的恶性肿瘤，是女性常见恶性肿瘤之一，发病率位于女性肿瘤的第二位。主要症状为阴道出血和白带增多。发病原因目前尚不清楚，早婚、早育、多产及性生活紊乱的妇女有较高的患病率。通过性交感染某些病毒如：单纯疱疹病毒(herpes simplex virus，HSV)、人类乳头状瘤病毒(human papilloma virus，HPV)、人类巨细胞病毒(human cytomegalovirus，HCMV)。HSV-

2 是最早被认为在宫颈癌病因中起重要作用的一种病毒，通过血清学检查发现，宫颈癌患者中 HSV2 抗体阳性率高达 80%以上。另有研究显示凡配偶有阴茎癌、前列腺癌或其前妻曾患有宫颈癌者均为高危男子。与高危男子有性接触的妇女易患宫颈癌。宫颈癌是一种可预防、可治愈的疾病。从一般的宫颈癌前病变发展为宫颈癌大约需要 10 年时间。防治的关键在于：定期进行妇科检查，及时发现和治疗宫颈癌前病变，终止其向宫颈癌的发展。如能落实防治措施，如宫颈癌疫苗，定期妇科筛查等，宫颈癌的治愈率很高。

本病在中医多属于"崩漏"、"五色带"等范畴。中医学认为子宫颈癌的发病由脾湿、肝郁、肾虚，脏腑功能亏损，致冲任失调，督带失约而成。《内经》中提到："任脉为病，女子带下瘕聚"；"盖冲任失调，督脉失司，带脉不固，因而带下"。因肝郁气滞，或脾虚湿盛，或肾虚不固，皆可导致本病的发生。因冲任之脉系於肝肾，冲为血海，故临证时，应明辨虚实，分清脏腑，或疏肝理气，或健脾祛湿，或补肾固涩，与肝、脾、肾三脏密切相关。

[诊断要点]

1. 宫颈癌早期没有任何症状，随着病情进展，患者可出现异常阴道流血，通常为接触性出血，多数病人以性交后、妇科检查及便后出血为首发症状，早期出血量少，晚期病灶较大，表现为大量出血，一旦侵蚀较大血管可能引起致命性大出血。此外，患者常诉阴道排液增多，白色或血性，稀薄如水样或米汤样，有腥臭味。晚期因癌组织破溃，组织坏死，继发感染等，有大量脓性或米汤样恶臭白带排出。此外，晚期患者可出现消瘦、贫血、发热及全身衰竭等恶液质表现

2. 根据病史和临床表现，尤其有接触性出血者，需做详细的全身检查及妇科三合诊检查，并采用宫颈刮片细胞学检查，作为常规检查

3. 还可行碘试验、氮激光肿瘤固有荧光诊断法、阴道镜检查、宫颈和宫颈管活组织检查、宫颈锥切术等检查

4. 确诊宫颈癌后，应根据具体情况，做胸腹部 CT、核磁共振、膀

胱镜、直肠镜检查，有条件可行 PTE-CT 等，以明确其临床分期

[中医饮食养生原则和方法]

1. 饮食原则

（1）子宫颈癌与局部清洁有关，加强卫生处理是一个重要环节。饮食方面以加强营养为主，如蛋白质等，同时应补充新鲜蔬菜、水果及维生素 C 之类，少食脂肪类食品为要。

（2）根据具体症状来安排饮食。如有阴道出血，可以吃一些补血、止血、抗癌的食品，如红枣、薏米、山楂、黑木耳、乌梅等。若出现白带多如水样时，饮食宜滋补，可以适当服用甲鱼、鸽蛋、鸡肉等食物。

（3）手术后，应多食补气养血的食物，如山药、黄芪、桂圆、桑葚、枸杞、当归、甲鱼、芝麻、驴皮胶等，以达到补益作用。

（4）接受放疗时，饮食以养血滋阴为主，可食用牛肉、猪肝、阿胶、木耳、菠菜、芹菜等；若因放疗而出现放射性膀胱炎和直肠炎时，要注意清热利湿，滋阴解毒，可以多吃西瓜、薏米、赤小豆、荸荠、莲藕等。

（5）接受化疗时，饮食以健脾补肾为主，可食用山药、薏米、黄芪、百合、木耳、莲藕等。若患者出现消化道反应，如恶心、呕吐、食欲不振，饮食应健脾和胃，可服用甘蔗汁、姜汁、乌梅、金橘等。

（6）宫颈癌晚期，患者应选高蛋白、高热量的食品，如牛奶、鸡蛋、牛肉、甲鱼、猪肝、鱼油等。

2. 中医辨证分型及治法

（1）湿热瘀毒证。

临床表现：白带量多，或黄白相间，或如米泔水，或如脓性，秽臭难闻，下腹痛，脘闷纳差，身重体倦，尿黄便干，舌质黯红，苔黄腻或白腻，脉弦或滑数。妇科查看可见宫颈部分菜花样坏死溃疡，继发感染。

治法：清热利湿，解毒化瘀。

（2）肝肾阴虚证。

临床表现：白带量多，头晕目眩，时有阴道流血，耳鸣，腰酸，心

烦易怒，失眠多梦，手足心热，咽干舌燥便秘，舌红少苔或光剥，或有裂纹，脉弦细。

治法：滋补肝肾，兼清热解毒。

（3）肝郁气滞证。

临床表现：白带量多，阴道流血夹有瘀块，胸胁胀满，心情抑郁或心烦易怒，少腹胀满，口苦咽干，舌质黯红，苔薄白或微黄，脉弦。

治法：疏肝理气，解毒散结。

（4）脾肾阳虚证。

临床表现：神疲乏力，腰膝冷痛，带下量多，质淡薄，或有阴道流血，量多，小腹坠胀，纳差，便溏或先干后溏，舌体胖，边有齿印，苔薄白，脉沉细无力。

治法：温肾健脾，补中益气，佐以清热解毒。

3. 食疗选方

（1）鱼鳞胶：鲫鱼或鲤鱼鳞甲适当，米酒适当，将鱼鳞甲用文火熬成鱼鳞胶。每次30克，用温米酒兑入水冲服。每天一剂，连服15～20剂。适用于宫颈癌肝肾阴虚夹瘀者。

（2）苡米菱角粥：薏苡仁30克，菱角60克，加水煮粥内服。适用于宫颈癌湿热瘀毒兼脾虚者。

（3）山豆根粉：山豆根粉3～6克，黄柏6克，黄芩6克，牡蛎30克，甘草3克，白糖适当。将黄柏、黄芩、牡蛎、甘草煎汤去渣，冲山豆根粉及白糖内服。适用于宫颈癌湿热瘀毒者。

（4）槐蕈煎：槐蕈6～10克用水煎服。每天一剂，常服。适用于宫颈癌湿热蕴毒者。

（5）当归黄芪鸡：当归10克，黄芪15克，雄鸡1只，盐、料酒、葱、姜少量。将鸡宰杀，洗净去内脏，置当归、黄芪于鸡腹内，然后将鸡放入大碗内，加盐、酒、葱、姜后，上笼，旺火蒸30分钟可食用，分3～4天食完。适用于宫颈癌脾肾阳虚者。

（6）龟槐猪肉汤：龟甲30克，山药15克，山茱萸9克，女贞子15

克，槐蕈 6 克，瘦猪肉 60 克。将龟甲等前五味药煎汤去渣，加瘦猪肉煮熟服食。每天一剂，常服。适用于宫颈癌肝肾阴虚者。

（7）鱼鳔苡米粥：薏苡仁 30 克，菱角 15 克，大枣 10 枚，鱼鳔 5 克，一起煮粥食用。适用于宫颈癌湿热瘀毒兼脾肾虚者。

（8）三草蔗糖饮：旱莲草 15 克，白花蛇舌草 30 克，重楼 30 克，生地黄 15 克，山药 15 克，蔗糖适量。将旱莲草、白花蛇舌草、重楼、生地黄等前五味药水煎去渣，兑入蔗糖冲服。适用于宫颈癌肝肾阴虚夹湿热者。

（9）当归生姜羊肉汤：当归 50 克，生姜 5 克，羊肉 500 克切块，文火炖熟。饮汤食羊肉。适用于宫颈癌脾肾阳虚恶寒，面色无华，舌淡者。

（10）人参鸡：母鸡 1 只（约 500 克）切块，人参 5 克，共炖至鸡肉熟烂。喝汤吃鸡肉。适用于宫颈癌脾肾两虚者。

（11）乌鸡汤：乌骨鸡 1 只（约 500～750 克）炖至熟烂，食肉喝汤。适用于各种类型子宫颈癌，尤其是阴道出血者。

（12）乌贼肉：乌贼鱼 500 克，切块，煮熟食用。适用于各类子宫颈癌伴有赤白带下者。

（13）乌贼茜草汤：乌贼 50 克，茜草 15 克，同煮汤，饮汤，食乌贼。适用于子宫颈癌有阴道出血者。

（14）黄芪当归粥：黄芪 50 克，当归 10 克，共煮汤，以此汤煮粥。经常食用。适用于子宫颈癌气血亏虚者，也适用于宫颈癌放疗、化疗后体虚乏力者。

（15）猪肉金针菜：猪瘦肉 500 克，金针菜 50 克，当归 10 克，同烧食。适用于子宫颈癌体虚乏力、阴道出血者。

（16）桃胶：桃胶 150 克，炖服，经常食用。适用于子宫颈癌阴道出血兼有贫血者。

（17）蛇肉羹：蛇肉 200 克，鸡丝 50 克，肉丝 50 克，煮羹，时时食用。适用于子宫颈癌身体虚弱者。

（18）凉拌番茄：番茄 2 个切片，大蒜 2 瓣切末，拌和食用。适用于各类子宫癌。

（19）黄瓜拌香菜：黄瓜 500 克，香菜 100 克，大蒜半个，共切丁，拌和，时时食用。适用于各类子宫颈癌，也适用于术后或放射治疗后。

（20）生地仙鹤草粥：生地 50 克，仙鹤草 100 克，共煎汤，以此汤煮粥，时时食用。适用于子宫颈癌放射治疗后有尿血者。

（21）土茯苓苍术粥：土茯苓 50 克，苍术 10 克，怀牛膝 10 克，黄柏 10 克，共煎汤，以此汤煮粥，食用。适用于这个价晚期带下恶臭、量多者。

（22）乌梅汤：乌梅 50 克，干姜 10 克，黄连 5 克，木香 3 克，共煎汤，待汤成后，加入白糖，饮汤。适用于子宫颈癌放射治疗后有腹痛、腹泻等直肠反应者。

第三节　子宫内膜癌

[概述]

子宫内膜癌，又称为子宫体癌，是妇科常见的恶性肿瘤。子宫内膜癌可发生于任何年龄，平均年龄 55 岁左右，发病高峰年龄为 55～60 岁。50%～70% 在绝经后发病。其发病率仅次于子宫颈癌及卵巢癌而居女性生殖器官恶性肿瘤的第 3 位。发病原因迄今不明。多见于肥胖、糖尿病或糖耐量异常以及高血压妇女，有人称之为子宫体癌"三联症"。多发生于未婚、未育及少育者，可能与子宫内膜接受雌激素刺激时间较长有关。家族中妇女有癌肿史者，子宫体癌发生率也增加，说明此瘤可能与遗传有关。子宫内膜癌分两型：Ⅰ型：雌激素依赖型，约占子宫内膜癌 80%。发生在绝经前或围绝经期妇女伴有子宫内膜不典型增生、分期早、进展慢，主要为子宫内膜腺癌；Ⅱ型：非激素依赖型，占 10%。发生在绝经后伴有萎缩性内膜，分化差，侵袭性强，包括：浆乳癌、透明细胞癌、腺鳞癌等，其与大量雌激素刺激有关，如：激素替代疗法(HRT)、肥胖、无排卵等。

子宫内膜癌因其发病部位较隐蔽,同时外在表现与多种其他妇科疾病有相似之处。所以中医学中并无此专病名,而是据其临床症状归入"崩漏"、"五色带"和"断经后再经"的范畴内。而现代中医学认为该病主要因肝肾阴虚、冲任二脉功能失调,或脾虚生湿,湿蕴化热,湿热下注于胞宫,与瘀血郁结化为邪毒发为本病。

[诊断要点]

1. 对于绝经期延迟,或月经不规则;常为不孕或产次不多,合并肥胖、高血压、糖尿病、绝经后又有不规则阴道流血或排液臭的患者需提高警惕

2. 对年轻患者有不规则阴道流血的患者,也要慎重弄清其原因,尤其经过治疗而无效者也应做诊刮,子宫内膜活检。阴道排液及腹痛已是晚期症状

3. 在了解其病史、家族史后,根据情况需行细胞学检查、肿瘤标志物 CA125、B 超检查、诊断性刮宫、宫腔镜检查、腹膜后淋巴造影、CT 扫描图象与磁共振成象,必要时可行 PET-CT

[中医饮食养生原则和方法]

1. 饮食原则

(1)术后进食不宜过早,一般在肛门排气后开始喝少量水,如无不适,可吃流食,如米汤、菜汤等,以后逐渐过渡到软食和普通食物。

(2)子宫内膜癌手术后饮食不宜过于精细。在日常,大部分人常以高蛋白质、高热量的饮食为主,忽略了维生素的摄入,而机体的修复是需要各种营养的,尤其是粗纤维食物。对于术后卧床的病人,吃粗纤维食物能起到增进胃肠活动,保持大便通畅的作用。

(3)忌食辣椒、麻椒、生葱、生蒜、白酒等刺激性食物及饮料。常吃富有营养的干果类食物,如花生、芝麻、瓜子等。多食瘦肉、鸡肉、鸡蛋、鹌鹑蛋、鲫鱼、甲鱼、白鱼、白菜、芦笋、芹菜、菠菜、黄瓜、冬瓜、香菇、豆腐、海带、紫菜、水果等。

（4）饮食宜清淡，不食羊肉、虾、蟹、鳗鱼、咸鱼、黑鱼等发物。饮食定时定量，不能暴饮暴食。坚持低脂肪饮食，多吃瘦肉、鸡蛋、绿色蔬菜、水果等。多吃五谷杂粮如玉米、豆类等。

（5）忌食辛辣、酒类、冰冻等食品。

2. 中医辨证分型及治法

（1）肝肾阴虚证。

临床表现：阴道流血，淋漓不尽，色红或紫暗，赤白带下伴臭味；眩晕耳鸣，颧红咽干，五心烦热，腰酸腿痛；舌质红，少苔，脉细数或弦细。

治法：滋阴降火，清热解毒。

（2）湿毒蕴结证。

临床表现：阴道流血色紫黑质稠，带下淋漓不尽且量多，色黄如脓或赤白相混并伴恶臭；胸闷腹痛，腰酸疼痛，口咽干苦，烦热纳少，便秘或溏泄，小便短赤或涩痛不利；舌质红，苔黄腻，脉滑数或弦数。

治法：清热利湿解毒。

（3）肝郁气滞型。

临床表现：白带量多，阴道流血夹有瘀块，胸胁胀满，情绪郁闷或心烦易怒，少腹胀满，口苦咽干，舌质黯红，苔薄白或微黄，脉弦。

治法：疏肝理气，解毒散结。

3. 食疗选方

（1）冬瓜子饮：冬瓜子30克捣烂，入冰糖30克，放碗中，冲入沸水300毫升，文火隔水炖熟。口服，每日1剂，7日为1个疗程。适用于子宫内膜癌湿毒蕴结者。

（2）田七藕蛋羹：田七(三七)粉5克、鸡蛋1个调成糊。鲜莲藕250克切碎，绞汁(约30毫升)，加水30毫升，煮沸后入田七粉蛋糊，加盐适量。服1次/日。适用于子宫内膜癌瘀热内阻者。

（3）白果冬瓜子汤：白果10个，冬瓜子30克，莲子肉15克，同入锅，加水2升，武火煮沸后改文火炖至白果、莲子烂熟。分服，2～3

次/日，1剂/日。功能健脾利湿，止带。适用于子宫内膜癌湿浊蕴结带下不止者。

（4）羊泉枣汤：羊泉30克，红枣10个加水煎服。1剂/日。功能清热解毒。适用于子宫内膜癌热毒蕴结者。

（5）豆腐蛋：豆腐锅巴60克，豆腐皮1张，鸡蛋1个加水煮熟，入白糖适量食。功能：清热利湿。适用于子宫内膜癌湿热下注症见带下不止者。

（6）阿胶杞子粥：枸杞子20克，粳米60克加水500毫升煮粥，熟后入阿胶20克使其溶化，再煮2~3分钟。服1次/日，15日/疗程。可长期服。适用于子宫内膜癌贫血者。

（7）苦瓜茶：鲜苦瓜1个上端切开，去瓤，入绿茶适量，瓜悬于通风处阴干。然后将阴干的苦瓜外部洗净、擦干，连同茶叶切碎，混匀。每次10克，沸水冲泡，每日3次代茶饮。功能：清热解毒，解暑，生津止渴。适用于子宫内膜癌热毒伤津口干、口渴者。

（8）佛手饮：鲜佛手片适量，泡茶，经常饮用。适用于子宫内膜癌化疗后恶心、胃纳差者。

（9）甘蔗汁：甘蔗汁，时时饮用。适用于子宫内膜癌化疗后口干、恶心者。

（10）黄豆汤：黄豆200克，煮汤，加少许盐，经常食用。适用于子宫内膜癌化疗后身体虚弱并有贫血者。

（11）黄豆烧肉：黄豆200克，猪瘦肉200克切片，炒食。经常食用。适用于子宫内膜癌并有贫血者。

（12）番茄炒鱼片：番茄200克，草鱼250克切片，炒食。经常食用。适用于子宫内膜癌治疗后体力不支者。

（13）牛肚炒大蒜：牛肚200克切丝，大蒜叶200克切段，炒食。适用于子宫内膜癌化疗后或未经化疗而气血亏虚者。

（14）虾仁炒鸡蛋：虾仁200克，鸡蛋2个，共炒食用。适用于子宫内膜癌体力不足者。

（15）海参粥：海参 1~2 只切碎煮粥，经常食用。适用于子宫内膜癌未能治疗而气血亏虚者。

（16）韭菜炒鸡蛋：韭菜 200 克，鸡蛋 2 个，共炒食用。适用于子宫内膜癌治疗后身体虚弱者。

第九章　男性生殖系统肿瘤

第一节　前列腺癌

[概述]

前列腺癌是一种发源于男性前列腺体的恶性肿瘤，65 岁以上的男性为高发人群。据世界卫生组织 2002 年统计资料显示，前列腺癌发病率高居男性恶性肿瘤第 2 位，其年龄标准化发病率和病死率分别为每100000 人有 25.3 人及 8.2 人，死亡率居所有男性癌肿第 6 位。我国前列腺癌虽少于西方国家，但近年发病率有明显上升趋势。临床表现方面，绝大部分患者早期症状常不明显，偶有短时间尿频和夜尿。随着病情的发展可出现尿细、尿不尽、尿程延长或尿痛、尿闭等类似前列腺增生的表现，至中晚期则表现为明显的尿血、尿痛、腰骶痛、腰背痛或呈放射性坐骨神经痛、会阴痛等；早期确诊本病比较困难，发现本病时常为中晚期，因而临床治疗难度较大。

前列腺癌属于中医"癃闭"、"尿血"等范畴。依据"正气存内、邪不可干"、"邪之所凑、其气必虚"的中医理论，中医学关于前列腺癌的病因病机主要概括为：①毒邪外侵，集于下焦，局部气血运行不畅，郁积日久而成肿瘤；②饮食内伤或房事失宜，肾气耗伤，正气不足，组织器官失于温养，气虚而瘀，气郁而结，日久成瘤；③脾胃不足，痰湿内生，湿热下注，肾失气化，日久生瘀，痰瘀互结，虚中夹实而发本病。

[诊断要点]

鉴于早期前列腺癌多无症状，医生多是由于患者患有其他前列腺疾病，如 BPH 或前列腺炎等，通过详细检查才发现其患有前列腺癌。要诊断前列腺癌，肛门指检和前列腺特异抗原（prostate-specific antigen，PSA）血样检测为最常用方法。如需进一步确诊，可用经直肠超音波检查、膀胱镜检查和穿刺活组织检查。若癌肿为已转移者，可用骨骼扫描、电子计算机断层扫描和磁共振图像来探知其转移情况。

1. 肛门指检

用以评估前列腺肿瘤的大小、对称性和硬度，也可用来测定是否有筋膜外或骨盆壁异常，或用来检查贮精囊的大小或硬度是否正常。

2. PSA 血样检测

PSA 水平的高低可作为前列腺癌的初步诊断和治疗跟踪的指标。PSA 的水平越高（>4ng/ml），患前列腺癌的可能性就越大。但有高水平的 PSA 者却不一定患有前列腺癌，因为 BPH 或前列腺炎患者的 PSA 水平也可能较高。尽管如此，利用此检测可帮助判断患者是否需要做进一步检查。

3. 经直肠超音波检查

利用超音波描绘腹内图像来诊断是否罹患前列腺癌。一般而言，癌细胞排列较为致密，细胞密度较高，细胞间的介质少，回音性低，故约六成前列腺癌病灶属低回音性。

4. 膀胱镜检查

采用膀胱镜以探测尿道和膀胱内是否有异样。

5. 穿刺活组织检查

用幼针通过直肠插入前列腺，抽取细胞样本，放在显微镜下做活组织检验。

6. 骨骼扫描

使用放射性同位素来评估前列腺癌是否有骨骼转移。

7. 电子计算机(电脑)断层扫描

利用一种特殊 X 线扫描来显示肿瘤是否入侵前列腺以外的范围，在评估对邻近器官(如膀胱颈、贮精囊、骨盆内器官等)的直接侵犯有较大帮助。

8. 磁共振图像

使用磁场来构成身体横切面的影像，可检测膜外侵犯，并得到前列腺解剖构造数据，对局部侵犯程度的评估有很大帮助。

[中医饮食养生原则和方法]

1. 饮食原则

(1)首先要严格戒烟、禁酒。

(2)番茄红素(lycopene)是一种抗氧化剂，被认为有防癌效应；实验证明番茄红素对前列腺癌有治疗作用。富含番茄红素的蔬果有西红柿、西瓜和柚子等。

(3)硒(selenium)与维生素 E：加拿大临床研究证实硒与维生素 E 有预防前列腺癌功效。从日常饮食中摄取硒与维生素 E，食物中的鸡富含硒，而富含维生素 E 的食物有豆油和其他植物种子榨成的油以及坚果类食品，如杏仁、榛子、核桃、葵花子和各式粗粮等。

(4)绿茶中的多酚物质能预防前列腺癌并具有减缓其扩散的作用，因此可多饮绿茶。

(5)大豆(soy)：大豆中的异黄酮(isoflavone)可降低雄激素的破坏作用，分离黄豆蛋白(ISP)更能抑制和杀死前列腺癌细胞。

(6)前列腺癌患者经过化疗后，可出现食欲不振、恶心呕吐、全身乏力等症状，甚至出现骨髓抑制、白细胞减少等，可选用健脾补血的食物，如黑木耳、蛋类、奶类、排骨汤等。

(7)忌吃食物：①忌食过于辛辣的食物，如朝天椒、花椒、胡椒等；忌食壮阳的食物如羊肉、狗肉、麻雀等；②烧烤的食物含有致癌物质苯并芘，要避免食用。

2. 中医辨证分型及治法

（1）湿热下注证。

临床表现：尿急、尿频，时有尿痛，或伴尿血，常伴有阴部潮湿，纳呆口腻，舌质红苔黄腻，脉滑数。

治法：清热利湿，解毒通淋。

（2）毒热瘀结证。

临床表现：腰部及会阴部坠胀疼痛，尿痛较明显，尿细如线或点滴而下，尿色淡红，局部肿块能明显扪及，舌质紫暗，脉沉弦。

治法：清热解毒，活血化瘀，软坚散结。

（3）痰瘀互结证。

临床表现：局部肿块明显，阵发性疼痛和严重排尿困难或点滴难下为主证，伴精神萎靡，纳呆，口淡无味，尿色深红或呈絮状，舌质暗红，苔厚腻，脉沉紧。

治法：解毒散结，化瘀逐痰。

（4）肝肾阴虚证。

临床表现：腰痛乏力，头昏目眩，排尿淋漓不尽，尿线变细，尿频，身体消瘦，水肿，伴口干，心烦失眠，盗汗，舌淡红，苔白，脉沉细尺部脉弱。

治法：滋养肾阴，清泄肝火。

（5）肾阳亏虚证（或可见于手术治疗后）。

临床表现：排尿余沥不尽、尿细如线，形体消瘦，面色苍白，伴畏寒性冷，下肢浮肿，大便稀溏，舌质淡苔白滑，脉沉细弱。

治法：温肾补阳。

3. 食疗选方

（1）白花蛇舌草薏苡仁粥：白花蛇舌草120克煮汁液，以此药液加薏苡仁40克与粳米适量煮粥食用。适用于各类前列腺癌患者。

（2）车前薏米核桃粥：炒车前子10克，核桃仁3个，薏米30克，三者加粳米适量煮成粥。适用于湿热下注型患者。

（3）槐树菌饮：用槐树菌 10 克水煎服，每天 1 剂。适用于前列腺癌湿热下注者。

（4）枣皮山药瘦肉汤：淮山药 15 克，山萸肉（枣皮）9 克，女贞子 15 克，龟板 30 克，槐蕈 6 克，猪瘦肉 60 克。将山萸肉、女贞子、龟板和槐蕈四味药煎汤去渣，加山药和瘦肉煮熟，加调料服食。适用于前列腺癌肝肾阴虚者。

（5）生地旱莲饮：生地 15 克，旱莲草 15 克，淮山药 15 克，蛇舌草 30 克，七叶一枝花 30 克，煎水去渣，兑入蔗糖冲服。适用于前列腺癌阴虚者。

（6）莼菜鲫鱼汤：鲜莼菜 100 克，鲜鲫鱼 1 尾。鲜鲫鱼去肠杂，与莼菜共煮，加调料，食鱼和菜，饮汤。适用于前列腺癌化疗后恶心反胃呕吐者。

（7）绞股蓝：绞股蓝 30~45 克。煎汤代茶，或用开水冲泡，连服数月。绞股蓝益气养血，消瘀散结，扶正抗癌。适用于前列腺癌体虚者。

（8）加味薏米粥：紫草根 10 克，白芍、丹参各 6 克，大黄、甘草各 5 克，生薏米 30 克，白糖适量。薏米浸透心，前五味药煎汤去渣，加薏米煮粥，调入白糖，每日分 2 次服。功效：活血解毒，清热止痛。适用于前列腺癌热毒瘀结者。

（9）向日葵秆茶：向日葵秆心 30 克，白糖少许。煎汤代茶，长期饮用。向日葵秆心甘平，益气养肝，扶正抗癌。适用于前列腺癌气虚者。

（10）石首鱼乌梅汤：石首鱼（大黄鱼）30 克，乌梅 6 克。将石首鱼洗净，切碎，与乌梅置于锅中，加水适量，慢火煮，鱼熟汤浓后，再加入油、盐调味即可。饮汤，食鱼。能健脾益胃，生津醒神，防癌抗癌。对各类癌症有辅助治疗作用，尤其适用于脾胃虚弱患者。

（11）赤小豆苡米粥：赤小豆 50 克，大米 50 克，生苡米 30 克。先将赤小豆、生苡米浸透，以文火煮烂，加大米共煮成粥，加糖服食。功效：清热利水，散血解毒。适用于前列腺癌湿热下注证患者。

（12）桃胶没药冰糖饮：桃胶 30 克，没药 20 克，冰糖 30 克。先将桃胶、没药拣杂，洗净，凉干或晒干，研成粗末，备用。将冰糖研成粗末，与桃胶、没药粗末同放入蒸碗，加清水适量，拌和均匀，入笼屉，上笼，大火汽蒸 20 分钟，取下即成。若有糖尿病史者，可不用冰糖，改用玉米须 30 克先煎浓缩汁，代替清水，拌调桃胶、没药。早晚 2 次分服。功效：活血益气，通淋止痛。本食疗方适用于前列腺癌下腹部疼痛者。

（13）瞿麦血竭儿茶蜜饮：瞿麦 15 克，血竭 10 克，儿茶 10 克，白芷 8 克，蜂蜜 30 克。先将瞿麦、白芷、血竭分别拣杂，洗净，晾干或晒干，白芷切成片，血竭研成粗末，与瞿麦同放入砂锅，加水浸泡片刻，大火煮沸，调入儿茶，拌匀，煎煮 30 分钟，用洁净纱布过滤，去渣，收取滤汁放入容器，待其温热时兑入蜂蜜，拌和均匀即成。早晚 2 次分服。功效：利尿通淋，活血止痛。本食疗方适用于前列腺癌排尿困难、尿痛者。

（14）参甲猪蹄煲：人参 15 克，甲鱼 500 克，猪蹄 250 克。甲鱼杀后切为方块，猪蹄洗净，与人参一起放入锅中，加适量冷水，文火煮熟，食盐调味后即可食用。适用于前列腺癌化疗后贫血者。

（15）醋溜黄豆牙：黄豆芽 50 克，醋溜，佐食。用于前列癌化疗后的消化道反应。

（16）海参木耳瘦肉汤：水发海参 60 克，木耳 15 克（水发），瘦肉 200 克切块，同加水煮烂，调味食用。用于前列腺癌热毒壅盛者。

（17）白菊花决明粥：白菊花 20g，炒决明子 15g，粳米 100g。冰糖少许。先把决明子放入锅内炒至微有香气，取出即为炒决明子。待冷后和白菊花一起加清水同煎取汁，去渣，放入粳米煮粥。粥将成时，放入冰糖，煮至溶化即可。功效：清肝降火，养神通便。适用于前列腺癌肝肾阴虚具有目涩、口干者。

（18）莲子煲甲鱼：白莲子（去芯）50 克，甲鱼 1 只（约 500 克），香菇 10 克。将甲鱼宰杀去内脏和香菇、莲子放入砂锅内，文火煮煲 2 小时，加入适量味精，食盐调味服食佐膳。适用于前列腺癌肝肾阴虚者。

（19）虾仁豆腐鸡蛋丸：新鲜虾仁 300 克，豆腐 1 块（5cm 见方），大白菜 300g，鸡蛋 1 个，淀粉、味精、盐、酱、麻油、植物油（豆油）各适量。将虾仁捣碎如泥，拌入豆腐，与鸡蛋清搅在一块儿，拌好后，适量加入淀粉、酱油等调料，再拌后备用。将其捏成 1 个如枣大小虾丸，放入七成热的豆油中，以小火煮熟。将以切成段的白菜放入油锅中，油热即将丸倒入，用小火慢慢煨，使白菜焖烂，使虾味进入白菜，用淀粉勾芡，滴上麻油，趁热食用。主要适用前列腺癌手术后调养。

（20）天冬益母草炖甲鱼：甲鱼 500 克左右去内脏洗净，与天冬、益母草各 30 克一起清炖，喝汤及吃甲鱼。功效：滋阴养血，用于前列腺癌肝肾阴虚证及放、化疗后的调养。

（21）芡实杞子鸭：老鸭 250 克左右，去毛及肠脏，纳芡实、莲子、白术、枸杞各 15 克纱布包，竹签缝合；加水炖烂，去纱布包及竹签，和盐调味，饮鸭汤，吃鸭肉。功效：益肾，健脾祛湿，和胃养血。适用于前列腺癌化疗后有食欲不振、恶心呕吐、全身乏力等症状者。

（22）山药杞子炖牛肉：山药 15 克，枸杞子 15 克，牛肉 100 克，姜丝、葱花、蒜泥各适量，油、盐、酱油各少许。山药洗净切片，枸杞子洗净拣去杂质，牛肉洗净切成小块儿。而后将其一并放入锅中，加水适量，放入姜丝、油、盐、酱油少许，煮沸后转慢火炖至肉熟，调以葱花、蒜泥拌匀，即可食用。佐餐食用，隔日 1 次，常食之。功效：益气滋阴，健脾益肾，扶正抗癌。适用于前列腺癌肾阳亏虚者。

（23）南瓜玉米虾皮饼：南瓜、玉米蒸熟加入虾皮、大葱成馅料，起油铛入一勺面糊，摊成饼状，加一匙摊匀，馅上再摊一层面粉糊，炸成一个"油煎馅饼"，即可食用。适用于各类前列腺癌患者。

（24）花生小枣粥：先煮花生米和小枣，熟时加入洗净的大米或小米煮成粥，食用前拌入洗净切碎的西红柿，每日 1~2 次。适用于前列腺癌的防治。

（25）车前子茶：车前子 30 克，煎汤，以此汤煮绿茶，略一沸，即取出，时时饮用。适用于前列腺癌放射治疗期间。

（26）冬葵子粥：冬葵子 50 克，煮汤，以此汤代水煮粥，经常食用。适用于前列腺癌小便不畅者。

（27）石苇通草粥：石苇 30 克，通草 6 克，共煮汤，以此汤煮粥，时时食用。适用于前列腺癌小便不畅、淋漓难尽者。

（28）香蕉：每次 1 只，每日 3 次。适用于前列腺癌小便不畅、大便秘结者。

（29）果蕉瓜沙拉：苹果、香蕉、哈密瓜各等分，共切成小块，用色拉沙司拌和，加入少许盐，时常食用。适用于前列腺癌伴有食欲不振、小便短赤者。

（30）松子仁：松子仁任意食用。适用于前列腺癌术后身体虚弱，并有大便不畅者。

（31）苦瓜炒肉：苦瓜 250 克切片，猪瘦肉 200 克切片，共炒食用。适用于类前列腺癌患者。

（32）黄芪薏米粥：黄芪 50 克，煮水，以黄芪水煮薏苡仁，至烂，加入少许白糖，经常食用。适用于前列腺癌老年身体虚弱者。

第二节　睾丸癌

[概述]

睾丸癌是男性生殖系统常见的肿瘤之一，多发生于睾丸生发细胞，一般均为恶性。分原发性和继发性两类，绝大多数是原发性，继发性极为罕见。常见症状为睾丸渐进无痛性增大、沉重感，睾丸肿胀变硬，常有区域性淋巴结和血性转移。本病原因不明，可能与遗传和后天因素有关，其中与隐睾关系最为密切，隐睾发生肿瘤的机会比正常人大 10 倍以上。

据中医典籍记载，睾丸癌相当于"子岩"、"疝子"、"疝瘕"的范畴。中医认为，肝气郁结、痰浊凝聚，阴阳失调、气滞血瘀，日久化毒成癌是睾丸癌病因病机的关键。

［诊断要点］

1. 症状和体征

睾丸癌好发于 15～35 岁，一般表现为患侧阴囊内无痛性肿块，也有 30%～40%患者出现阴囊钝痛或者下腹坠胀不适。10%左右患者出现远处转移的相关表现，如颈部肿块，咳嗽或呼吸困难等呼吸系统症状，食欲减退、恶心、呕吐和消化道出血等胃肠功能异常，腰背痛和骨痛，外周神经系统异常以及单侧或双侧的下肢水肿等。7%的睾丸肿瘤患者还会出现男性女乳症（gynaecomastia），尤其是非精原细胞瘤。少数患者以男性不育就诊或因外伤后随访而意外发现。

2. 影像学检查

超声检查是睾丸肿瘤首选检查，不仅可以确定肿块位于睾丸内还是睾丸外，明确睾丸肿块特点，还可以了解对侧睾丸情况，敏感性几乎为 100%。腹部和盆腔 CT 目前被认为是腹膜后淋巴结转移的最佳检查方法。MRI 影像对睾丸肿瘤诊断的敏感性为 100%，特异性为 95%～100%，但其较高的检查费用限制了它在临床中的应用。PET（positron emission tomography）作为一种高新检查手段在睾丸肿瘤腹膜后淋巴结转移方面也有应用，但是其与 CT 相比并没有显示出优势所在，二者均不能检测到微小的转移病灶。

3. 血清肿瘤标志物检查

主要包括：甲胎蛋白（α-fetoprotein，AFP）、人绒毛膜促性腺激素（human chorionic gonadotropin，HCG）和乳酸脱氢酶（lactic acid dehydrogenase，LDH），其中 LDH 主要用于转移性睾丸肿瘤患者的检查。

4. 对临床上高度怀疑为睾丸癌的病例，可行腹股沟探查及根治性睾丸切除术，切取可疑部位睾丸组织冰冻活检

［中医饮食养生原则和方法］

1. 饮食原则

（1）忌烟、酒及一切辛辣刺激性食物。

（2）忌霉变、腌制、油煎、肥腻食物。

（3）要选择富含营养，易消化，少刺激性、低脂肪的饮食，可给高蛋白，多碳水化合物的食物，如奶类、鱼肉、肝、蛋清、精细面粉食品、藕粉、果汁、菜汤、粳米等。并配合具有软坚散结，疏肝理气的食物。

（4）女性化症状明显宜吃狗肉、狗鞭、海马、对虾、泥鳅、淡菜、龟肉、核桃、羊肉、羊肾、麻雀。

（5）手术后，应常用补益气血、健脾和胃之品，如糯米、赤豆、蚕豆、山药、枸杞、淡菜、无花果、榛子、牛奶、菱角粉等。

（6）感染宜吃油菜、苦瓜、豆腐渣、泥鳅、黄颡鱼、蟹、香椿。

2. 中医辨证分型及治法

（1）肝郁湿滞证。

临床表现：平素情志不畅或性情急躁，睾丸肿硬抽痛，肋胁少腹胀痛，烦躁失眠，乳房胀痛，舌红苔薄，脉弦滑。

治法：清肝泻火，除湿解毒。

（2）湿热蕴毒证。

临床表现：先天隐睾，或既往外感温毒、麻疹、流行性腮腺炎等，证见睾丸逐渐肿大，质地坚硬如石，有沉重感，小便黄，大便干，口干口渴，舌红，苔黄，脉滑数或弦滑。

治法：湿热利湿，泻火解毒。

（3）肝肾亏虚证。

临床表现：多见于中期患者，睾丸沉重肿大，多无疼痛，偶有睾丸急痛，潮热，消瘦，头晕耳鸣，腰腿酸软，舌红少苔，脉细数。

治法：补益肝肾、软坚散结，兼以清解下焦之毒。

（4）气血亏虚证。

临床表现：睾丸肿瘤晚期见睾丸肿大，表面凹凸不平，或放疗、化疗后，形体消瘦，神疲乏力，少气懒言，纳差，或见腹痛，咳血胸痛，舌淡苔薄，脉沉细无力。

治法：益气养血。

3. 食疗选方

(1) 海蜇拌萝卜丝：海蜇皮、白萝卜各 150 克，精盐、麻油、白糖、味精各适量。将海蜇皮表面红膜撕净，洗后切丝；白萝卜去皮切丝。将上 2 味相合，加精盐、麻油、白糖、味精拌匀，亦可随口味加蒜泥或香菜。佐餐常食。功效：软坚化痰解毒，抗癌。适用于睾丸癌的辅助治疗。

(2) 红枣龙眼粥：龙眼肉 25 克，红枣 5 个，粳米 100 克。同煮粥食。每天早晚各食 1~2 碗。用于睾丸癌化疗后气血亏虚，贫血严重者。

(3) 花生粳米粥：花生米 20 克，小枣 5 克，粳米(小米亦可) 50 克。先把花生米、小枣煮熟，加入粳米熬成粥。食用前，拌入洗净切碎的西红柿一个。每日 2~3 次。适用于睾丸癌手术后体虚者。

(4) 薏仁菱角佛手粥：薏苡仁 25 克，菱角肉 60 克，佛手 10 克，粳米 100 克，加水同煮粥，加适量食盐调味食用，每日 2~3 次。适用于睾丸癌肝郁气滞者。

(5) 海带蘑菇藕片汤：海带 50 克(切小片)，蘑菇 100 克，鲜莲藕片 150 克，同放锅内煎汤，熟时放入食盐适量调味，便可食用，每日 2 次。用于睾丸癌火毒内盛耗阴伤津者。

(6) 苏蜜饮：苏叶茎 60 克，白蜜、姜汁各 500 毫升。将苏叶茎洗净，入锅，加水适量，煎煮 15 分钟，去渣取汁，加入姜汁，待药汁转温后兑入蜂蜜即成。上下午分食。功效：理气降逆，润燥止呕。适用于睾丸癌气滞者。

(7) 荸荠汁：荸荠 100 克。洗净，去皮，捣烂取汁，分次食用。功效：滋阴养液。适用于睾丸癌放化疗后津液耗伤，口干咽燥者。

(8) 山药龙眼汤：山药 20 克，龙眼肉 20 克。山药、龙眼肉分别洗净，置锅中，加清水 500 毫升，急火煮开 3 分钟，改文火煮 20 分钟，分次食用。功效：温肾补脾。适用于睾丸癌属气虚阳萎证，饮食不下，面色苍白，形寒气短者。

（9）淮杞炖狗肉：狗肉 1000 克，淮山药 60 克，枸杞子 60 克，鸡清汤 1000 克，生姜、葱、料酒、精盐、味精、胡椒粉各适量。将狗肉漂洗干净，切成小块，山药、枸杞洗净，山药切片。将铁锅烧热，倒入熟猪油，投入狗肉和姜、葱煸炒，烹适量料酒，一并倒入砂锅，并放入山药、枸杞、鸡清汤和适量精盐，用文火炖煮 2 小时左右，以狗肉熟烂为度。拣出姜、葱，酌加味精、胡椒粉等调味品。适用于脾肾阳虚，畏寒肢冷，睾丸癌女性化患者。

（10）玫瑰茉莉茶：玫瑰花瓣 10 克，茉莉花 5 克，绿茶 10 克。将花与茶同置大杯中，以沸水冲泡，每日频服。功效：理气解郁，舒肝健脾，扶正抗癌。适用于睾丸癌肝郁证的患者。

（11）石枣瘦肉汤：石上柏 60 克，瘦猪肉 100 克，大红枣 12 枚。三物洗净，石上柏入纱布包，共入砂锅加水，文火久煮至肉熟烂，去石上柏，食肉吃枣喝汤。每日 1 剂，可连续服。功效：清热解毒，活血消肿。适用于睾丸癌湿热证的患者。

（12）黄芪猪排汤：黄芪 10 克，党参 20 克，枸杞子 15 克，茯神 10 克，淮山药 15 克，龙眼肉 15 克，猪排骨 300 克或整鸡 1 只。将黄芪等药物常法煮后取药液加入排骨或鸡，再加入适量清水，先大火后小火煮炖 3~4 个小时。可分 5 碗，每次 1 小碗，每日 2 次，吃肉喝汤。用于睾丸癌身体虚弱者。

（13）香菇乳鸽焖饭：乳鸽 1 只，大枣 10 克，香菇 3 个，生姜 5 克。乳鸽洗净斩块，以黄酒、白糖、植物油调汁腌渍。大枣、香菇、姜片同时放入乳鸽碗内拌匀，待蒸米饭的水烧得将开时，将鸽肉、大枣、香菇、姜片铺于米上，盖严后文火焖熟。晚餐食用，不宜过饱。用于睾丸癌手术后调养。

（14）无花果猪肉汤：猪瘦肉 250 克，切小块，无花果 100 克（干品），同煮汤，用适量食盐调味食用。适用于睾丸癌脾胃虚弱者。

（15）紫草薏米粥：紫草 10 克，白芍 15 克，薏米 50 克，白糖适量。前二者水煎取汁，与薏米同煮为粥，加入白糖调匀即可，每日 1 剂，早晚服用。用于睾丸癌热郁湿盛者。

（16）猪血鲫鱼粥：生猪血200克，鲫鱼100克，大米100克。将鲫鱼除鳞，去肠杂及鳃，切成小块，和猪血，大米煮粥食用。每日1~2次。用于睾丸癌脾胃虚弱者。

（17）木耳金针乌鸡饮：木耳15克（水发），金针菜30克，乌鸡1只（约500克）去毛及内脏。先将乌鸡炖1小时，再放入木耳，金针草炖至各物熟烂，和盐调味食用佐膳。用于睾丸癌阴虚证患者。

（18）百合银耳羹：鲜百合100克，银耳20克，冰糖30克。将银耳用温水浸泡1小时。然后和百合一起入锅，加水适量，文火煮至汤汁变粘时，加入冰糖融化后，即可服食。用于睾丸癌肝肾阴虚证患者。

（19）川芎枸杞米酒鸡：鸡1只（约500g），枸杞子20粒，川芎3g，桂枝3g，当归2g，桂心2g，大茴香3粒，米酒500毫升。鸡洗净，用刀切成块，把川芎、当归、桂枝、桂心、大茴香、枸杞子在温米酒中浸泡1小时。把鸡放入热锅片刻，改用小火煮30分钟，即可食用。功效：温通血脉。适用于睾丸癌放、化疗后气血虚弱，手脚冰冷者。

（20）首乌羊肉：嫩羊肉500克切块，与桂皮3克、八角茴香3克、制何首乌10克，装袋同煮，待肉酥熟，除袋加盐、姜、调料后煮至汁浓稠，即可食用。功效：温肾益精。适用于睾丸癌女性化患者的调养。

（21）山楂桃仁露：鲜山楂500克（或山楂片250克），桃仁100克，蜂蜜250毫升。将山楂洗净，切碎或捣成粗末，与桃仁一起放入砂锅内，加水适量，用大火煮沸后，改用小火煮30分钟，滤出头汁，再加水适量煮30分钟，滤出二汁，去药渣；然后将头汁、二汁同置入瓷盆中，加入蜂蜜。瓷盆加盖，隔水蒸1小时，离火，冷却后装瓶备用。每日2次，每次1汤匙。饭后温开水冲服，3个月为一疗程。功效：活血化瘀，消食抗。适用于睾丸癌脾虚血瘀胃纳欠佳者。

（22）阿胶炖瘦肉：阿胶6克，瘦猪肉100克，调料适量。先加水炖猪肉，熟后加胶炖化，加调料即成，每日1次。功效：补血活血，滋阴润肺。适用于出血日久，身体虚弱，有贫血等症的睾丸癌患者。

（23）海蜇荸荠：海蜇 50 克，煮水，再以此水煮荸荠，加入白糖少许，至水干，取食荸荠。经常食用。适用于睾丸癌伴有口干咽痛、低热、舌质红、苔黄者。

（24）橘核茶：橘核 3 克，绿茶 5 克，共泡茶饮，时时饮用。适用于睾丸癌手术后小腹及会阴部胀痛。

（25）橘叶汤：橘叶 3 克，煮沸，代茶饮，时时饮用。适用于睾丸癌伴有胸胁有气攻窜、脘胀腹满者。

（26）龙眼肉：龙眼肉 30 克，蒸熟任意食用。适用于睾丸癌术后气血亏虚有恶寒肢冷、心悸乏力者。

（27）荔枝核粥：荔枝核 100 克，煮汤，以此汤煮粥，每日食用。适用于睾丸癌各种类型患者。

（28）消疝核桃：荔枝核、荔枝肉各 50 克，共煮水，以此水煮核桃仁 50 克，加入白糖，至水汁干，取食桃仁，经常食用。适用于睾丸癌病伴有腰酸腹胀、小便频多、大便干结者。

（29）熟地米仁汤：熟地 50 克，煮水，以熟地水煮米仁 250 克，至米仁烂，加入糖少许，食米仁汤。适用于睾丸癌手术后腰酸者。

（30）甲鱼汤：甲鱼 1 只（约 500 克）放入葱姜等调料，清炖，至甲鱼熟烂，适用于睾丸癌放射治疗后口干咽燥、舌红脉细者。

（31）乌龟汤：乌龟 1 只（约 300 克）加调料清炖，饮汤食龟肉。适用于睾丸癌伴有烦热口渴、低热盗汗者。

（32）黄豆甜酱汤：黄豆煮烂，以甜面酱冲黄豆成汤，饮酱汤黄豆，常常食用。适用于睾丸癌术后，或放疗后，有复发者。

第三节　阴茎癌

[概述]

阴茎癌是发于阴茎部位的恶性肿瘤，好发于包皮内板和阴茎头，多为鳞状细胞癌（SCC）。约 80% 的阴茎癌可治愈，但一旦发生转移，预后不良。其发病高峰年龄为 60 岁，年轻男性也有发生。本病与人类乳头状病毒(HPV)密切相关，阴茎鳞状细胞癌中最常见的 HPV 类型是 HPV 16(72%)、HPV 6(9%)和 HPV 18(6%)。尖锐湿疣患者患阴茎癌的风险更高。包茎与阴茎癌发病明显相关，其他流行病学危险因素包括：吸烟(发病风险增加 4.5 倍)、教育程度低和社会经济状况差。阴茎癌病例中硬化性苔藓(干燥闭塞性龟头炎)发生率相对较高，但与不利因素无联系。

阴茎癌的中医学病名称之为"肾岩翻花"、"翻花下疳"、"翻花疮"等，是因肝肾素亏，或忧思郁怒，相火内炽，肝经血燥，火邪郁结，加之局部不洁、湿毒下注，逐渐恶变而成。

[诊断要点]

1. 临床症状

阴茎癌早期症状不明显，常出现阴茎头或包皮肥厚，但不易被发现。其后阴茎头部、马口内会出现突起物及溃疡，随之发生不规则性糜烂，边缘硬而不整齐。早期易误诊为炎症、湿疣等，晚期可呈典型的菜花样肿块而诊断较明确。

(1)痛痒：包皮内刺痒、灼热或疼痛。如为包茎，则早期症状不易发现，疼痛不明显，仅感刺痒灼热。

(2)肿物：初起时阴茎、马口内有硬结如竖肉状或马口附近有丘疹、红斑、白斑或结节，疣状或菜花状肿物。

(3)溃疡：阴茎溃烂，肿胀疼痛，翻花如石榴状，有脓性或浆液血样渗出物，腐臭难闻，甚者烂通尿道，形成尿瘘。

(4)脊核：当癌肿转移时，可以出现两侧腹股沟淋巴结肿大。

(5)全身症状：晚期患者常伴有消瘦、贫血、纳呆、恶病质等全身症状，最终因全身衰竭，广泛转移而死亡。

2. 血常规检查

患者长期病变和局部感染可见白细胞升高，血色素偏低，淋巴细胞相对增高。

3. 血清钙测定

部分有腹股沟淋巴结转移但无骨转移的患者中血清钙升高，手术切除淋巴结后血清钙恢复正常。

4. 病毒基因诊断测定(PCR)

阴茎癌患者的人乳头瘤病毒(HPV)中 HPV-16 及 HPV-18 有较高的表达，在转移性淋巴结中也能检测出。

5. 活体组织检查

原发肿瘤或可扪及淋巴结的细胞学或组织学诊断对治疗的决策绝对必要。

6. 影像学诊断

影像学检查有助于明确肿瘤的浸润范围，尤其是阴茎海绵体的浸润情况。然而，阴茎超声检查有时对微浸润难以判别。在超声检查不能明确时，可选用 MRI 检查。对于证实有阳性淋巴结转移的患者还应进一步检查远处转移情况。腹部 CT 可显示肿瘤三维大小及与邻近组织的关系。MRI 检查软组织的对比度较好。B 型超声波检查可探测腹膜后肿块、肾蒂转移性淋巴结、腹腔脏器转移灶，有助于肿瘤分期和疗效观察。胸部 X 线检查可以观察是否有肺及胸廓、纵隔的肿瘤转移。静脉肾盂造影可观察肾盂和输尿管有无移位或梗阻，以判断是否有腹主动脉旁和肾周围淋巴结转移。骨骼 X 线检查了解有无骨转移。

[中医饮食养生原则和方法]

1. 饮食原则

(1)日常生活中饮食宜清淡，忌切忌吸烟、饮酒、腌腊食物、霉变食物、油炸食品。应以新鲜、易消化、富含优质蛋白质、维生素、矿物质的食物为主；新鲜蔬菜、水果每餐必备。

(2)多吃有一定防癌抗癌的食物，如菜花，卷心菜，西兰花，芦笋，豆类，蘑菇类，海参等。配合补硒治疗效果更佳。

(3)选用具有软坚散结作用的食物：紫菜，海参，海带，甲鱼，赤豆，萝卜，荠菜，荸荠，香菇等。但此类食品性滞腻，易伤脾胃，食欲差和发热时要少吃。此外，因海鲜类制品易诱发过敏，化疗期间不建议食用。

（4）不同体质选用不同食物。脾胃虚弱，中气不足可食用乳鸽，鹌鹑，鸡蛋，大枣，圆肉，生姜，大蒜，鲜菇等；肝肾阴虚可用乌鸡肉，猪腰子，黑豆，黑芝麻，核桃等；血虚可食用猪肝，猪骨，鹅血，菠菜，豆制品等。

（5）阴茎癌患者术后会出现神疲乏力、少气懒言、面色无华、头晕眼花等症状，饮食当以补气养血为主，如大枣、山药、瘦肉、甲鱼、鸭蛋、猕猴桃、薏苡仁、藕、白扁豆、党参、黄芪、枸杞子、桑葚等。

（6）阴茎癌患者经过放疗后易出现咽干口燥、两颧潮红，头眩目涩，五心烦热等症状，饮食当以滋阴养血为主，如鸭、兔、甲鱼、鸽子、猪瘦肉、奶类、蛋类、豆制品、菌菇类。

2. 中医辨证分型及治法

（1）肝经湿热证。

临床表现：阴茎肿痛，竖肉肿硬，逐渐增大，局部肿胀疼痛或灼痛，或伴溃疡，渗水渗血或流脓，腐臭难闻，兼见急躁易怒，胸胁掣痛，烦热失眠，纳呆嗳气，口干口苦，尿黄便秘，舌红，若湿重于热，苔白腻微黄；热重于湿，苔黄腻，小便短赤，脉濡数、滑数、或弦滑。

治法：疏肝理气，清热利湿，解毒散结。

（2）湿毒下注证。

临床表现：龟头或包皮结节，局部灼热、痒痛或疼痛难忍，伴糜烂、渗水臭秽，兼见小便短赤不利，口渴心烦，舌红苔黄腻，脉濡数。

治法：清热利湿，解毒散结。

（3）肝肾阴虚证。

临床表现：阴茎龟头或包皮内板渐生竖肉，或见丘疹、湿疹或小疱、溃疡等病变，范围逐渐增大，疼痛不甚，伴见两颧潮红，头眩目涩，口燥咽干，五心烦热，少寐多梦，腰膝酸软或遗精盗汗，大便艰涩，舌红少苔或无苔，脉弦细或细数。

治法：滋补肝肾，降火解毒。

（4）气血亏虚证。

临床表现：阴茎肿瘤病程已久，局部病变或已控制，或仍呈破溃翻花、出血渗液之状，或见腹股沟等处淋巴结转移，形体消瘦，神疲乏力，少气懒言，食欲不振，面色无华，头晕眼花或心悸失眠，舌质淡，脉细弱。

治法：补气养血，解毒散结。

3. 食疗选方

（1）枸杞松子肉糜：取肉糜 150 克、加入黄酒、盐、调料，在锅中炒至半熟，加入枸杞子 100 克、松子 50 克，再一起同炒至熟，即可食用。用于阴茎癌肝肾亏虚者。

（2）灵芝冰糖蒸藕片：灵芝 10 克，鲜莲藕 200 克，冰糖 15 克。将灵芝研成粉，莲藕刨皮，洗净切成片。将莲藕片放在盘中，灵芝粉撒于藕上，并放上冰糖，放蒸笼蒸 30 分钟即可食用。适用于阴茎癌火毒内盛耗阴伤津证。

（3）胡萝卜银耳羹：胡萝卜 50 克，银耳 20 克，冰糖 25 克，将胡萝卜洗干净，削皮切片。将银耳用温水浸泡 1 小时，洗干净，切去根蒂，然后将银耳、胡萝卜放入砂锅，加水适量，用文火煮沸后加入冰糖，直至汤稠粘即可服用。适用于阴茎癌于肝肾阴虚证。

（4）赤小豆冬瓜鲤鱼汤：取鲤鱼 250 克左右，去鳞、鳃和内脏，加冬瓜 250 克，赤小豆 50 克和适量水一起煮熟后，分次食用。功效：活血化瘀，滋养肝肾，用于阴茎癌肝肾阴虚夹湿者。

（5）威灵仙龙眼肉羹：威灵仙 30 克，龙眼肉 30 克，薏苡仁 50 克。先将威灵仙洗净，晾干后切成片，放入砂锅，加水浸泡片刻，浓煎 2 次，每次 40 分钟，合并 2 次滤汁，备用。将龙眼肉、薏苡仁分别洗净，同放入砂锅，加水适量，大火煮沸，改用小火煨煮 30 分钟，兑入威灵仙煎汁，继续用小火煨煮薏苡仁熟烂如酥，汤汁稠粘成羹。早晚 2 次分服，饮羹糊，嚼食薏苡仁、龙眼肉。功效：抗癌，通络，止痛。适用于阴茎癌气血不足兼有湿邪阻络者。

（6）海带肉冻：海带 50 克，猪肉 50 克，精盐、味精、料酒、醋、生姜丝、葱花各适量。将海带洗净，切丝，猪肉洗净，切片，与生姜丝、葱花、料酒、醋同入锅中，用小火煨炖成泥糊状，加入味精，搅匀。放入冰箱中，晾凉成冻即成。佐餐当菜，随量食用。功效：化痰软坚，散结清热，扶正抗癌。适用于各种类型阴茎癌患者。

（7）枸杞青果饮：枸杞子 20 克，青果 20 克。枸杞子、青果分别洗净，置锅中，加清水 500 毫升，急火煮开 3 分钟，改文火煮 30 分钟，分次饮用。功效：滋阴养血，解毒散结。主治阴茎癌胸膈、少腹疼痛者。

（8）黑木耳红枣汤：黑木耳 90g、红枣 5 枚，煮汤服用。适用于阴茎癌放、化疗后有明显贫血患者。

（9）蒜苗肉包子：将蒜苗和肉按 8：2 制成馅，加适当调味品，做包子蒸熟食之。功效：解毒散结消肿。可防治阴茎癌。

（10）排骨芫荽冻：将骨头敲碎，熬煮成浓糊状，除去骨渣，每 500ml 糊汁加入一市斤洗净切碎的芫荽，并放入适量五香粉、食盐等调味，放冷成冻状。吃时切冻成块，蘸糖醋尤佳。每日 1~2 次，佐饭食之。适用于阴茎癌气血亏虚，不思饮食者。

（11）鲫鱼汤：活鲫鱼 1 条(约 300 克)，大蒜适量。鱼去肠杂留鳞，大蒜切成细块，填入鱼腹，纸包泥封，晒干。炭火烧干，研成细末即成。每日 3 克，每次 3 克，用米汤送服，具有解毒、消肿、补虚作用。适宜于阴茎癌初期者。

（12）乌鸡枸杞汤：枸杞 30 克，乌骨鸡 100 克，调料适量。将枸杞乌骨鸡加调料后煮烂，然后打成匀浆或加适量淀粉或米汤，成薄糊状，煮沸即成，每日多次服用。功效：补虚强身，滋阴退热。适用于阴茎癌放、化疗或术后体质虚弱者。

（13）阿胶糯米粥：阿胶 15 克，糯米 100 克，红糖少许。糯米煮粥，将熟时放入捣碎的阿胶，边煮边搅匀，煮 2~3 沸，阿胶化尽为宜。

食时加少许红糖调味。每 2 天服 1 次即可。适用于各类癌症化疗后白细胞减少者。

（14）玉米须炖龟：乌龟 1 只，玉米须 100 克，葱、盐、味精适量。先将乌龟放入热水中，排空尿液，再放开水中烫死，去头、爪和内脏。玉米须装纱布袋内。一起置入砂锅内，加调料，武火煮沸，文火炖熬至熟，即可食用。功效：滋阴、养肝。适用于阴茎癌肝肾阴虚者。

（15）龙眼洋参饮：龙眼肉 30g，西洋参 10g，蜂蜜少许。龙眼肉、西洋参、蜂蜜放入杯中，加凉开水少许，置沸水锅内蒸 40~50 分钟 即成。每日早、晚口服。龙眼肉和西洋参亦可吃下。功效：养心安神，滋阴补血。适用于阴茎癌阴虚证患者。

（16）宁神排骨汤：黄芪 10g，淮山药 20g，玉竹 25g，陈皮 2g，百合 20g，桂圆肉 15g，枸杞子 10g，猪排骨 300g 或整鸡 1 只，切块。食盐、胡椒粉适量。先将黄芪、山药等药材放入布袋中，扎紧口，放约 500 毫升水中浸 5~10 分钟，再加入排骨，先大火后小火，炖煮 3~4 小时。捞出布袋，加入盐、胡椒粉等佐料即可食用。每次 1 碗，每天 1 次。功效：健脾开胃，补气益神。适用于阴茎癌气阴两虚者。

（17）参须肉汤：人参须 6g，黄芪 15g，山药 30g，枸杞子 25g，党参 30g，排骨 300g 或整光鸡 1 只。清水适量。人参须、黄芪等中药用布袋盛好，扎口后和排骨或鸡一起放入锅中，加水 5 大碗。先大火后小火。炖煮 3~4 小时。捞出布袋后即可食用，饮汤食肉，每次 1 小碗，每天 1 次。多余的放冰箱保存，用时取出煮沸后食用。功效：补血益气，养心安神。适用于各类肿瘤放化疗后气血亏虚者。

（18）海带木耳蛋汤：海带 30 克，木耳 15 克，鸡蛋 2 只。将海带用清水浸泡洗去咸味，切成条状，木耳浸水泡发，然后一起放入锅内加水同煮，熟后将鸡蛋打碎，入锅中，加油、盐调味，即可食用。用于阴茎癌火毒内盛耗阴伤津证。

（19）猪肾车前粥：将车前子 45 克装袋并缝合，加水煎取药液，与猪肾 1 只（去膜切碎），大米 100 克，一起煮粥食用。功效：解毒利湿，滋养肝肾。用于阴茎癌肝肾阴虚夹湿者。

（20）芝麻木耳红枣粥：黑芝麻 10 克捣碎，黑木耳 10 克加水泡发，红枣 15 枚，与大米 60 克一起煮粥服，可加红糖适量。功效：益气养血。适用于阴茎癌气血亏虚者。

（21）姜汁牛奶饮：鲜生姜汁 5 毫升，鲜牛奶 250 毫升，白糖适量。将姜汁、牛奶、白糖一起放入砂锅内煮沸，即可饮用。早晚分服。功效：散寒和胃，止吐，抗癌。适用于阴茎癌胃寒呕吐者。

（22）沙参薏米粥：沙参 15 克，薏米 40 克，旋覆花 10 克，莱菔子 15 克。将沙参、旋覆花、莱菔子装入布袋中，与薏米同入锅中，加水适量，大火煮沸，改小火煮至薏米熟烂，去布袋即成。早晚分食。功效：养阴健脾，消食降逆。主治阴茎癌放化疗后阴虚、脾胃不和者。

（23）乌龟汤：乌龟 1 只（约 300 克）加香菇、黑木耳适量清炖，饮汤食龟肉。适用于阴茎癌伴有烦热口干、小便短赤者。

（24）河蟹豆腐羹：河蟹剔除蟹肉，豆腐做羹，放入蟹肉，共烧，制成蟹肉豆腐羹。经常食用。适用于阴茎癌放疗后体倦乏力、口干少津者。

（25）土茯苓粥：土茯苓 50 克，煎水，以此水煮粥，经常食用。适用于阴茎癌溃烂渗液较多者。

（26）忍冬藤绿豆汤：忍冬藤 30 克，煎水，以此水煮绿豆，至绿豆烂，服食绿豆汤。适用于阴茎癌硬结溃破流血性分泌物者。

（27）山慈菇绿豆汤：山慈菇 30 克，煮水，以此水煮绿豆至绿豆烂，加入少许白糖。经常食用。适用于阴茎癌硬结溃疡红肿疼痛者。

（28）加味三妙粥：黄柏 30 克，苍术 15 克，怀牛膝 15 克，土茯苓 30 克，共煎取汁，以此水煮粥，经常食用。适用于阴茎癌溃烂红肿、渗液恶臭者。

（29）香椿拌豆腐：新鲜香椿剁成末，用盐、麻油拌和，再加入豆腐拌和。适用于阴茎癌菜花状溃破恶臭者。

（30）蛇肉汤：蛇肉 200 克煮汤，食蛇肉喝汤。适用于阴茎癌溃烂经久不愈者。

第十章　泌尿系统肿瘤

第一节　肾　　癌

[概述]

肾癌是发生于肾脏实质细胞、肾盂移行上皮细胞的恶性肿瘤。学术名词全称为肾细胞癌，简称为肾癌。临床表现为反复发作的无痛性全程血尿，腰部疼痛及腰腹部肿块，部分患者可伴有发热、贫血、高血压。晚期可发生脑、骨、肺等脏器的转移。

肾癌约占成人恶性肿瘤的 2%~3%，占成人肾脏恶性肿瘤的 80%~90%。世界范围内各国或各地区的发病率各不相同，总体上发达国家发病率高于发展中国家，城市地区高于农村地区，男性多于女性，男女患者比例约为 2：1，发病年龄可见于各年龄段，高发年龄 50~70 岁。据全国肿瘤防治研究办公室和卫生部卫生统计信息中心统计我国试点市、县肿瘤发病及死亡资料显示我国肾癌发病率呈逐年上升趋势，至 2008 年已经成为我国男性恶性肿瘤发病率第 10 位。

[诊断要点]

1. 病史

血尿、腰痛、疼痛、腰部肿块等；或不明原因的发热，或刚发觉时已转移，有乏力、体重减轻、食欲不振、贫血、咳嗽和咳血等肺部症状；以及肿瘤内分泌活动而引起的括红细胞增多症、高血压、低血压、高钙血症、发热综合症等。

2. 生化检查

全血细胞检查、尿常规、肝功能、尿素氮、肌酐、血钙、血糖、血沉、碱性磷酸酶和乳酸脱氢酶等。目前，尚无公认的可用于临床诊断肾癌的肿瘤标记物。

3. 肾癌的临床诊断主要依靠影像学检查，确诊则需病理学检查

常用影像学检查项目包括：胸部 X 线片(正、侧位)、腹部超声、腹部 CT、腹部 MRI 检查，PET 或 PET-CT 检查一般很少用于诊断肾癌，多是用于晚期肾癌患者以便能发现远处转移病灶或用于对进行化疗、分子靶向治疗或放疗患者的疗效评定。

4. 对未行 CT 增强扫描，无法评价对侧肾功能者应行核素肾血流图或静脉尿路造影检查。有下列三项内容之一的肾癌者应该进行核素骨显像检查

(1)有相应骨症状。

(2)碱性磷酸酶高。

(3)临床分期 ≥ Ⅲ 期。

5. 对胸部 X 线片上显示肺部有可疑结节或临床分期 ≥ Ⅲ 期的肾癌患者应进行胸部 CT 扫描检查。对有头痛或相应神经系统症状的肾癌患者还应该进行头部 MRI、CT 扫描检查

6. 由于影像学检查诊断肾癌的符合率高达 90% 以上，而肾穿刺活检病理检查诊断肾癌的价值有限，所以通常不做肾穿刺活检检查。但对影像学诊断难以判定性质的小肿瘤患者，可以选择行保留肾单位手术或定期(1~3 个月)随诊检查。对年老体弱或有手术禁忌证的肾癌患者或不能手术的晚期肾癌且需能量消融治疗(如射频消融、冷冻消融等)或化疗的患者，治疗前为明确诊断，可选择肾穿刺活检获取病理诊断。

肾癌属中医"肾积"、"溺血"、"腰痛"等范畴。中医认为本病多因肾气不足，水湿不化，湿毒内生结聚与肾府；或过食油腻或饮酒过度，酿生湿热，湿热下注，气滞血瘀，郁结于水道，内外合邪日久形成癥积

痞块。

［中医饮食养生原则和方法］

1. 饮食原则

（1）戒烟戒酒，保持良好的心态。

（2）避免接触有害物质：如重金属、煤炭、化学染色物和石油化工产品以及放射线等。

（3）食物：多食水果、蔬菜，减少乳制品、脂肪、高蛋白摄入。咖啡、女性激素(雌激素)等增加肾癌风险，应减少摄入。

2. 中医辨证分型及治法

（1）湿热下注证。

临床表现：尿血，腰痛或腰腹疼痛，大便秘结，口苦，舌红，苔黄，脉数。

治法：清热利湿，凉血止血，通淋止痛。

（2）心肾阴虚证。

临床表现：腰部包块较小，边缘清楚，质中硬，固定不移，腰痛喜按，心慌，手足心热，小便色黄带红，舌尖红，苔薄，脉沉细。

治法：滋阴补肾，凉血止血。

（3）肾阳虚衰证。

主证：腰部肿块明显，尿血不多，腰痛，四肢不温，溲清便溏，舌淡苔薄，脉沉细。

治法：温阳补肾，祛瘀解毒。

（4）气血双亏证。

主证：肾癌患者腰部或腹部包块日见增大，腰痛加剧，伴有乏力气短，心悸心烦，面色苍白，贫血消瘦，口干，低热，脉沉细数，舌淡有瘀点，苔白或黄。

治法：补气养血，化瘀解毒。

3. 食疗方

（1）枸杞甲鱼瘦肉汤：枸杞子 30 克，甲鱼 1 只(约 500 克)，猪瘦肉 150 克。先放甲鱼在热水中游动，使其排尿后，杀死切开，去内脏，洗净切块，加清水适量，与枸杞子、猪瘦肉共炖烂熟，分 2~3 次服完。适用于肾癌气血亏虚者。

（2）枸杞海参瘦肉煎：枸杞子 15 克，海参 250 克，猪瘦肉 100 克。先将海参浸透，剖洗干净，然后与猪瘦肉均切成片状，加水适量共煮至烂熟，调味食用，分次服完。适用于肾癌气血亏虚者。

（3）香菇虫草炖鸡：香菇 20 克，冬虫夏草 15 克，未下蛋母鸡 1 只（约 1000 克）。香菇去蒂，并去鸡毛及头脚和内脏，纳香菇、冬虫夏草入鸡腹，竹签缝口，加水适量慢火炖 2 小时，调味服食，可分 2~3 次服完。适用于肾癌肾阳不足者。

（4）牛奶蛋清莲子糊：鲜牛奶 250 毫升，鲜鸡蛋 2 个，石莲子 50 克。将石莲子磨粉，加水适量煮莲子粉成糊状，放入冰糖或白砂糖调味，再放入牛奶和鸡蛋清拌匀，煮沸即可服食。每日或隔日 1 次。适用于适用于肾癌术后者。

（5）内金谷姜兔肉汤：鸡内金 12 克，谷芽 30 克，生姜 3 片，兔肉 100 克。加水适量共煲汤，少量盐调味，喝汤吃肉。每日或隔日 1 次。适用于肾癌脾肾亏虚者。

（6）砂仁淮山炖猪肚：砂仁 15 克，淮山药 50 克，猪肚 1 只。砂仁打破，猪肚洗净并去除脂肪。将砂仁、淮山药纳人猪肚内，加水适量，慢火炖至猪肚烂熟，少量盐调味，喝汤或佐膳。适用于肾癌湿浊内盛者。

放疗期间的食疗配方：

（7）燕窝炖洋参：燕窝 6 克，西洋参 9 克。燕窝用温水泡后去燕毛，西洋参切片，加清水适量，隔水炖 12 小时后服用。适用于肾癌放疗后体虚者。

（8）梨汁蔗浆荸荠露：雪梨汁 1 份，甘蔗汁 2 份，荸荠 1 份。三者和匀冷服，或加热后温服。适用于肾癌术后或放疗后阴虚口干者。

（9）黄芪枸杞煲水鱼：黄芪 30 克，枸杞子 20 克，水鱼 1 只（约 500

克）。用纱布包黄芪，去鱼鳞及内脏，洗净切块。加水适量炖熟烂，去黄芪渣，油、盐少许调味分次服用。适用于肾癌放疗后或术后气虚肾亏者。

（10）乌龟猪蹄人参汤：乌龟 1 只（约 150 克～250 克），猪蹄 250 克，人参 10 克。先用沸水烫乌龟使其排尽尿液，截去头爪，去除内脏，洗净后与猪蹄均切块。加水适量，慢火炖熟烂，分次服用。适用于肾癌放疗或术后气血亏虚者。

（11）蒸腰花：猪腰子 2 个，洗净，去其腥味，切成片，放入适量的香菇、黑木耳，加老酒少许，蒸至熟。经常食用。适用于肾癌术后腰酸、腰痛、乏力者。

（12）杜仲核桃酥：杜仲 30 克，煎汤，以此汤煮核桃仁 60 克，加少许糖，至桃仁酥烂、汁干，即成。经常食用。适用于肾癌术后肾虚腰腿酸软者。

（13）大蒜叶炒豆腐：大蒜叶 250 克切碎，豆腐 250 克切块，共炒食用。适用于肾癌小便不利者。

（14）荸荠海蜇羹：荸荠 100 克，海蜇 30 克，均切成小块，共煮成羹，加少许糖调味，时时食用。适用于肾癌血尿或排尿不畅者。

（15）蚕豆花茶：蚕豆花 30 克，泡茶，时时饮用。适用于肾癌血尿者。

（16）茉莉花茶：茉莉花茶每次 10 克，开水泡服，时时饮用。适用于各类肾癌者。

（17）绿茶荷叶饮：绿茶 10 克，鲜荷叶 30 克，与茶叶共煮一沸，时时饮用。适用于肾癌血尿、尿少涩痛者。

（18）豌豆汤：豌豆 60 克，煮汤，加少许盐，饮汤食豌豆。适用于肾癌有血尿者。

（19）凉拌黄瓜：黄瓜 2 条切片，加入大蒜泥、盐少许，共拌和，任意食用。适用于肾癌未能手术者。

（20）凉拌番茄：番茄 250 克切片，加入大蒜泥、盐适量，共拌和，任意食用。适用于肾癌未能手术者。

（21）菟丝桑葚枸杞汤：菟丝子 30 克，桑葚 30 克，共煎汤，以此汤煮枸杞子 60 克，加入白糖少许，煮至汤汁干，食枸杞子。时时食用。适用于肾癌术后肾虚者。

第二节　膀胱癌

[概述]

膀胱癌是指发生在膀胱黏膜上的恶性肿瘤。是泌尿系统最常见的恶性肿瘤，也是全身十大常见肿瘤之一。占我国泌尿生殖系肿瘤发病率的第一位，而在西方其发病率仅次于前列腺癌，居第 2 位。2012 年全国肿瘤登记地区膀胱癌的发病率为 6.61/10 万，列恶性肿瘤发病率的第 9 位。膀胱癌可发生于任何年龄，甚至于儿童。其发病率随年龄增长而增加，高发年龄 50~70 岁。男性膀胱癌发病率为女性的 3~4 倍。既往将膀胱黏膜上皮称为移行细胞，1998 年 WHO 与国际泌尿病理学会联合建议用尿路上皮一词代替移行细胞一词，以区别于在鼻腔以及卵巢内的移行上皮，使尿路上皮成为尿路系统的专有名词。2004 年 WHO《泌尿系统及男性生殖器官肿瘤病理学和遗传学》中尿路系统肿瘤组织学分类中膀胱癌的病理类型包括膀胱尿路上皮癌、膀胱鳞状细胞癌、膀胱腺癌，其他罕见的还有膀胱透明细胞癌、膀胱小细胞癌、膀胱类癌。其中最常见的是膀胱尿路上皮癌，约占膀胱癌患者总数的 90% 以上，通常所说的膀胱癌就是指膀胱尿路上皮癌，既往被称为膀胱移行细胞癌。本病病因可能与化学致癌物、内源性色氨酸代谢异常、吸烟及病毒等因素有关。

本病属中医学"溺血"、"血淋"等范畴。中医认为肾气亏虚、热毒蕴结膀胱是膀胱癌的发病机制。

[诊断要点]

1. 年龄 40 岁以上，出现无痛性肉眼血尿，应考虑到泌尿系肿瘤的

可能性，特别是膀胱癌

2. 生化检查：尿常规、尿脱落细胞学、尿肿瘤标记物、腹部和盆腔 B 超等

3. 根据上述检查结果决定是否行膀胱镜、静脉尿路造影、盆腔 CT 或盆腔 MRI 等检查。其中，膀胱镜检查是诊断膀胱癌的最主要方法

[中医饮食养身原则和方法]

1. 饮食原则

（1）尿道梗阻宜吃海带、紫菜、青蟹等。

（2）宜多吃具有抗膀胱和尿道肿瘤作用的食物，如蟾蜍、田螺、海带、紫菜、玳瑁、甲鱼、乌龟、海蜇、水蛇、薏米、菱角、核桃、羊肾、猪腰、刀豆、沙虫、鲈鱼、鲇鱼。

（3）出血宜吃芹菜、金针菜、韭菜、冬瓜、乌梅、柿饼、芝麻、莲子、海参、老鼠肉。

（4）感染宜吃黄鱼鳔、鲨鱼翅、水蛇、鸽子、海蜇、藕粉、荞麦、马兰头、地耳(地皮菜)、大头菜、橄榄、茄子、无花果、绿豆芽、豆浆、苋菜、紫菜、泥鳅。

（5）饮食禁忌：忌霉变、油煎、肥腻食物。忌烟、酒、咖啡、可可，忌辛辣、燥热动血的食物。

2. 中医辨证分型及治法

（1）湿热下注证。

临床表现：小便黄赤，灼热，口渴，心烦，腰膝酸楚，下肢浮肿，或小便淋沥，短少，甚则不通，小腹胀满，舌红苔黄腻，脉细数。

治法：清热利湿，凉血止血。

（2）寒湿蕴结证。

临床表现：小便滴沥不尽或尿频溲长，尿色淡红，偶挟血块，四肢厥冷，畏寒，小腹胀满，形体虚胖，面色㿠白，舌淡胖，苔白微腻，脉沉细。

治法：利水渗湿，温阳化气。

（3）瘀毒蕴结证。

临床表现：腹痛剧烈，小便不通，尿色暗红，挟杂血块，舌质紫暗，有瘀点，苔黑，脉涩弦。

治法：活血化瘀，散结止痛。

（4）气血两虚证。

临床表现：无痛性血尿，排便无力，头晕，面色淡白，精神不振，四肢倦怠，纳差，舌淡苔白，脉细无力。

治法：益气养血，健脾益肾。

（5）肝肾阴虚证。

临床表现：尿血时久，小便短赤，腰膝酸软，五心烦热，夜有盗汗，身形消瘦，舌红苔薄，脉细数。

治法：滋补肝肾，凉血止血。

3. 食疗选方

（1）大麦米粥：大麦米 75～100g，白糖或红糖少许。将大麦米加水煮粥，熟时加白糖或红糖调匀即可。患者可用粥作早餐或点心来食用。适用于膀胱癌湿热下注小便淋漓不尽者。

（2）马齿苋煮兔肉：取鲜马齿苋 120g，兔肉 250g，将兔肉切块，与马齿苋一同加水煮熟，用盐调味即成。饮汤食肉，常服能抗癌防癌。适用于膀胱癌湿热下注兼有体虚者。

（3）丝瓜鸭血汤：丝瓜 100g，鸭血块 100g，将丝瓜洗净、去皮、切块，同鸭血一起加调料煮熟即可。喝汤吃肉，能清热利湿、解毒。适用于膀胱癌湿热下注者。

（4）葡萄鲜藕生地汁：鲜葡萄榨汁 100g、鲜莲藕榨汁 100g、鲜生地榨汁 60g。将以上汁液混合，放入瓦罐中煮沸，加入适量蜜糖即可。患者应温服，适用于膀胱癌导致的血尿及尿痛等症状。

（5）蜜炙萝卜：鲜萝卜 100g，白蜜 50g。将萝卜切片，用适量白蜜腌一会儿后放在铁板上炙干，再蘸蜜反复炙，直到 50g 白蜜用尽即可。待萝卜冷后配淡盐水食用，用时应细嚼慢咽。适用于膀胱癌造成的尿痛。

（6）西瓜葡萄酒：西瓜 1 个，葡萄干 1 碗。将西瓜近瓜蒂部切下一块备用。将洗净控干水分的葡萄干倒入掏松的瓜瓤里，将切下的一块盖在瓜上，糊以泥巴封住，放置阴凉处，待 10 天以后除去泥巴，揭掉盖子，倾出汁液，即为含微量乙醇的西瓜葡萄酒。适用于膀胱癌小便不利者。

（7）清蒸桃胶：桃胶 10g，冰糖适量。将桃胶放碗中，稍加清水和糖。放蒸笼中，清蒸 20 分钟。若有糖尿病者，可不用冰糖，改用玉米须 30g。适用于膀胱癌血尿者。

（8）金银花车前草饮：金银花 60g，车前草 50g。先将金银花、车前草分别捡杂，洗净，晾干或晒干，切成碎小段或切碎，同放入砂锅，浸泡片刻后，大火煎开，改小火，每次 30 分钟，合并 2 次煎液，用洁净纱布滤汁回入砂锅，用小火浓缩至 200ml，即成。每次服用 20 毫升，每天 3 次。适用于膀胱癌有尿路感染者。

（9）绿茶：上好绿茶 10~20 克，每日泡饮，频频饮用。适用于膀胱癌手术后，或未经手术者。

（10）土茯苓藿香汤：土茯苓 30 克，鲜藿香 5 克，共煎汤。频频饮用。适用于膀胱癌未能手术，有尿频、尿痛或尿血者。

（11）鸭子汤：鸭子 1 只，煮汤，加入豆腐，略煮，食肉和豆腐，喝汤。适用于膀胱癌有尿频、尿急、尿痛者。

（12）车前子汤：车前子 30 克，以此汤煮韭菜 100 克，至韭菜烂，饮汤。适用于膀胱癌有尿频、尿短者。

（13）豆豉空心菜汤：豆豉 30 克，煮汤，再放入空心菜 100 克、海带切丝 100 克，共煮，饮汤，食菜及海带。适用于膀胱癌有尿频及尿血者。

（14）番茄生菜沙拉：番茄切成小块用色拉沙司拌匀，用生菜叶包裹食用。适用于膀胱癌小便不利者。

（15）生地竹叶粥：生地 30 克，竹叶 10 克，通草 5 克，生甘草 5

克，共煎汤，以此汤煮粥，食用。适用于膀胱癌尿道灼热、尿血、尿痛者。

（16）竹叶佛手汤：鲜竹叶 10 克，佛手 10 克，共煎代茶饮。适用于膀胱癌有尿血者。

（17）绿豆米仁芡实汤：绿豆 100 克，薏苡仁 100 克，芡实 200 克，共煮汤至绿豆烂，食用。适用于膀胱癌小便淋漓不尽者。

（18）三妙粥：黄柏 10 克，苍术 10 克，怀牛膝 10 克，共煎汤，以此汤煮粥。食用时加少许盐。适用于膀胱癌湿热下注舌苔黄腻、尿频尿血者。

第十一章 白血病

[概述]

白血病是造血组织的恶性肿瘤，其病理特征是在骨髓及其他造血组织中某一类型的幼稚白细胞发生广泛的异常增生。该病约占癌肿总发病率的5%左右，是儿童和青年中最常见的一种恶性肿瘤。我国年发病率为2.76/10万，大部分地区的发病率与全国发病率相比无明显差别，但油田和污染地区的发病率明显增高，大城市的发病率高于农村。年龄发病率曲线发现5岁以下及15~20岁有两个小高峰，在40岁以后随年龄增加发病率逐年升高，高峰年龄在60岁以后，男性发病率略高于女性。白血病分为两型，急性白血病和慢性白血病。两型均可见到贫血、发热、感染及出血等表现，急性白血病尚由于白血病细胞浸润不同组织而产生不同症状。

根据临床表现，本病属于中医"虚劳"、"血证"等范畴。本病的发生由于先天禀赋不足，后天失养，致使脏腑功能失调，正气虚弱，邪毒内侵，内耗真气精血，阴阳失调，正气衰败，易受外邪侵袭，血液统摄无权或热迫血行。

[诊断要点]

1. 急性白血病的诊断一般不困难，如白细胞显著增高，周围血液有大量白血病细胞，一般血涂片即可明确诊断；但对白细胞不增多性白血病，则必须借助骨髓检查才能明确诊断。根据年龄、血象、骨髓象以及淋巴结肿大等表现多可对慢性白血病做出诊断，早期病理可利用淋巴

结活检、细胞超微结构及免疫学检查帮助确诊

2. 白血病的分型诊断甚为重要

3. 辅助检查：急性白血病可见骨髓象呈增生活跃、明显活跃或极度活跃，分类中原始和幼稚细胞大量增生，而正常造血细胞如幼红细胞和巨核细胞则明显受抑制。慢性粒细胞白血病可见有核细胞极度增生，以粒细胞占优势。慢性淋巴细胞白血病可见大量成熟小淋巴细胞，约占50%~80%，原粒和幼淋细胞少见，红、粒及巨核细胞系生成受抑

[中医饮食养生原则和方法]

1. 饮食原则

（1）白血病是一类恶性度极高的血液系统肿瘤。对人体消耗极大，因此及时补充足够的营养，是减缓病情保证治疗的根本措施之一。要给予充足的蛋白质、维生素、糖类和矿物质。

（2）白血病多见发热症状，易伤阴耗气，故忌吃辛辣香燥之辣椒、醇酒，少食虾、蟹、羊肉、狗肉及煎炸过度食品，多用含水多津，清淡甘凉的汁、乳、粥、羹、汤类食品。

（3）晚期患者多为气血大伤，阴阳俱虚，脏腑失和，胃气衰败，治之宜以开胃进食、益气健运为主，不宜峻补。

2. 中医辨证分型及治法

（1）热毒炽盛。

临床表现：发病急骤，高热不退，汗出不解，口渴思饮，烦躁不宁，斑疹瘀片，唇绀齿污，鼻衄不止，尿血便黑，大便秘结，小便短赤，舌质红绛，苔黄厚腻，脉洪而数。

治法：凉血解毒，寒凉甘润。

（2）痰瘀互结。

临床表现：本证多见于慢性白血病，肝脾肿大，颈腋痰核流注，面色萎黄，气短乏力，低热盗汗，时有齿龈、鼻腔、皮下出血，或呕血、尿血、便血，舌淡黯有瘀斑，脉弦滑或细涩。

治法：化痰软坚。

（3）阴虚血热。

临床表现：疲乏无力，面色无华，五心烦热，腰膝酸软，低热盗汗，心悸失眠，或有吐衄便血，或兼痰核结块，舌红少苔，脉细数。

治法：养阴凉血止血。

（4）气血两虚。

临床表现：面色苍白，唇甲无华，乏力气短，萎靡嗜卧，心悸头眩，面目虚浮，足胫浮肿，低热心烦，自汗盗汗，厌食纳减，后有出血瘀斑，舌质淡胖，苔少，脉濡细数。

治法：补气养血。

3. 食疗选方

（1）白虎增液粥：生石膏 50g，知母 15g，玄参 15g，麦门冬 15g，生地 20g，粳米 50g，冰糖适量。先煮石膏 15 分钟，后入诸药煎煮，取汁两碗，充分过滤澄清。粳米洗过，与药汁同煮成粥，入冰糖即可。温服，1 日 2 次。适用于白血病热毒炽盛者。

（2）六汁饮：雪梨、荸荠、鲜芦根、鲜麦冬、鲜藕、甘蔗各 200g（由于时令或条件限制，缺一二味时，可以干品煎汤代之）。将诸品分别洗净、切碎、压榨取汁，混合即可。代茶频饮。适用于白血病热毒炽盛者。

（3）雪羹汤：海蜇皮 100g，荸荠 150g，砂糖适量。海蜇皮充分漂洗切碎，文火煎煮半小时。荸荠洗净去皮切碎入煎，沸后 10 分钟离火，加糖适量。1 日 3 餐作菜肴服。适用于白血病痰瘀互结者。

（4）海带紫菜粥：海带丝 10g，紫菜 10g，调料适量。将上两物冲入沸水 300ml，煮沸 5～10 分钟，入麻油、味精、陈醋适量，佐餐食服。适用于白血病肝脾肿大者。

（5）二冬银耳羹：天门冬 100g，麦门冬 100g，银耳 50g，蜂蜜 50g。天门冬、麦门冬洗净，加水 1.5kg，文火煎煮 1 小时，取汁入银耳，文火隔水炖 1～2 小时至银耳烂熟入蜜，熬稠后冷藏。每次 2 匙，1 日 3 次。适用于白血病阴虚血热者。

（6）百合地黄粥：百合 50g，生地黄 50g，粳米 50g，冰糖 20g。分别洗净，先煮地黄半小时取汁，入百合、粳米，如常法煮成粥，入冰糖即成。温服，1 日 2 次。适用于白血病阴虚血热者。

（7）黄芪当归羊肉汤：黄芪 30g、当归 15g，鲜羊肉 250g，调料适量。黄芪、当归洗净入布包，羊肉切 1.5cm 块，加入水及调料，文火炖至羊肉熟烂，去归、芪备用。以汤为主，兼食羊肉，1 日 3 次分服之。对白血病气血两虚者。

（8）清蒸紫河车：新鲜胎盘一具，调料适量。胎盘洗净切碎，加葱、姜、盐等调味品及适量水，置锅内蒸至熟烂，佐餐食服。适用于晚期白血病气血两虚者。

（9）荠菜汤：鲜嫩荠菜 100～200g，洗净切碎，压轧取汁，粳米 50g，常法煮粥待熟，入菜汁，加糖或入油、盐食服。适用于白血病热毒炽热，气血两燔者。

（10）芋头粥：芋头 100g 洗净，去毛刮皮切块，加入粳米 50g，常法煮成粥，加入白糖食用。适用于白血病痰瘀结聚者。

（11）二至膏：女贞子 250g，旱莲草 250g，入大砂锅。加水 1.5 公斤，文火煎煮 1 小时，取汁入白蜜 100g，文火熬令稠，冷藏。每日 1～2 匙，一日 2～3 次。适用于白血病阴虚血热者。

（12）桑葚蜜膏：鲜桑葚 1000g，蜂蜜 300g。将桑葚洗净加水煎煮，每 30 分钟取煎液一次，加水再煮，共取液 2 次后合并，以小火煎至浓稠时加蜂蜜至沸停火，装瓶备用。每次 1 汤匙，每天 2 次，以沸水冲化饮服。适用于白血病阴虚血热者。

（13）猪皮阿胶红枣汤：鲜猪皮 100g 刮去脂，红枣 10 枚洗净。二者加水 1 升。文火炖至猪皮熟烂，捣碎去枣核，入阿胶 15g，红糖 20g 令完全溶化，分两次服用。适用于白血病阴虚血热者。

（14）鸡冠蛋花汤：白鸡冠花 15～30g，鸡蛋 1～2 只。先以清水 2 碗煎煮鸡冠花至剩 1 碗时，去药渣后打入鸡蛋再煮熟，吃蛋喝汤。每天 1 次，连服 3～4 天。适用于白血病阴虚血热者。

（15）糖饯加味红枣：干红枣 50g，花生米 100g，红砂糖 50g。将干红枣洗净，用温水泡发，花生米略煮一下，放凉，把皮剥下。把泡发的红枣和花生皮同放在煮花生米的水中，再加冷水适量，用小火煮半小时左右，捞出花生米，加红砂糖，待糖溶化后，收汁即可，食红枣。适用于白血病气血两虚者。

（16）凉拌丝瓜：鲜嫩丝瓜 1~2 条，麻油、精盐、味精。丝瓜洗净，入沸水焯过，切成细丝，入麻油、精盐、味精拌匀即可。1 日 3 餐佐餐食服。攻效：清热解毒，适用于白血病热毒炽盛者。

（17）鸭血汤：鸭血煮汤，撒上葱花或蒜叶。经常食用。适用于各类白血病患者。

（18）鸡血汤：鸡血煮汤，撒上葱花或蒜叶。时常食用。适用于各类白血病患者。

（19）鸡血豆腐汤：鸡血 200 克，豆腐 200 克，共煮汤，加少许油、盐。适用于各类白血病伴有发热者。

（20）紫苏蟹肉：紫苏叶 30 克，煎汤。蟹肉 50 克，蒸熟，酱油、醋、蒜泥拌和。食蟹肉，饮苏叶汤，每日 1~2 次。适用于白血病恶寒发热而不出汗者。

（21）香菜炒肉丝：香菜 100 克，猪瘦肉 250 克切丝，共炒至肉丝熟。经常食用。适用于白血病有恶寒发热而体力较差者。

（22）双石粥：生石膏 100 克，寒水石 50 克，共煎汤，以此汤煮粥。适用于白血病发热较高或发热有汗者。若发热伴有恶寒者，粥宜热食，食后卧床覆被，得以微汗为宜。如发热不恶寒，可凉饮。有汗者，更宜凉食。

（23）生地丹皮粥：生地 50 克，牡丹皮 10 克，赤芍 10 克，共煎汤，以汤煮粥。适用于白血病发热兼有皮下出血者。

（24）花生汤：连衣花生仁适量，煮汤至花生烂。饮汤食连衣花生。适用于白血病有出血倾向或贫血者。

（25）红枣黑木耳汤：红枣 50 克，黑木耳 30 克，共煮汤，加入白糖，饮汤食枣及黑木耳，经常食用。适用于白血病有贫血气血亏虚者。

（26）牛骨髓饼：牛骨髓 250 克，面粉 500 克，牛骨髓拌面粉，制成饼，烤食。食食蘸以白糖。适用于白血病气血精亏者。

（27）鱼肚羹：鱼肚适量，煮羹食用。适用于白血病气血不足者。

（28）花生栗子汤：花生 20 克，栗子 20 克，白果 10 克，赤小豆 20 克，共煮烂，每日 1 次服食。适用于白血病气血亏虚有少量出血、体力不足者。

第十二章　恶性淋巴瘤

[概述]

恶性淋巴瘤(malignant lymphoma，ML)是一组起源于淋巴造血系统的恶性肿瘤的总称，其主要临床表现是无痛性淋巴结肿大，全身各组织器官均可受累。淋巴瘤患者在发现淋巴结肿大前或同时可出现发热、盗汗、消瘦、皮肤瘙痒等全身症状。本病是恶性肿瘤病毒病因的重点研究对象。其中一些类型与病毒的关系已有定论。其发病率在中国居恶性肿瘤11~13位。欧美、澳大利亚等西方国家发病率高达11~18/10万，比各类白血病的总和还略高。美国每年至少发现新病例3万人以上。中国近年来，新病例逐年上升，达2.5万。

传统医学对恶性淋巴瘤的认识追溯到数百年前的明代。在《证治准绳》、《外科正宗》、《外科证治全生集》等古医籍中，描写到一些病症，其病因、病机、症状、体征、发展、预后等与恶性淋巴瘤有许多相似之处。

恶性淋巴瘤在传统医学中称谓不一。本病属中医学"石疽"、"阴疽"、"恶淋"、"恶核"、"失荣"、"瘰疬"等范畴。中医认为内因忧思郁怒，肝气郁结，肝肾阴虚、气血两亏；外因风热邪毒乘虚侵袭，形成气滞血瘀、痰气凝聚，日久成积而成。

[诊断要点]

1. 病理学检查：淋巴结、皮肤、肝脾活检。并通过单克隆抗体和免疫组化法区别肿瘤来源于T细胞或B细胞

2. 骨髓穿刺及活检(最好取双髂嵴)

3. 血常规检查：包括血红蛋白、白细胞计数与分类(注意有无恶性细胞)、血小板计数、血沉等

4. 血液生化检查：包括血清蛋白电泳等

5. 血清免疫球蛋白检查

6. 放射学检查：胸部正侧位 X 线片等

7. 浆膜腔积液的细胞学检查

8. 细胞免疫功能检查：巨噬细胞、T 淋巴细胞亚型、NK 细胞和 OT 试验等

9. 超声检查：腹部、盆腔、淋巴结等

10. 以下检查必要时进行

①腹部体层摄影、消化道造影、胸部 CT(增强)、腹部 CT、MRI 检查等；②核医学检查如骨 ECT 等；③腰椎穿刺及脑脊液检查；④双下肢淋巴管造影；⑤部腹探查：只在有选择性病例中进行，尤其对 NHL 更应慎重。

[中医饮食养生原则和方法]

1. 饮食原则

(1)饮食宜清淡：胃部恶性淋巴瘤患者应该坚持吃一些清淡、容易消化、营养丰富的食物，更要做到合理膳食、平衡调配、注意荤素搭配、粗细搭配、食物品种多样化。

(2)远离刺激性食物及发物：不要喝兴奋性饮料，少吃葱、蒜、姜、桂皮等辛辣刺激性食物，对于一些肥腻、油煎、霉变、腌制食物、公鸡、猪头肉等发物以及海鲜也不宜食用。

(3)有益食物：应该多吃鹅血、蘑菇、桂圆、黄鳝、核桃、甲鱼、乌龟、猕猴桃、莼菜、金针菜、大枣、葵花籽、苹果、鲤鱼、绿豆、黄豆、赤豆、虾、蟹、银豆、泥鳅、塘虱、鲩鱼、马哈鱼、绿茶、田螺等食物。

(4)发热宜吃蔬菜：选择吃一些黄瓜、冬瓜、苦瓜、莴苣、茄子、

发菜、百合、苋菜、荠菜、蕹菜(空心菜)、石花菜、马齿苋、梅、西瓜、菠萝、梨、柿、橘、柠檬、橄榄、桑葚子、荸荠、鸭、青鱼等食物。

2. 中医辨证分型及治法

(1)寒痰凝滞证。

临床表现：颈项耳下淋巴结肿大，不痛不痒，皮色不变，坚硬如石，不伴发热，面色苍白，神疲乏力，脉沉细，苔薄白。

治法：温化寒凝，化痰解毒。

(2)气郁痰结证。

临床表现：胸闷不舒，两肋作胀，脘腹结瘤，颈腋及腹股沟等处作核累累，皮下硬结，消瘦乏力。舌质淡红，苔白，或舌有瘀点，脉沉弦或弦滑。

治法：舒肝解郁，化痰散结。

(3)肝肾阴虚证。

临床表现：五心烦热，午后潮热，腰酸腿软，疲乏无力，纳少胃呆，面色欠华，形体消瘦，多处淋巴结肿大。舌质红或淡红，薄白苔，脉细数而弱。

治法：滋补肝肾，补养气血。

(4)血热瘀毒证。

临床表现：发烧不解，时有盗汗，肿物不断增大，有时皮肤瘙痒，出现硬结或红斑，口干舌燥，烦躁不安，大便干或燥结，舌质红或暗紫，苔黄腻或光绛无苔，脉细而数或细弦。

治法：凉血化瘀，清热解毒。

3. 食疗选方

(1)炖南瓜：南瓜150克，水适量，调料少许，炖至无水时服用。适用于恶性淋巴瘤脾胃虚弱者。

(2)甘蔗汁：甘蔗2节，榨汁饮。适用于恶性淋巴瘤血热瘀毒证。

(3)炒芦笋：芦笋200克，加入适当调料炒熟即可食用。适用于恶性淋巴瘤血热瘀毒证。

（4）生姜粥：煮粥将成时，加入盐少许，生姜3~5片，略沸，即可食用。适用于淋巴瘤化疗时恶心者。

（5）生姜片：生姜切成片，一次一片生姜含入口中，慢慢含咽，适用于恶性淋巴瘤化疗时呕吐者。

（6）绿茶饭：绿茶100克煎汤，以此汤煮饭。经常食用。适用于恶性淋巴瘤化疗中热放退而胃纳不佳者。

（7）煮花生：花生连衣煮，至花生烂后，连花生衣一起食用。适用于恶性淋巴瘤化疗后血小板减少者。

（8）佛手山楂汤：新鲜佛手、生山楂各50克共煮水，以此水代茶饮。时时饮用。适用于恶性淋巴瘤化疗后胃纳不佳者。

（9）寒水石煮豆豉：寒水石50克，以此水煮豆豉至水汁干，时常食用。适用于恶性淋巴瘤有发热者。

（10）二石粥：寒水石30克，生石膏50克，紫苏叶10克，豆豉30克，共煮汤，以此汤代水煮粥。食粥时趁热吃，取微汗。适用于恶性淋巴瘤有恶寒发热者。

（11）归芪地柏粥：黄芪50克，当归10克，生地50克，黄柏15克，共煎汤。以此汤煮粥。时常食用。适用于恶性淋巴瘤气阴两虚夜间汗出较多者。

（12）米仁炖鲫鱼：鲫鱼300克，去内脏，洗净，腹内放入切碎之香菇，加已煮熟的米仁清炖。待鲫鱼熟烂后食用。适用于恶性淋巴瘤脾胃虚弱气血不足乏力、贫血者。

（13）番茄黄瓜沙拉：番茄200克，黄瓜200克，洋葱30克，大蒜5瓣，共切成小块，用色拉沙司拌和。经常食用。适用于恶性淋巴瘤发热口干者。

（14）果蕉蜜瓜沙拉：苹果200克，香蕉200克，哈密瓜200克，切成小块，用色拉沙司拌和，经常食用。适用于恶性淋巴瘤发热后口干纳差者。

（15）鲜贝莼菜汤：鲜贝煮汤，放入莼菜，制成鲜贝莼菜汤，经常食用。适用于恶性淋巴瘤全身淋巴结肿大者。

（16）豆豉炒青菜：青菜 300 克，豆豉适量，炒至青菜熟，经常食用。适用于恶性淋巴瘤咽痛、声音嘶哑者。

（17）象贝半夏粥：象贝 50 克，法半夏 30 克，生姜 3 克，共煮汤，以此汤煮粥，经常食用。适用于恶性淋巴瘤咳嗽、痰多、气急者。

（18）黄芪升麻粥：黄芪 100 克，升麻 10 克，陈皮 10 克，共煮汤，以此汤煮粥，经常食用。适用于恶性淋巴瘤气短乏力、身体虚弱者。

（19）煮芋头：芋头 250 克，煮熟，去皮食用。功效：补益脾胃，化痰软坚。适用于恶性淋巴瘤化疗后食欲欠佳者。

第十三章　恶性骨肿瘤

[概述]

恶性骨肿瘤也有人称为"骨癌"，一般而言，恶性骨肿瘤又可分为原发性骨肿瘤，继发性骨肿瘤与转移性骨肿瘤三种。原发性骨肿瘤指由局部组织长出的恶性瘤，原发恶性骨肿瘤以骨肉瘤、软骨肉瘤、纤维肉瘤为多见；继发性骨肿瘤则由良性骨瘤转变而来，转移性骨肿瘤则是由其他系统的恶性肿瘤发生远处转移至骨骼的后果，常见的有肺癌，前列腺癌，乳癌，肝癌，甲状腺癌，子宫颈癌，胃癌，结肠癌，肾癌，鼻咽癌等。转移性骨肿瘤多起源于乳腺癌、肺癌、前列腺癌、肾癌及甲状腺癌等。

恶性骨肿瘤在中医里称"骨疽"（骨的良、恶性肿瘤）、"上石疽"（颈淋巴结转移癌及何杰金病）、"缓疽或肉色疽"（软组织恶性肿瘤）、"骨瘤"、"骨痨"、翻花疮等（体表的恶性肿瘤、癌性溃疡）、"肉瘤"（据《千金方》记载所描述相当于软组织恶性肿瘤；按《外科正宗》描述相当于脂肪瘤等良性肿瘤）。

[诊断要点]

1. 与良性骨肿瘤相同，尤应详询疼痛程度、有无夜间疼痛、有无发热、消瘦等全身症状。体检时应注意肿瘤界限是否清楚，有无局部体温升高，有无表浅静脉怒张

2. 全身检查应注意肿瘤是否发生转移，必要时应行 ECT 检查

3. X 线检查应注意骨破坏范围、程度及界限，有无骨膜反应，有

无瘤骨形成及有无软组织阴影。必要时应行 CT、MRI 检查及血管造影

4. 测定血清钙、磷、碱性或酸性磷酸酶，尿本周蛋白等

[中医饮食养生原则和方法]

1. 饮食原则

（1）中医治疗骨肿瘤主要是辨别虚证和实证。虚证以补为主，肾主骨，因此食疗也以补肾的食品为主。

（2）实证则以祛邪为主，包括化瘀和软坚的食品。

2. 中医辨证分型及治法

（1）肾虚骨痿证：以六味地黄、左归丸、右归丸方药为主，加入黄芪、人参、伸筋草、虎骨、续断等补气、强骨药物。

（2）寒痰凝滞证：以补阳还五汤加瓜蒌、半夏、茯苓、苍术、厚朴、山慈菇、青礞石等化湿祛痰药物为主，加入八月札、柴胡、桂枝、制附子、丹参等温阳、行气、活血药；痰瘀互结：以桃红四物为基础，加入海风藤、络石藤、川楝子、延胡索等通络、活血、行气的药物；

（3）脾肾两虚证：以四神散合补中益气汤为基础方加入巴戟天、淫羊霍、远志、山楂、神曲等药物，达到综合调理内脏功能的作用。

（4）肝郁血瘀证：以疏肝理气汤加减为基本方加入山甲、赤白芍、乳香、没药等活血药物；血亏毒积：以四物汤为主加入黄精、天花粉、大黄、枳实、厚朴、二冬、二参等药物；痰热结聚：以解毒饮加减随症加五灵脂、王不留行、山甲、昆布、海藻等；邪毒郁结：以斑蝥、蜂房、全蝎、水蛭等攻毒药物为基础，加入三棱、莪术、郁金、苡米等药物以扶正去邪。这个证型属于早期或基础证型，是其他各证药物变化的基础。

3. 食疗选方

（1）乌头粥：制川乌头 5 克，粳米 100 克，姜汁少许，蜂蜜适量。制川乌头捣碎碾为极细粉末，煮粳米为粥，煮沸后加入制川乌头粉末，文火慢煎，熟后与姜汁、蜂蜜一起搅拌均匀，稍煮 10 分钟即可。适用于骨癌寒性疼痛者。（热性疼痛和癌性发烧患者禁用）。

(2)地黄乌鸡饴：乌鸡1只、生地黄30克、饴糖50克。乌鸡宰杀后去脏洗净，细切地黄，将地黄与饴糖和匀置入鸡腹，入铜器中，加适量水，复置锅中清蒸1小时左右即可。不用调味，食肉喝汤。适用于骨癌热毒津枯疼痛者。

(3)冬虫夏草粉：选用天然虫草素含量较高的冬虫夏草，粉碎后服用，每次1.5克，每日2次，连续服用1个月大部分患者可取得良好的疗效。研究发现，冬虫夏草所含虫草素能有效吞噬肿瘤细胞，效果是硒的4倍，还能增强红细胞黏附肿瘤细胞的能力，在肿瘤化疗期间以及肿瘤手术后可起到阻止肿瘤复发、转移的作用。

(4)参芪排骨汤：高丽参10克，黄芪10克，党参20克，山药15克，枸杞子15克，当归10克，陈皮15克，桂圆肉15克，猪排骨300克，清水适量。制法：高丽参、黄芪等中药洗净后放入布袋中扎口，和排骨或鸡一起加水煮。先大火后小火，煮2~3小时。捞出布袋，加入盐、胡椒等调味品即可。每次1小碗，每天1次。可以缓解骨癌疼痛、厌食、咳喘、出血、腹泻、便秘、麻木、失眠等。

(5)参芪鸡汤：高丽参10克，黄芪10克，党参15克，山药15克，枸杞子15克，当归10克，陈皮10克，桂圆肉15克，母鸡1只（约500克），清水适量。制法：高丽参、黄芪等中药洗净后放入布袋中扎口，和鸡一起加水煮。先大火后小火，煮2~3小时。捞出布袋，加入盐、胡椒等调味品即可。每次1小碗，每天1次。可以缓解骨癌疼痛、厌食、咳喘、出血、腹泻、便秘、麻木、失眠等。

(6)黑芝麻饮：黑芝麻，磨成泥，加入糖拌和，食时取3匙，用沸水或热牛奶冲。适用于骨肿瘤治疗后头晕眼花、大便秘结者。

(7)骨碎补饭：骨碎补150克煎汤，以此汤煮饭。经常食用。适用于骨肿瘤手术后或骨质有破坏者。

(8)牛膝蟹：怀牛膝150克，煎汤，以此汤煮蟹，至蟹熟，食蟹肉。适用于骨肿瘤骨痛者。

(9)灵仙核桃仁：威灵仙100克，煎汤，以此汤煮核桃，加入糖，煮至水干，取出核桃，食核桃肉。适用于肿瘤骨痛者。

（10）凉拌紫菜：紫菜，洗净，泡软，用酱油、麻油拌食。适用于骨肿瘤未曾治疗者。

（11）核桃炸腰花：猪腰 2 只洗净，切成块，核桃肉 100 克，与猪腰花共炸。时常食用。适用于骨肿瘤手术后。

（12）炸猪排：猪排油炸，经常食用。适用于骨肿瘤的恢复期。

第十四章　软组织恶性肿瘤

[概述]

软组织恶性肿瘤是起源于粘液、纤维、脂肪、平滑肌、横纹肌、间皮、滑膜、血管、淋巴管等间叶组织并且位于软组织部位(内脏器官除外)的恶性肿瘤，又称为软组织肉瘤。肉瘤可发生于全身各处的软组织，如纤维肉瘤、脂肪肉瘤，平滑肌肉瘤、淋巴管肉瘤等。不同类型与发生部位不同的肿瘤各具特点，每例患者的临床表现也颇不一致。临床表现常为无痛性肿块，但有的也伴有疼痛，其疼痛是根据肿瘤的恶性程度、发生部位、是否压迫或侵犯神经等而决定的，还与温度和压力改变有关。恶性软组织肿瘤的恶性程度通常为浸润性迅速生长，体积巨大，多为固定，并有区域性淋巴结肿大，浸润和破坏周围正常组织，肿瘤本身可有坏死、出血和继发感染，经常有广泛的血行播散，转移至肺、骨、皮肤、皮下、脑等脏器。恶性软组织肿瘤的病因尚不清楚，可能与外伤、遗传、病毒、放射线以及片状异物有关。

中医认为本病属于"肉瘤"、"筋瘤"、"石疽"、"症瘕"、"积聚"等范畴。其病因多为痰凝、瘀血、热毒。特别是痰凝阻滞经络，壅塞不通，日久成块，是发生本病的主要原因。

[诊断要点]

1. 查体

一般根据肿物的部位、大小、边界、活动度、有无压痛、皮温和伴随症状等七个方面对肿物进行初步定性。

2. 影像学

B超、CT、MRI、PET-CT、血管造影等。四肢软组织肉瘤首选MRI检查而非CT。高危患者(>5cm，位置深在，高度恶性)应行胸部CT而非CR检查以除外肺转移。

3. 活检

软组织肉瘤活检，包括针吸活检和切开活检。针吸活检准确率约85%，肿瘤位置较浅的时候，一般由临床医师实施，位置深的可实施CT或B超引导下针吸。针吸困难或针吸失败，则需要实施手术切开活检。滑膜肉瘤，上皮样肉瘤及透明细胞肉瘤等应检查区域淋巴结情况。

4. 分子遗传学

如滑膜肉瘤的SSX-SYT融合基因，透明细胞肉瘤及原始神经外胚瘤等均存在特异性基因变异。

[中医饮食养生原则和方法]

1. 饮食原则

(1)软组织肿瘤的手术切除范围都比较广泛，因此术后气血虚弱者多见。食疗以补气补血之品为主。

(2)放射治疗或化学治疗常有副作用，副作用的食疗与前面几节所述者相同。

(3)食疗也可佐以软坚之品。

2. 中医辨证分型及治法

(1)气郁痰凝证：治法：理气健脾，化痰散结。方剂：化坚二陈丸合十全流气饮加减。

(2)气血瘀滞证：治法：活血化瘀，通经活络。方剂：血府逐瘀汤加减。

(3)毒热蕴结证：治法：清热解毒，软坚散结。常用方剂：仙方活命饮、普济消毒饮、黄连解毒汤等加减。

3. 食疗选方

(1)煮二枣：红枣、黑枣等量，煮食。适用于软组织肿瘤手术后气血虚弱者。

（2）枸杞煮山药：枸杞子 150 克，水煎取汁，以枸杞汁煮山药 250 克至熟，加冰糖，煮至汁干，食山药。适用于软组织肿瘤术后身体虚弱。

（3）龙眼肉煮蹄髈：龙眼肉 50 克，小蹄髈 1 只（约 300 克），煮食。适用于软组织肿瘤广泛切除后身体虚弱而胃纳尚佳。

（4）黄芪鳖甲粥（饭）：黄芪 50 克，鳖甲 50 克，水煎取汁，以此汁煮粥或饭，常食。适用于软组织肿瘤术后，气短乏力，低热盗汗，以及预防复发。

（5）乌鸡炖蛇肉：乌骨鸡 1 只，蛇肉 250 克，炖食。适用于软组织肿瘤手术后身体虚弱，胃纳尚好。

（6）芋艿酒：生芋艿 500 克，刮去皮，浸入陈酒，约半个月取出，复煮。食时可蘸糖与川贝粉等量混合之品。适用于软组织肿瘤手术后预防复发。

（7）山药粥：山药煮熟。用糖 3 份，玉枢丹 1 份的比例混合，用山药蘸食，常食。适用于软组织肿瘤治疗后，预防复发及纳差泛恶者。

（8）海带炒肉丝：海带、瘦猪肉丝各 200 克，炒作菜肴，时时食用。适用于软组织肿瘤肿块伴有疼痛。

（9）海参笋羹：海参 200 克（水发），笋 100 克，肉皮 100 克，切丝，煮羹，时时食用。适用于软组织肿瘤治疗后，气血亏虚。

（10）蒸紫菜：紫菜泡软，撕小片，与肉糜拌匀，蒸食。适用于软组织肿瘤治疗后。

（11）二橘荔枝核散：橘皮、橘核、荔枝核各等量，研末，加白糖拌匀，每次 0.5 克，每日 3 次。适用于软组织肿瘤治疗后复发。

（12）鲜贝汤：鲜贝制汤，加香菜一撮，略沸取食。适用于软组织肿瘤，胃纳不佳者。

第十五章　黑色素瘤

[概述]

黑色素瘤，又称恶性黑色素瘤，是来源于黑色素细胞的一类恶性肿瘤，常见于皮肤，亦见于黏膜、眼脉络膜等部位。黑色素瘤是皮肤肿瘤中恶性程度最高的瘤种，容易出现远处转移。早期诊断和治疗因而显得尤为重要。临床表现为黑痣突然出现或迅速长大，色泽不断加深，四周出现彗星状小瘤或色素环，局部发生疼痛、感染、溃疡或出血，出现肿大的淋巴结。

在亚洲人和有色人种中，原发于皮肤的黑色素瘤占50%~70%，最常见的原发部位为肢端（约占所有黑色素瘤的50%），即足底、足趾、手指末端及甲下等部位，其次为黏膜黑色素瘤（约占20%左右），而欧美白种人这两种亚型仅占所有黑色素瘤的5%。

恶性黑色素瘤在传统医学中称谓不一。在中国传统医学中，归属于中医学所说的"黑子""黑疔"、"历疽"等范畴。中医认为黑色素瘤是由于素体阴虚和热毒蕴结而引起的。中医对黑色素瘤的治疗，明代陈实功的《外科正宗》论述最详。以后历代医家，特别是近代医家在大量临床实践中确定了辨证与辨病相结合，内服与外治相结合的辨治模式，展示了中医药治疗黑色素瘤确能改善症状，延长寿命，提高生存质量的作用。

[诊断要点]

1. 查体

黑色素瘤的诊断主要依靠视诊。颜色或形状不规则的色素痣、既往色素痣近期出现增大或形态改变均需引起注意。推荐采用上述"ABCDE"标准对既存色素痣进行规律自查，或前往医院就诊咨询。

2. 活检

若就医后怀疑皮损为黑色素瘤，则应进行病灶完整切除活检术，术后送病理学检查，获取准确的 T 分期，切缘 0.3~0.5cm，切口应沿皮纹走行方向(如肢体一般选择沿长轴的切口)。避免直接的扩大切除，以免改变区域淋巴回流影响以后前哨淋巴结活检的质量。在颜面部、手掌、足底、耳、手指、足趾或甲下等部位的病灶，或巨大的病灶，完整切除无法实现时，可考虑进行全层皮肤的病灶切取或穿刺活检。如果肿瘤巨大破溃，或已经明确发生转移，可进行病灶的穿刺或切取活检。

3. 影像学检查

影像学检查应根据当地实际情况和患者经济情况决定，必查项目包括区域淋巴结(颈部、腋窝、腹股沟、腘窝等)超声，胸部 X 线或 CT，腹盆部超声、CT 或 MRI，全身骨扫描及头颅检查(CT 或 MRI)。经济情况好的患者可行全身 PET-CT 检查，特别是原发灶不明的患者。PET 是一种更容易发现亚临床转移灶的检查方法。大多数检查者认为对于早期局限期的黑色素瘤，用 PET 发现转移病灶并不敏感，受益率低。对于Ⅲ期患者，PET/CT 扫描更有用，可以帮助鉴别 CT 无法明确诊断的病变，以及常规 CT 扫描无法显示的部位(比如四肢)。

4. 实验室检查

包括血常规、肝肾功能和 LDH，这些指标主要为后续治疗做准备，同时了解预后情况。尽管 LDH 并非检测转移的敏感指标，但能指导预后。黑色素瘤尚无特异的血清肿瘤标志物，不推荐肿瘤标志物检查。

[中医饮食养生原则和方法]

1. 饮食原则

(1)饮食可根据不同的中医辨证而采用不同的食品。如果辨证为热毒者可以清热解毒类食品为主；表现为阴虚者，又以滋阴之品为主。

(2)对于化疗后的反应，食疗又可参照前几节所述之方法。

2. 中医辨证分型及治法

（1）热毒内蕴证。

临床表现：黑瘤破溃，合并感染，淋巴结区域转移，或有全身播散，发热烦躁，身痛肢酸，口干舌燥，大便秘结，尿短面赤，舌质红，苔黄腻，脉细弦或细数。

治法：清热解毒，扶正抑邪。

（2）肝肾阴虚证。

临床表现：黑瘤局部溃烂，疮面污秽，气味恶臭，肿胀疼痛，或发烧盗汗，或五心烦热，头晕目眩，腰膝酸软，口咽干燥，渴不喜饮，纳呆消瘦，大便燥结，小便短赤，舌质红绛，或见紫斑瘀点，苔薄白，脉细弱或细数。

治法：滋补肝肾，祛毒化结。

（3）脾肾阳虚证。

临床表现：黑瘤破溃，流液清稀，神倦乏力，口淡乏味，纳食低下，喜温热食，食凉胃胀，形寒肢冷，便溏溲清，舌胖色淡或淡紫，舌边齿痕，苔白滑腻，脉沉细无力。

治法：补肾健脾，扶正抑癌。

（4）气血两虚证。

临床表现：黑瘤破溃，流液清稀，乏力倦怠，纳少，大便稀溏，夜寐多梦，舌淡，苔薄白，脉细弱。

治法：健脾益气养血。

3. 食疗选方

（1）人参粥：以人参末 3g（或党参 15g），冰糖适量，粳米 100g，煮粥常食。适用于黑色素瘤气血两亏者。

（2）黄芪粥：黄芪 50g，煎水取汁以作煮粥水，好米 100g，红糖适量，陈皮末 3g，共煮粥。经常食用。适用于黑色素瘤气血两亏者。

（3）归芪蒸鸡：当归 20g，黄芪 100g，母鸡 1 只，共蒸熟后分次服用。适用于黑色素瘤气血两亏者。适用于黑色素瘤气血两亏者。

（4）参枣米饭：人参 3g（或党参 15g），大枣 20g，粳米 250g，白糖 50g。参、枣切碎与共蒸，米熟饭成，加白糖分次服用。适用于黑色素瘤气血两亏者。

（5）术枣饼：白术 30g，大枣 250g，鸡内金、干姜、面粉、油、盐等调料适量。诸药研末或切极细，与面粉、调料合匀，煎饼，分次食用。适用于黑色素瘤气血两亏者。

（6）虫草枸杞：冬虫夏草 10g，枸杞子 20g，瘦猪肉 100g，鸡蛋 250g，调料适量，炖熟后分次服用。适用于黑色素瘤肝肾不足者。

（7）枸杞粥：枸杞子 30g，粳米 100g，共煮粥。适用于黑色素瘤肝肾不足者。

（8）核桃鸭：核桃仁 200g，荸荠 150g，老鸭 1 只，料酒少许，油盐适量，共炖熟，分次服用。适用于黑色素瘤肝肾不足者。

（9）蛇舌草粥：白花蛇舌草 100 克，加水煎煮，取汁，以此汁煮粥食用。经常食用。适用于黑色素瘤热毒内蕴者。

（10）土茯苓石膏粥：土茯苓 50 克，石膏 50 克，粳米 100 克，土茯苓、石膏煮汤，以此汤煮粥，食粥。经常食用。适用于黑色素瘤局部感染、溃疡伴有发热者。

（11）海带丝鸭汤：鸭子 1 只，宰杀洗净切块，海带 200 克切丝，将鸭子加水炖烂，用鸭汤煮海带丝。食鸭肉、海带丝喝汤。适用于黑色素瘤伴低热、盗汗者。

（12）香菇炒鸭丁：香菇、发菜、鸭丁共炒食用。适用于黑色素瘤治疗后体虚者。

（13）生丝瓜汁：生丝瓜，榨汁，时时饮用。适用于黑色素瘤伴目赤口苦、咽痛、鼻衄、咳嗽痰黄者。

（14）丝瓜豆腐汤：丝瓜、豆腐各 200 克，共煮汤，食用。适用于黑色素瘤术后口干、纳差者。

（15）绿豆糯米粥：绿豆 50 克，煮汤至绿豆烂，加入糯米 200 克共煮粥，再加入冰糖少许，时时食用。适用于黑色素瘤伴有咽痛口干者。

（16）甲鱼汤：甲鱼 1 只，洗净，去内脏，切块，加水清炖，至甲鱼熟烂，加盐和味精少许，食甲鱼肉，喝汤。适用于黑色素瘤低热、口干、舌红而食欲尚可者。

（17）乌龟汤：乌龟 1 只，洗净，去内脏，与香菇、笋片共炖，将熟时放入豆腐，继续炖至熟烂，食用。适用于黑色素瘤口干、舌红、乏力头晕者。

（18）鸭子汤：肥鸭 1 只，去毛洗净，去内脏，切块，纳入豆芽、丝瓜、火腿、香菇等，加水煮熟，食用。适用于黑色素瘤术后低热乏力、口干少津者。

（19）炒绿豆芽：绿豆芽 250 克，洗净，与韭菜少许共炒，食用。适用于黑色素瘤伴有口苦、大便秘结者。

第十六章　脑肿瘤

[概述]

颅内肿瘤又称脑肿瘤、颅脑肿瘤，是指发生于颅腔内的神经系统肿瘤，包括起源于神经上皮、外周神经、脑膜和生殖细胞的肿瘤，淋巴和造血组织肿瘤，蝶鞍区的颅咽管瘤与颗粒细胞瘤，以及转移性肿瘤。其病因至今不明，肿瘤发生自脑、脑膜、脑垂体、颅神经、脑血管和胚胎残余组织者，称为原发性颅内肿瘤。由身体其他脏器组织的恶性肿瘤转移至颅内者，称为继发性颅内肿瘤。颅内肿瘤可发生于任何年龄，以20~50岁为最多见。

传统中医认为，脑肿瘤的形成是内因由于内伤七情，使脏腑功能失调，肝肾阴虚或脾肾阳虚，加之外邪侵入(寒气、邪毒入侵)，寒热相搏，痰浊内停，长期聚于身体某一部位而成。中医古籍中，未明确记载"脑瘤"一词，据其表现，现代医学家认为属"厥逆"、"真头痛"、"头风"等范畴。对良性脑瘤，一般手术摘除可愈；恶性脑瘤，则术后常会复发。

[诊断要点]

1. 眼底检查

观察有否视神经乳头水肿。视神经乳头水肿是颅内压增高的体征，与头痛、呕吐并称为颅内压增高的"三证"，但仅见于四分之一脑癌患者，所以不能简单地以眼底检查阴性而排除脑癌的可能。

2. 头颅 X 线摄片

有助于了解有无颅内压增高，颅骨的局部破坏或增生，蝶鞍有无扩大，松果体钙化的移位及脑癌内病理性钙化等，对定位、定性诊断都有帮助，但 X 线摄片的阳性率不足三分之一，故不能因摄片阴性而排除脑瘤。

3. 脑电图检查

对大脑半球生长快的脑瘤具有定位价值，可看到病侧的波幅降低，频率减慢，但对中线的、半球深部和幕下的脑癌诊断帮助不大。70 年代后发展的脑电地形图可以图形的方式显示颅内病变的部位和范围，对脑瘤的诊断比常规脑电图敏感，其主要表现为肿瘤区及肿瘤区周围的慢波功率异常，不失为 CT 检查前的一种有效的筛选方法。

4. 头颅 CT 或(和)MRI 检查

对于普通 X 线检查高度怀疑，但又不能明确者，可进一步行 CT 或(和)MRI 检查对于病灶的范围、定位及选择治疗方式以及术后疗效的评估都有极大的帮助。

[中医饮食养生原则和方法]

1. 饮食原则

(1)养生调摄防复发：肿瘤患者体质多较为虚弱，易于感邪，故应随气温的变化及时增减衣物，居室要注意通风，注意生活要有规律性。

(2)调饮食，富营养，因肿瘤病人的体质多较差，脾胃运化能力减弱，所以饮食不宜过多、过饱和多食不易消化的油腻厚味之品，要注意摄入丰富的蛋白质、氨基酸、高维生素类食物，要有足够的热量；也可以选择一些有利于排毒和解毒的食物，如绿豆、赤小豆、冬瓜、西瓜、洋白菜、菜花、甘蓝的球茎等。

(3)由于脑瘤常有呕吐，所以宜进食清淡而富有营养的食物，禁忌辛辣刺激之品。

2. 中医辨证分型及治法

(1)痰湿内阻证。

临床表现：头痛昏蒙，恶心呕吐痰涎，或伴有喉中痰鸣，身重肢倦，纳呆食少，舌淡胖，苔白腻，舌底脉络见明显色紫或增粗，脉滑或弦滑。

治法：软坚散结，涤痰利湿。

（2）血淤气滞证。

临床表现：头痛剧烈呈持续性或阵发性加剧，痛有定处，固定不移，面色晦暗，肢体偏瘫，大便干，舌质紫暗或有瘀点、瘀斑，舌底脉络色紫增粗或迂曲，苔薄白，脉细涩而沉。

治法：活血消肿，祛瘀理气化积。

（3）火炽毒盛证。

临床表现：头痛头胀，如锥如刺，烦躁易怒，呕吐频作，或呈喷射状，面红耳赤，口苦尿黄，大便干结，舌红，苔黄或白而干，脉弦数。

治法：泻火解毒，通络散结。

（4）肝肾阴虚证。

临床表现：头痛隐隐，时作时止，耳鸣眩晕，视物不清，肢体麻木，大便偏干，小便短赤，舌质红，少苔，脉细数或虚细。

治法：滋补肝肾，祛风通窍。

（5）气阴两虚证。

临床表现：多见于手术后或放、化疗以后，症见体怠乏力，短气自汗，口千舌躁，饮食减少，大便干结，或有盗汗，面色不华，舌淡苔薄，或舌红苔剥，脉细弱或虚数。

治法：益气养阴，健脾和胃。

3. 食疗选方

（1）赤豆商陆煮理鱼：鲤鱼1尾，肚内塞入赤小豆50克及布包商陆10克，配入调味，煮熟，弃去商陆食之。适用于脑肿瘤呕吐者。

（2）苏叶煮青蟹：青蟹2只，苏叶15克，共煮，弃去苏叶食蟹。适用于脑肿瘤呕吐者。

（3）海菜蒸鸭子：礁膜（绿紫菜）、石莼（海莴苣）、海带、羊栖菜各30克，鸭子一只。将鸭子宰杀后去毛及内脏，然后将礁膜、石莼、海带、羊栖菜塞入鸭腹内，蒸食鸭子。或用海带120克，独味塞入鸭腹内，加调味品蒸食。注意控制食盐量。适用于脑肿瘤呕吐者。

（4）川芎草鱼：草鱼 1 尾，川芎 3 克，香菜 5 克，煮食。川芎药味较浓，不喜食者，可用葱白 10 克代替，也可用参三七 5 克代替。适用于脑肿瘤呕吐兼有瘀血内阻者。

（5）天麻鳙鱼头：天麻 10 克，鳙鱼头 1 只，加料理煮食。适用于脑肿瘤头晕呕吐者。

（6）杏仁豆腐：杏仁酥 10 克，拌入豆腐中。另加海米、麻油、葱食之。适用于脑肿瘤放射治疗后。

（7）胡桃夹茶方：胡桃夹 30 克，煎汤代茶饮之。适用于脑肿瘤放射治疗者。

（8）双菇向阳炒鱼丝：草菇、香菇、向日葵子、鱼丝、加料炒食。适用于脑肿瘤放射治疗者。

（9）梅杏炒鹌鹑蛋：青梅 4 只，杏仁酥 20 克，干冬菜 50 克，海米 10 克，鹌鹑蛋 2 只，炒食。适用于脑肿瘤放射治疗者。

（10）刀豆生姜红糖水：带壳老刀豆 30 克，生姜 3 片，红糖适量，用老刀豆、生姜煎水去渣，加入红糖搅匀。每日饮服 2 剂，连用 5 日。适用于脑肿瘤呃逆者。

（11）柿蒂丁香生姜汤：柿蒂 10 克，丁香 3 克，生姜 5 克。水煎服，每日 1 剂，分 2 次服，连服 3 日。适用于脑肿瘤呃逆者。

（12）芦根竹茹汤：鲜芦根 100 克，竹茹 30 克，蜂蜜适量，将芦根、竹茹加适量水煎煮，加入蜂蜜。温服，每日 1 剂，分两次服，连服 3 日。适用于脑肿瘤呃逆者。

（13）桂圆赭石饮：桂圆 7 个，煅赭石 15 克。将桂圆连核放火中煅炭性，研成细末；煅赭石煎水。每剂分 4 次用，每日 2 次，用时用煅赭石水送服桂圆炭末。适用于脑肿瘤呃逆者。

（14）麻油拌菠菜：鲜菠菜 250 克，麻油 15 克。将菠菜洗净，放沸水中烫 3 分钟取出，用麻油调拌，顿食，每日 2 剂，连食 5 日。适用于脑肿瘤便秘者。

（15）海带鲤鱼汤：海带 10 克，鲤鱼 1 尾，青芋 20 克，萝卜 30 克，乌梅 2 枚，冷米饭适量。用海带、鲤鱼煮汤；在汤中放入青芋、萝卜、乌梅，置火上煮开，倒入冷米饭拌匀即可。顿食，每晚 1 剂，连用 1 周。适用于脑肿瘤便秘者。

（16）油炸壁虎：壁虎 2~4 只，油余后研细，拌入肉松，卷入麦饼内服。适用于脑肿瘤各种类型患者。

（17）蜈蚣煮核桃：蜈蚣 4 条，核桃 8 只，共煮，用文火收干，弃去蜈蚣，敲食核桃。适用于脑肿瘤各种类型患者。

（18）四海同春：牡蛎肉、文蛤、海蜇、海带加料理，煮汤食之。适用于脑肿瘤血管瘤患者。

（19）甘菊苗：甘菊苗，开水焯，拌食，或拖以山药粉油炸食用。适用于脑肿瘤血管瘤患者。

（20）黄瓜藤饮：黄瓜藤 30 克，煮汤代茶饮之。适用于脑肿瘤继发癫痫者。

（21）驴乳饮：驴乳适量饮服。适用于脑肿瘤继发癫痫者。

（22）菊花饮：菊花适量泡茶饮用。适用于脑肿瘤头痛头晕者。

（23）菊花粥：新鲜菊花 50 克，洗净剁碎，大米 200 克，洗净，共煮至米熟粥成，食粥。适用于脑肿瘤伴有肢体抽搐、头痛者。

（24）菊花桑叶粥：菊花 30 克，桑叶 30 克，共煎汤，以此汤煮粥。经常食用。适用于脑肿瘤头痛、模糊者。

（25）枸杞菊花汤：枸杞子 30 克，菊花 10 克，煎汤代茶饮。适用于脑肿瘤眼球突出、视力减弱者。

（26）枸杞女贞粥：枸杞子 30 克，女贞子 30 克，共煎汤，以此水煮粥，经常食用。适用于脑肿瘤视力减退、头晕耳鸣者。

（27）山羊角粥：山羊角 100 克，煎汤，以此汤代水煮粥，经常食用。适用于脑肿瘤头痛呕吐者。

（28）猪脑笋片羹：猪脑 2 只，洗净，切开，加笋片适量，共烧成羹，经常食用。适用于脑肿瘤伴有头晕耳鸣、智力迟钝者。

（29）油炸猪腰：猪腰2只，洗净，切成片，和以面粉，油中炸熟，食用。适用于脑肿瘤手术后头晕腰酸者。

（30）海参煨海蜇：海参200克发好，放入海蜇头200克，共煨熟食用。适用于脑肿瘤治疗后复发者。

（31）炸核桃仁：核桃仁，拌以酱油、糖，油炸食用。随意食用。适用于脑肿瘤术后体虚，头晕、耳鸣、腰酸乏力者。

第三篇

常用养生饮食介绍

第十七章　谷物类

小　麦

【性味】

甘，平。

【功效】

1. 养心安神　用于妇人脏躁，精神不安，悲伤欲哭。

2. 除热止渴　用于消渴烦热，口干。

3. 健脾益肾　老年人肾气不足之小便淋涩，胃肠不固的慢性腹泻。

【食用方法】

一般是磨成面粉后加工成多种食品，比如面条、馒头、花卷、软饼等。但作为药用小麦应是原粒入药，此种才具有养心安神、除热止渴健脾益肾的功效，面粉不具备此作用。

【食用注意】

（1）不宜食用过于精细的面粉，麦粒外层的表皮、糊粉层胚中含有丰富的蛋白质、脂肪、维生素以及多种矿物质，而麦粒的内部胚乳部分，主要是淀粉，其他营养成分较少。精细加工会降低其营养价值，长期食用可导致食欲欠佳、四肢无力及皮肤干燥等。

（2）糖尿病患者不宜过多食用，因为小麦中含有大量的双糖，如果过多食用会使体内血糖升高，病情加重。

(3)长期存放的方便面不宜食用。因为方便面以塑料包装的食品，长期存放，其中的油脂会发生化学反应，改变其营养成分，产生对人体有害的物质。

【现代研究】

(1)小麦具有非常高的营养价值，含有丰富的维生素 B 族和矿物质，能够提高机体的免疫力，对人体健康大有益处。

(2)小麦全麦食用可以降低血液中雌激素的含量，对于防治乳腺癌有很好的帮助。

粳 米

【别名】

大米、秔(jīng)米。

【性味】

甘，平。

【功效】

补中益气 适用于脾胃虚弱病证。

【食用方法】

煮粥或蒸熟后食用。适用于一切体虚之人、发热患者(尤其是高热患者)、大病久病初愈、年老体弱、因幼儿、妇人产后以及消化功能减弱者食用。

【食用注意】

(1)制作米饭时一定要用"蒸"的方法，而不要采取"捞"的方法，因为后者会损失掉大量维生素等营养成分。

(2)糖尿病患者不宜过多食用米饭，因为米饭含糖量较高。

(3)粳米不宜与水果共同存放，因为米容易产热，水果受热后容易蒸发水分而干枯，米亦会吸收水果中的水分而生虫或发生霉变。

(4)粳米不宜与苍耳子、马肉同食，粳米虽然性平，但炒后性燥助火，所以，内热盛者不宜炒用。

【现代研究】

（1）粳米的米糠层含有大量粗纤维分子，有助于胃肠的蠕动，对于急慢性胃病、肠燥便秘以及痔疮等有很好的疗效。

（2）粳米能够促进人体血液循环，提高机体的免疫力，可减少高血压病的发生。

（3）粳米中含有丰富的蛋白质、脂肪和大量的维生素，多食能够降低胆固醇，减少心脏病和中风的发生率。

（4）粳米能够预防老年斑、便秘和脚气病等疾病。

（5）粳米还可以预防过敏性疾病。

糯　米

【别名】

江米、元米。

【性味】

甘，温。

【功效】

（1）补中益气，适用于脾胃虚弱所致的食少纳呆、身体困倦、乏力、腹胀腹泻等。

（2）益气固表，适用于气虚不固之表虚之证，自汗不止，动则加剧，盗汗，乏力。

（3）缩小便，适用于气虚之小便频数，夜尿增多。

【食用方法】

煮稀粥食用，具有滋补强壮作用。

【食用注意】

（1）糯米食品宜加热后食用。冷糯米食品不但很硬，口感也不好，更不宜消化。

(2)糯米不宜消化，故一次性不宜食用过多。

(3)感冒未愈，或发热、或胃火、痰火偏盛(咳嗽痰黄)、腹胀、便秘、黄疸之人应少食。

(4)老人、儿童、病人等胃肠消化功能障碍者不宜食用，糖尿病、肥胖、高血脂、肾脏病患者尽量少吃或不吃。

【现代研究】

(1)糯米含有蛋白质、脂肪、糖类、钙、磷、铁、维生素 B1、维生素 B2、烟酸及淀粉等，营养丰富，为温补强壮食品，具有补中益气，健脾养胃之功效，对食欲不佳，腹胀腹泻有一定缓解作用。其中所含淀粉为支链淀粉，所以在肠胃中难以消化水解。

(2)糯米具有收涩作用，对自汗、尿频有较好的食疗效果。

粟 米

【别名】

小米、粟谷。

【性味】

甘、咸，微寒。

【功效】

(1)健脾和胃，适用于脾胃虚弱，反胃呕吐或脾虚腹泻，胃热消渴，口干。

(2)补益虚损，适用于素体虚弱，或产后体虚，或病后体虚者。

(3)清虚热，适用于阴虚内热病，低热证。

(4)利小便，适用于热结膀胱，小便不利。

【食用方法】

粟米可煮粥、蒸饭，磨成粉后可单独或与其他面粉掺和制作饼、窝头、丝糕、发糕等。粟米能供给人体丰富的营养，它的粟粒中含有较多的蛋白质、脂肪、糖类、维生素和矿物质。粟米胚中脂肪含量约占

52%，在粮食作物中，其含量仅次于大豆。其蛋白质和维生素的含量亦高于大米。不过，粟米缺少一些必需氨基酸，所以若与豆类、大米、面条等混合吃，可以弥补它的不足。

【食用注意】

（1）粟米忌与杏仁同食。

（2）气滞者忌用。

（3）体质虚寒，小便清长者应少食。

（4）粟米煮粥淘米时不要用手搓，忌用热水淘米或长时间浸泡。

【现代研究】

（1）粟米营养丰富，含有丰富的蛋白质、维生素及钙、磷、铁、锰、锌等微量元素。粟米最主要的功效就是补脾胃。具有防止反胃、呕吐的功效。粟米对抗腹泻、呕吐、消化不良及糖尿者都有帮助。

（2）粟米也能解除口臭，减少口中的细菌滋生。

（3）粟米能够降低血脂，对高脂血症、冠心病、动脉粥样硬化、心肌梗塞以及血液循环障碍有一定的辅助治疗作用。

（4）粟米膳食纤维含量丰富，为大米的 4 倍，丰富的膳食纤维能促进大便的排泄。

（5）粟米中含有丰富的维生素 B2，能够防止男性阴囊出现渗液、糜烂、脱屑等现象；防止女性会阴瘙痒、阴唇皮炎和白带过多。

（6）治脚气病，神经炎和癞皮病，失眠、头疼、精神倦怠、皮肤"出油"、头皮屑增多等症状。

玉 米

【别名】

玉蜀黍、棒子、包谷、包米、包粟、玉茭、苞米、珍珠米、苞芦、大芦粟。

【性味】

甘，平。

【功效】

(1)健脾益胃，适用于脾胃气虚所致食欲不振，气血不足以及腹泻等。

(2)利水渗湿，适用于水肿及小便不利。

(3)通便，适用于老年人习惯性便秘。

【食用方法】

嫩玉米可以煮熟直接食用；磨粉做成窝窝头吃或做成玉米糊食用；做成杂粮与其他食物配合食用。

【食用注意】

(1)玉米对治疗食欲不振、水肿、尿道感染、胆结石等症有一定的作用。脾胃气虚、气血不足、营养不良、动脉硬化、高血压、高脂血症、冠心病、肥胖症、脂肪肝、癌症、习惯性便秘、慢性肾炎水肿、维生素 A 缺乏症等疾病患者适宜食用。

(2)不宜长期大量食用，以免导致营养不均衡。

(3)霉坏变质的玉米有致癌作用，不宜食用。

(4)土法膨化的玉米花含铅多，过量食用对人体有害。

(5)患有干燥综合征、糖尿病、更年期综合征且属阴虚火旺之人不宜食用爆玉米花，否则易助火伤阴。

(6) 虽然玉米的功效众多，吃玉米时应注意嚼烂，以助消化。另外，腹泻者、胃寒胀满者、胃肠功能不良者一次不可多吃，并尽量吃新鲜玉米。

【现代研究】

(1)抗衰老，玉米以其成分多样而著称，例如玉米含有维生素 A 和 E 及谷氨酸，动物实验证明这些成分有抗衰老作用。

(2)防止便秘，防止动脉硬化，玉米含有丰富的纤维素，不但可以刺激胃肠蠕动，防止便秘，还可以促进胆固醇的代谢，加速肠内毒素的排出。玉米胚榨出的玉米油含有大量不饱和脂肪酸，其中亚油酸占60%，可清除血液中有害的胆固醇，防止动脉硬化。

（3）防癌玉米不但含有丰富的维生素，而且胡萝卜素的含量是大豆的5倍多，有益于抑制致癌物。玉米含有赖氨酸、微量元素硒，其抗氧化作用有预防肿瘤的作用。最新研究指出，玉米中含有一种抗癌因子——谷胱甘肽。国内外营养学家给予玉米很高的评价，认为：玉米中所含谷胱甘肽其有抗癌作用，它可与人体内多种致癌物质结合，能使这些物质失去致癌性；玉米中所含纤维素是一种不能为人体吸收的碳水化合物，可降低人的肠道内致癌物质的浓度，并减少分泌毒素的腐质在肠道内的积累，从而减少结肠癌和直肠癌的发病率；玉米中所含木质素，可使人体内的"巨噬细胞"的活力提高2~3倍，从而抑制癌瘤的发生；玉米中还含大量的矿物质镁，食物中的镁具有明显的防癌效果。日本遗传学家确认：玉米糠可使二硝基茂致癌物质及煎烤鱼、肉时形成的杂环胺的诱癌变作用降低92%。

（4）美肤护肤，玉米还含有丰富的维生素B1、B2、B6等，对保护神经传导和胃肠功能，预防脚气病、心肌炎、维护皮肤健美有效。

（5）利胆、利尿、降糖，玉米须有一定的利胆、利尿、降血糖的作用，民间多用以利尿和清热解毒。如慢性肾炎或肾病综合征患者，可用干燥玉米须50~60克，加10倍的水，文火煎开，每天分3次口服，对糖尿病患者降低血糖十分有益，只是作用迟缓，以经常饮用为宜。

（6）通便功效，玉米渣及玉米梗芯有良好的通便效果。取玉米渣100克，凉水浸泡半天，慢火炖烂，加入白薯块，共同煮熟，喝粥吃白薯，可缓解老年人习惯性便秘。

（7）利胆、止血功效，玉米须制剂能促进胆汁排泄，降低其黏度，减少其胆色素含量，因而可作为利胆药用于无并发症的慢性胆囊炎、胆汁排出障碍的胆管炎患者。它还能加速血液凝固过程，增加血中凝血酶元含量，提高血小板数，故可作为止血药兼利尿药应用于膀胱及尿路结石。

荞　麦

【别名】

荞、乌麦、花荞、甜荞、花麦、甜麦、三角麦。

【性味】

甘，凉。

【功效】

(1)健脾消积，适用于泄泻、痢疾、白浊、带下等有湿热者宜之。

(2)下气宽肠，适用于肠胃积滞、腹痛胀满等症。

(3)解毒敛疮，适用于丹毒、痈疽、瘰病、烫伤等。

【食用方法】

内服：入丸、散，或制面食服。外用：适量，研末掺或调敷。

【食用注意】

(1)荞麦不宜多食，亦能动风气，令人昏眩。

(2)荞麦一次不可食用太多，否则易造成消化不良。

(3)脾胃虚寒者禁忌食用荞麦。

(4)荞麦含有多量蛋白质及其他致敏物质，故可以引起或加重过敏者的过敏反应，故体质敏感之人食之宜慎；荞麦内含红色荧光色素，食后可致对光敏感症，出现耳、鼻、咽喉、支气管、眼部黏膜发炎及肠道、尿路的刺激症状。

【现代研究】

(1)降压作用。以含荞麦粉的饲料饲养大鼠 4 星期，血压有轻度下降。本品对血管紧张素转化酶(ACE)有强大抑制作用，其有效成分可能是耐热的低分子物质实验表明对自发性高血压大鼠(SHR)有抗高血压作用。

（2）对血脂和血糖的影响。志愿者吃荞麦粉4星期，使高密度脂蛋白-胆固醇/总胆固醇的比值明显增加，极低密度脂蛋白-胆固醇、极低密度脂蛋白-三酰甘油、低密度脂蛋白-三酰甘油和高密度脂蛋白-三酰甘油明显降低，并使血糖降低，口服葡萄糖的耐受能力改善。以含荞麦粉的饲料饲养4星期的大鼠，对葡萄糖的耐受能力也提高，并在葡萄糖负荷后1h，胰岛素的利用速度加快。高脂饮食兔服用荞麦提取物12星期后，可轻微降低血中丙二醛（MDA）浓度，但显著增加肝中抗坏血酸自由基的含量并伴随血中β-脂蛋白水平和肝中胆固醇和三酰甘油浓度的降低，血中苯乙酸睾丸素也同时增加，作用远远强于芸香甙。

（3）荞麦能软化血管、保护视力、预防脑血管出血，促进机体新陈代谢，增强解毒能力。

（4）荞麦花粉的水提取液具有和硫酸亚铁相似的抗缺铁性贫血作用，饮用水提取液35d的大鼠，生长发育良好，主要脏器未见损害。

（5）荞麦富含镁元素，可促进人体纤维蛋白溶解，具有抗血栓作用。

（6）荞麦所含的某些黄酮成分具有抗菌、消炎、祛痰、止咳、平喘等作用。

燕 麦

【别名】

雀麦、野麦、乌麦。

【性味】

甘，平。

【功效】

（1）益肝和胃 适用于肝胃不和所致的食少纳呆、大便不畅等症。

（2）益脾养心、敛汗 适用于体虚自汗、盗汗或肺结核病人。

【食用方法】

燕麦可煮粥或磨粉食用。

【食用注意】燕麦含有高黏稠度的可溶性纤维，能延缓胃的排空，增加饱腹感，控制食欲，虽然营养丰富，但质地较硬。如果把整粒燕麦与大米一起煮，会有明显的饱胀感而起到减肥的效果。一次性食用燕麦不宜太多，否则会造成胀气或胃痉挛。

【现代研究】

(1)中国裸燕麦含粗蛋白质达 15.6%，脂肪 8.5%，还有磷、铁、钙等元素，与其他 8 种粮食相比，均名列前茅。燕麦中水溶性膳食纤维分别是小麦和玉米的 4.7 倍和 7.7 倍。此外燕麦粉中还含有谷类食粮中均缺少的皂甙(人参的主要成分)。蛋白质的氨基酸组成比较全面，人体必需的 8 种氨基酸含量的均居首位，尤其是含赖氨酸高达 0.68 克。

(2)燕麦降低血压、降低胆固醇、平稳血糖，对于高血压、高血脂、糖尿病患者尤为适宜。对于因肝、肾病变，糖尿病，脂肪肝等引起的继发性高脂血症也有同样明显的疗效。长期食用燕麦米，有利于糖尿病和肥胖病的控制。

(3)防治大肠癌，燕麦富含的膳食纤维具有通大便、清理肠道垃圾的作用，因此，可以防治大肠癌。

(4)燕麦片可以改善血液循环，促进伤口愈合。

(5)燕麦中含有燕麦蛋白、燕麦肽、燕麦 β 葡聚糖、燕麦油等成分。具有抗氧化功效、增加肌肤活性、延缓肌肤衰老、美白保湿、减少皱纹色斑、抗过敏等功效。在美国、日本、韩国、加拿大、法国等国家称燕麦为"家庭医生"、"植物黄金"、"天然美容师"。燕麦米煮粥的汤汁，可以直接敷在脸上，或者浸泡压缩面膜后敷脸。

芝　麻

【别名】

脂麻、胡麻、油麻、乌麻。

【性味】

甘，平。

【功效】

（1）补益肝肾，适宜肝肾不足所致的眩晕，眼花，视物不清，腰酸腿软，耳鸣耳聋，发枯发落，头发早白以及病后体虚，贫血萎黄食用。

（2）养血润燥滑肠，适用于肝肾亏虚，津液不足之肠燥便秘或老年人习惯性便秘。

（3）通乳，适用于妇女产后乳汁缺乏者。

【食用方法】

芝麻可用作烹饪原料，如作糕点的馅料，点心、烧饼的面料，亦可作菜肴辅料。日常生活中，人们常吃的芝麻制品有：芝麻粉，芝麻糊，芝麻饼，芝麻酱。

【食用注意】

（1）一般人群均可食用。

（2）患有慢性肠炎、便溏腹泻者忌食；根据前人经验，男子阳痿、遗精者忌食。

【现代研究】

（1）调节胆固醇，芝麻含有大量的脂肪和蛋白质，其中主要为油酸、亚油酸、棕榈酸、花生酸等的甘油脂，又含甾醇、芝麻素、芝麻酚、叶酸、烟酸、蔗糖、卵磷脂、蛋白质；还有膳食纤维、糖类、维生素 a、维生素 B1，B2、尼克酸、维生素 E、卵磷脂、钙、铁、镁等营养成分；芝麻中的亚油酸（Linoleic、$C_{18:2}$）有调节胆固醇的作用。

（2）护肤美肤，芝麻中含有丰富的维生素 E，能防止过氧化脂质对皮肤的危害，抵消或中和细胞内有害物质游离基的积聚，可使皮肤白皙润泽，并能防止各种皮肤炎症。芝麻还具有养血的功效，可以治疗皮肤干枯、粗糙、令皮肤细腻光滑、红润光泽。

（3）减肥塑身，芝麻中含有防止人体发胖的物质蛋黄素、胆碱、肌糖，因此芝麻吃多了也不会发胖。在节食减肥的同时，若配合芝麻的食用，粗糙的皮肤可获得改善。

蚕　豆

【别名】

罗汉豆、胡豆、兰花豆、南豆、竖豆、佛豆、寒豆、川豆、倭豆。

【性味】

甘，平。

【功效】

(1)补益脾胃，适用于脾胃虚弱，神疲乏力、食少纳差、腹泻便溏等。

(2)清热利湿，适用于湿热内蕴所致的水肿、小便不利、黄水疮等。

【食用方法】

可煮、炒、油炸，也可浸泡后剥去种皮作炒菜或汤。制成蚕豆芽，其味更鲜美。蚕豆粉是制作粉丝、粉皮等的原料，也可加工成豆沙，制作糕点。蚕豆可蒸熟加工制成罐头食品，还可制酱油、豆瓣酱、甜酱、辣酱等。又可以制成各种小食品。蚕豆可以生吃，新鲜刚采摘下来的嫩蚕豆可以生吃。

【食用注意】

(1)一般人都可食用。老人、考试期间学生、脑力工作者、高胆固醇、便秘者都适合食用。

(2)蚕豆多食令人腹胀，故一次性不宜过多食用。

(3)中焦虚寒者不宜食用。

(4)发生过蚕豆过敏者一定不要再吃。

(5)有遗传性血红细胞缺陷症者，患有痔疮出血、消化不良、慢性结肠炎、尿毒症等病人要注意，不宜进食蚕豆。

(6)患有蚕豆病的儿童绝不可进食蚕豆。

（7）痛风、糖尿病、胃下垂患者不宜食用。

【现代研究】

（1）蚕豆含蛋白质、碳水化合物、粗纤维、磷脂、胆碱、维生素B1、维生素B2、烟酸、和钙、铁、磷、钾等多种矿物质，尤其是磷和钾含量较高。

（2）蚕豆中的钙有利于骨骼对钙的吸收与钙化，能够促进人体骨骼的生长发育。

黄　豆

【别名】

黄大豆。

【性味】

甘，平。

【功效】

（1）健脾益气，适用于脾胃虚弱，食少，消瘦，乏力，腹胀，血虚萎黄等。

（2）清热解毒，适用于疔疮肿毒，诸菌毒不得吐者(浓煎汁饮之)。

【食用方法】

可以加工豆腐、豆浆、腐竹等豆制品，还可以提炼大豆异黄酮。其中，发酵豆制品包括腐乳、臭豆腐、豆瓣酱、酱油、豆豉、纳豆等。而非发酵豆制品包括水豆腐、干豆腐(百页)、豆芽、卤制豆制品、油炸豆制品、熏制豆制品、炸卤豆制品、冷冻豆制品、干燥豆制品等。另外，豆粉则是代替肉类的高蛋白食物，可制成多种食品，包括婴儿食品。由大豆加工生产的豆油是重要的食用油之一，是一种良好的植物油。

【食用注意】

（1）黄豆不宜过多食用。多食易壅气生痰。常吃黄豆容易引起腹胀，矢气多(放屁多)，但黄豆制品没有此弊端。

(2)痛风、高尿酸血症、腹胀以及有胃下垂者不宜食。

(3)肾功能衰竭者不宜食用，以免增加肾脏负担。

(4)生吃黄豆容易引起恶心、呕吐、头晕、头痛、腹泻等症状，所以，豆浆一定要煮熟后再喝。夹生黄豆也不宜食用，不宜干炒食用。

【现代研究】

(1)黄豆营养全面，含量丰富，其中蛋白质的含量比猪肉高2倍，是鸡蛋含量的2.5倍。蛋白质的含量不仅高，而且质量好。大豆蛋白质的氨基酸组成和动物蛋白质近似，其中氨基酸比较接近人体需要的比值，所以容易被消化吸收。如果把大豆和肉类食品、蛋类食品搭配食用，其营养可以和蛋、奶的营养相比，甚至还超过蛋和奶的营养。

(2)大豆脂肪也具有很高的营养价值，这种脂肪里含有很多不饱和脂肪酸，容易被人体消化吸收。而且黄豆不含胆固醇，大豆脂肪可以阻止胆固醇的吸收，所以黄豆对于动脉硬化患者来说，是一种理想的营养品。

(3)豆渣中的膳食纤维对促进良好的消化和排泄固体废物有着举足轻重的作用。适量地补充纤维素，可使肠道中的食物增大变软，促进肠道蠕动，从而加快了排便速度，防止便秘和降低肠癌的风险。同时，膳食纤维具有明显的降低血浆胆固醇、调节胃肠功能及胰岛素水平等功能。

(4)大豆具有雌激素活性，能够减轻女性围绝经期综合征的症状，能够抗衰老，保持皮肤弹性，养颜。

(5)黄豆可保护细胞呼吸，使胃黏膜上皮细胞不易受损，与甘草、抗癌药物同用，能提高抗癌药物疗效，减少抗癌药物的毒副作用。

绿 豆

【别名】

青小豆、菉豆、植豆。

【性味】

甘，凉。

【功效】

（1）清热解暑利尿，适用于暑热所致的烦渴、尿赤、泻痢以及暑热所致的痱子、痈疖肿毒、丹毒、皮炎、肠炎等症。

（2）清热解毒，适用于疮疡肿毒、药物中毒以及食物中毒等症。

【食用方法】

煎汤，研末或生研绞汁，或与大米一起煮粥食用。外用研末调敷。绿豆汤是家庭常备夏季清暑饮料，清暑开胃，老少皆宜。传统绿豆制品有绿豆糕、绿豆酒、绿豆饼、绿豆沙、绿豆粉皮等。

【食用注意】

（1）适宜湿热天气或中暑时，有烦躁闷乱、咽干口渴症状者食用；适宜患有疮疖痈肿、丹毒等热毒所致的皮肤感染者以及高血压、水肿、红眼病患者食用。

（2）绿豆忌用铁锅煮。绿豆中含有鞣酸，在高温条件下遇铁会生成黑色的鞣酸铁，喝了以后会对人体有害。

（3）绿豆性寒凉，素体阳虚、脾胃虚寒、泄泻者慎食，一般不宜冬季食用。

（4）服药，特别是服温补药时不宜食用绿豆，以免降低药效。

（5）未煮烂的绿豆腥味强，食后容易恶心呕吐。

【现代研究】

（1）抗菌抑菌。绿豆中的某些成分直接有抑菌作用。通过抑菌试验证实，绿豆衣提取液对葡萄球菌有抑制作用。根据有关研究，绿豆所含的单宁能凝固微生物原生质，可产生抗菌活性。绿豆中的黄酮类化合物、植物甾醇等生物活性物质可能也有一定程度的抑菌抗病毒作用。通过提高免疫功能间接发挥抗菌作用。绿豆所含有的众多生物活性物质如香豆素、生物碱、植物甾醇、皂甙等可以增强机体免疫功能，增加吞噬细胞的数量或吞噬功能。

（2）降血脂。绿豆中含有的植物甾醇结构与胆固醇相似，植物甾醇与胆固醇竞争酯化酶，使之不能酯化而减少肠道对胆固醇的吸收、并可通过促进胆固醇异化和/或在肝脏内阻止胆固醇的生物合成等途径使血清胆固醇含量降低。

（3）抗肿瘤。绿豆对吗啡+亚硝酸钠诱发小鼠肺癌与肝癌有一定的预防作用。

（4）抗衰老。绿豆还是提取植物性 SOD 的良好原料。由绿豆为原料制备的 SOD 口服液，其中所含的 SOD 经过化学修饰，可不被胃酸和胃蛋白酶破坏，延长半衰期，适合于人体口服吸收。该口服液除了含有 SOD 以外，还富含氨基酸、β-胡萝卜素和微量元素等营养成分，具有很好的抗衰老功能。

（5）局部止血和促进创面修复。绿豆中的鞣质既有抗菌活性，又有局部止血和促进创面修复的作用，因而对各种烧伤有一定的治疗作用。

豌　　豆

【别名】

麦豌豆、寒豆、麦豆、雪豆、毕豆、麻累、国豆。

【性味】

甘，平。

【功效】

（1）益中气、止泻痢，适用于乳汁不通，脾胃不适之呃逆呕吐、心腹胀痛、口渴泄痢等病症。

（2）消痈肿、解疮毒，适用于痈肿疮毒，痘疮等，多外用。

【食用方法】

炒吃，磨粉等。豌豆可作主食，豌豆磨成豌豆粉是制作糕点、豆馅、粉丝、凉粉、面条、风味小吃的原料，豌豆的嫩荚和嫩豆粒可菜用也可制作罐头。

【食用注意】

（1）豌豆一次性不宜食用过多，否则易伤及脾胃。

（2）豌豆不宜消化，多食易阻遏气机，导致腹胀，所以，腹胀，消化不良者不宜食用。

（3）许多优质粉丝是用豌豆等豆类淀粉制成的，在加工时往往会加入明矾，经常大量食用会使体内的铝增加，影响健康。

（4）慢性胰腺炎患者忌食。

【现代研究】

（1）豌豆中富含人体所需的各种营养物质，尤其是含有优质蛋白质，可以提高机体的抗病能力和康复能力，增强机体免疫功能。豌豆富含赖氨酸，这是其他粮食所没有的。赖氨酸是人体需要的一种氨基酸，一种不可缺少的营养物质，是人体必需氨基酸之一，能促进人体发育、增强免疫功能，并有提高中枢神经组织功能的作用。

（2）在豌豆荚和豆苗的嫩叶中富含维生素 C 和能分解体内亚硝胺的酶，可以分解亚硝胺，具有抗癌防癌的作用。豌豆中富含胡萝卜素，食用后可防止人体致癌物质的合成，从而减少癌细胞的形成，降低人体癌症的发病率，起到防癌治癌的作用。

（3）豌豆与一般蔬菜有所不同，所含的止权酸、赤霉素和植物凝素等物质，具有抗菌消炎，增强新陈代谢的功能。膳食纤维在豌豆和豆苗中含有较为丰富的膳食纤维，可以防止便秘，有清肠作用。

（4）豌豆含有丰富的维生素 A 原，维生素 A 原可在体内转化为维生素 A，具有润泽皮肤的作用。因为它一般从食物中摄取，不会产生毒副作用。

（5）豌豆还含有大量的镁以及叶绿素，有助于体内毒素排出，保护肝脏。

（6）豌豆含铜、铬等微量元素较多，铜有利于造血以及骨骼和大脑的发育；铬有利于糖和脂肪的代谢，能维持胰岛素的正常功能。豌豆中的胆碱、蛋氨酸还有助于防止动脉硬化。

(7)豌豆中含有大量的维生素 B1，能够防止精神焦虑症，因此被称为"精神维生素"。

赤 小 豆

【别名】

赤豆、红饭豆、饭豆、蛋白豆、赤山豆。

【性味】

甘、酸，平。

【功效】

(1)利湿消肿，适用于水肿，脚气，腹胀，泻痢。

(2)清热退黄，适用于黄疸。

(3)解毒排脓，适用于便血，疮疡肿毒、痄腮等。

(4)通乳，适用于产后乳汁过少，乳房胀痛。

【食用方法】

赤小豆可整粒食用，或用于煮饭、煮粥、做赤豆汤。常用来做成豆沙作为馅料，美味可口。

【食用注意】

(1)尿多之人不宜食用赤小豆。肾功能衰竭者不宜食用。

(2)阴虚而无湿热者者忌食赤小豆。

(3)被蛇咬者百日内忌赤小豆。

【现代研究】

(1)赤小豆含有蛋白质、脂肪、碳水化合物、粗纤维、钙、磷、铁、维生素 B1、维生素 B2、皂苷等营养成分。

(2)赤小豆有良好的利尿作用，对心脏病和肾病、水肿包括肝硬化腹水患者均有益。

(3)富含叶酸，产妇、乳母吃红小豆有催乳的功效。

(4)赤小豆具有良好的润肠通便、降血压、降血脂、调节血糖、预防结石、健美减肥的作用。

薏 苡 仁

【别名】

薏米、苡米、苡仁、珍珠米、菩提米、裕米、赣珠米。

【性味】

甘、淡，微寒。

【功效】

（1）利水渗湿，适用于水肿，小便不利，淋浊，白带过多。

（2）健脾止泻，适用于脾虚食少纳差，大便稀溏，或腹泻，腹胀，脚气。

（3）祛湿除痹，风湿痹痛，肌肉麻木，四肢拘挛，尤其对肌肉酸胀麻木疼痛或湿热引起的拘急痉挛效果较好。

（4）清热排脓，适用于肺痈，咳唾脓痰，肠痈等症。现在临床用于肺脓疡，阑尾炎等。

（5）解毒散结，扁平疣，恶性肿瘤等。

【食用方法】

煮粥，蒸饭食用，也可磨粉用。

【食用注意】

（1）孕妇慎用。

（2）汗少、便秘者不宜用。

（3）遗尿者不宜用。

【现代研究】

（1）薏苡仁含薏苡仁酯；并含脂肪油，油中含肉豆蔻酸、芸苔甾醇、棕榈酸、8-十八烯酸、豆甾醇等，尚含氨基酸、蛋白质、糖类等。

（2）薏苡仁油对离体兔肠，低浓度呈兴奋，高浓度呈抑制作用。

（3）对家兔及豚鼠子宫一般呈兴奋作用，还可降低蛙的横纹肌之收缩。薏苡仁可以抑制骨骼肌的收缩，减少肌肉的挛缩。

（4）薏苡酯对小鼠艾氏腹水癌细胞的生长有抑制作用。薏苡仁对癌肿有抑制作用，尤其对消化道肿瘤、肺部恶性肿瘤更为适宜，也用于胃癌、肠癌、子宫颈癌的防治。

（5）薏苡仁具有美白祛斑、抗病毒的作用，煮水食用或捣烂外敷可用于治疗扁平疣、寻常疣以及痤疮。

第十八章　果品类

苹　　果

【别名】

奈、奈子、平安果、智慧果、林檎、平波、频波、超凡子、天然子、文林郎。

【性味】

甘、酸，凉。

【功效】

(1)生津止渴，适用于热病津伤，咽干、口渴，或肺燥干咳、盗汗等。

(2)清热除烦，适用于热病心烦，夏季暑湿外感发热，生食或捣汁服用。

(3)开胃消食，适用于病后胃纳不佳，或食后腹部胀气不舒以及醉酒。于饭后生食，可消食顺气。

(4)健脾止泻，适用于脾虚慢性腹泻，可以苹果粉，空腹温水调服。

【食用方法】

可生食，捣汁服，或煮熟食用，或制成粉剂，也可做成果干、果酱、果子冻等，苹果在很多甜食中都会用到。

【食用注意】

（1）苹果不宜多食，多食令人腹胀。

（2）溃疡性结肠炎的病人不宜生食苹果，尤其是在急性发作期，由于肠壁溃疡变薄，苹果质地较硬，又加上含有 1.2% 粗纤维和 0.5% 有机酸的刺激，很不利于肠壁溃疡面的愈合，且可因机械性地作用肠壁易诱发肠穿孔、肠扩张、肠梗阻等并发症。

（3）白细胞减少症的病人、前列腺肥大的病人均不宜生吃苹果，以免使症状加重或影响治疗结果。

（4）平时有胃寒症状者忌生食苹果。

（5）苹果不可与胡萝卜同食，易产生诱发甲状腺肿的物质。

（6）苹果不和牛奶同食，果酸与牛奶中的蛋白质反应会生成钙沉淀，引起结石。

（7）苹果不可与干贝同食，能引起腹痛。

（8）苹果富含糖类和钾，肾炎及糖尿病者不宜多食。

（9）不要空腹吃苹果，苹果所含的果酸和胃酸混合后会增加胃的负担。

（10）苹果核里含有氰化物，苹果核不宜食用。

【现代研究】

（1）宁神安眠苹果中含有的磷和铁等元素，易被肠壁吸收，有补脑养血、宁神安眠作用。临床使用证明，让精神压抑患者嗅苹果香气后，心境大有好转，精神轻松愉快，压抑感消失。实验还证明，失眠患者在入睡前嗅苹果香味，能使人较快安静入睡。

（2）降低胆固醇，保持血糖的稳定，还能有效降低胆固醇。

（3）防癌抗癌，减少肺癌的危险，预防铅中毒，原花青素能预防结肠癌血。

（4）气管清理剂，改善呼吸系统和肺功能，保护肺部免受污染和烟尘的影响。

（5）促进促进胃液的分泌和调整胃肠蠕动。

(6)维持电解质和酸碱平衡,增强抵抗力,苹果含有较多的钾,能与人体过剩的钠盐结合,使之排出体外。当人体摄入钠盐过多时,吃些苹果,有利于平衡体内电解质。苹果是碱性食品,吃苹果可迅速中和体内过多的酸性物质(包括运动(运动食品)产生的酸及鱼、肉、蛋等酸性食物在体内产生的酸性代谢产物),增强体力和抗病能力。

(7)减肥,苹果会增加饱腹感,饭前吃能减少进食量,达到减肥目的。

(8)美容,苹果中营养成分可溶性大,易被人体吸收,故有"活水"之称,有利于溶解硫元素,使皮肤润滑柔嫩。苹果中还有铜、碘、锰、锌、钾等元素,人体如缺乏这些元素,皮肤就会发生干燥、易裂、奇痒。

梨 子

【性味】

甘、微酸,凉。

【功效】快果,果宗、密父、玉露、玉乳。

(1)润肺化痰,适用于热咳或燥咳,咳喘,痰黄,口渴失音;亦治久咳不止、痰热惊狂、阴虚又热者。

(2)清热生津,适用于热病伤津烦渴、消渴症、噎膈、便秘等。

(3)解疮毒、酒毒。

【食用方法】

生食。梨果还可以加工制作梨干、梨脯、梨膏、梨汁、梨罐头等。

【食用注意】

(1)梨性偏寒助湿,多吃会伤脾胃,故脾胃虚寒、畏冷食者应少吃。

(2)梨含果酸较多,胃酸多者,不可多食。

(3)梨有利尿作用,夜尿频者,睡前少吃梨。

(4)血虚、畏寒、腹泻、手脚发凉的患者不可多吃梨,并且最好煮熟再吃，以防湿寒症状加重。

（5）梨含有糖量高，糖尿病者当慎。慢性肠炎、胃寒病患者忌食生梨。

（6）梨含果酸多，不宜与碱性药同用，如氨茶碱、小苏打等。

（7）用以止咳化痰者，不宜选择含糖量太高的甜梨。

（8）梨不应与螃蟹同吃，以防引起腹泻。因梨味甘，微酸，性凉，而蟹味咸，性寒，具有微毒。二者皆为冷利之品，同食伤肠胃。

（9）吃梨时喝热水、食油腻食品会导致腹泻。

（10）脾胃虚寒而致的大便稀薄和外感风寒而致的咳嗽痰白者忌用。

（11）妇人产后、小儿痘后忌用。

【现代研究】

（1）梨果鲜美，肉脆多汁，酸甜可口，风味芳香优美。富含糖、蛋白质、脂肪、碳水化合物及多种维生素，对人体健康有重要作用。梨子具有清肺养肺的作用。

（2）降低感冒几率，吃较多梨的人远比不吃或少吃梨的人感冒机率要低。所以，有科学家和医师把梨称为"全方位的健康水果"或称为"全科医生"。现在空气污染比较严重，多吃梨可改善呼吸系统和肺功能，保护肺部免受空气中灰尘和烟尘的影响。

（3）保护心脏，梨中含有丰富的 B 族维生素，能保护心脏，减轻疲劳，增强心肌活力，降低血压。

（4）增进食欲，梨有较多糖类物质和多种维生素，易被人体吸收，增进食欲，对肝脏具有保护作用。

（5）清热镇静，梨性凉并能清热镇静，常食能使血压恢复正常，改善头晕目眩等症状。

（6）防癌抗癌，梨子能抑制致癌物质亚硝胺的形成，从而防癌抗癌。

（7）消除便秘，吃梨子时舌头会有粗糙的感觉。这是因为木质及纤维等石细胞汇集而成，可刺激肠管，消除便秘。

（8）防止动脉粥样硬化，食梨能防止动脉粥样硬化，梨籽含有木质素，是一种不可溶纤维，能在肠子中溶解，形成像胶质的薄膜，能在肠子中与胆固醇结合而排除。

（9）预防骨质疏松，梨子含有硼可以预防妇女骨质疏松症。

香　蕉

【别名】

蕉果、甘蕉、牙蕉、蕉子、弓蕉、金蕉。

【性味】

甘，寒。

【功效】

（1）清热润肠，适用于大便秘结，痔疮出血、大便干结。若便血或痔疮出血可用香蕉带皮炖熟食用。

（2）润肺止咳，适用于肺阴虚燥咳，因香蕉甘寒质润，上可润肺止咳，下可润肠通便。

（3）清热解毒，适用于痈疖肿毒，丹毒，中耳炎等，多外用。

（4）生津止渴，适用于热病伤津，口渴喜饮。

（5）安胎，适用于因燥热而致胎动不安。

（6）解酒毒，适用于因饮酒过多所致的烦躁、口渴。

【食用方法】

可生食，炖熟食用，或烘干、研粉食用。

【食用注意】

（1）香蕉性寒性寒滑肠，体质偏虚寒脾虚便溏者不宜吃香蕉。

（2）最好不要空腹吃香蕉。香蕉可以促进胃肠道蠕动，如果空腹吃就会造成肠胃的提前工作，长期空腹吃香蕉不利于身体健康。空腹时肠胃中几乎没有可提供消化的食物，在空腹时吃香蕉就会加快肠胃的运动，促进血液的循环，增强心脏的负荷，容易导致心肌梗塞。

（3）香蕉的含糖量是比较高的，会使血液循环减慢，代谢物堆积，关节炎和糖尿病患者不应该吃香蕉，否则会加重病情。

（4）香蕉中含有大量的钾、镁元素，香蕉会使血液中的钙、钾、镁比例失调，进而促进肾病的加重，所以肾病患者最好不要吃香蕉。

（5）未熟透的香蕉具有涩味，易致便秘，其涩味来源于香蕉中含有大量的鞣酸，鞣酸具有收敛作用，从而造成便秘。

【现代研究】

（1）香蕉含有称为"智慧之盐"的磷，又有丰富的蛋白质、糖、钾、维生素 A 和 C，同时纤维也多，堪称相当好的营养食品。香蕉还含有果胶、多种酶类物质以及微量元素等。

（2）香蕉富含钾和镁，钾能防止血压上升及肌肉痉挛，镁则具有消除疲劳的效果。因此，香蕉是高血压患者的首选水果

（3）香蕉含有的泛酸等成分是人体的"开心激素"，能减轻心理压力，解除忧郁，而开心起来这个创意文化水果就是受这点的启发而来。睡前吃香蕉，还有镇静的作用。

（4）香蕉含有的维生素 A 能增强对疾病的抵抗力，维持正常的生殖力和视力所需要。

（5）香蕉中含有大量的硫胺素和核黄素，硫胺素能抗脚气病，促进食欲、助消化，保护神经系统；核黄素能促进人体正常生长和发育。

（6）香蕉还有促进肠胃蠕动，润肠通便，润肺止咳、清热解毒，助消化和滋补的作用。香蕉容易消化、吸收，从小孩到老年人都能安心地食用，并补给均衡的营养。

（7）香蕉的干叶、茎之甲醇提取物有抑菌作用；成熟香蕉之果肉甲醇提取物的水溶性部分有抑制真菌、细菌的作用。

桃　子

【别名】

桃，油桃，蟠桃，寿星桃，碧桃，甜桃，寿桃，水蜜桃。

【性味】

甘、酸，温。

【功效】润燥生津，适用于胃阴不足之口干而渴，肠燥便秘，以及肺阴虚的患者。

【食用方法】

生吃。也可制成蜜饯、桃脯、桃干、罐头、桃酱，或酿成果酒。

【食用注意】

(1)桃子适宜低血糖者以及口干饥渴之时食用。

(2)适宜低血钾和缺铁性贫血者食用。

(3)适宜肺病、肝病、水肿患者食用。

(4)适宜胃纳欠香、消化力弱者食用。

(5)桃子性热，有内热生疮、毛囊炎、痈疖和面部痤疮者忌食。

(6)糖尿病患者忌食。

(7)桃子忌与乌龟、甲鱼同食。

(8)烂桃不可食，否则有损健康。

(9)桃子是发物，不可多食，多食易使人腹胀，胃脘膨胀，并生痈疖。

(10)吃桃子不宜饮冷水，否则易引起腹痛腹泻。

【现代研究】

(1)桃肉含蛋白质、脂肪、碳水化合物、粗纤维、钙、磷、铁、胡萝卜素、维生素 B1、以及有机酸(主要是苹果酸和柠檬酸)、糖分(主要是葡萄糖、果糖、蔗糖、木糖)和挥发油。果肉中含铁量较高，对小儿和妇女的缺铁性贫血有辅助治疗的作用。

(2)桃子含钾量多而钠量少，故适宜于低钾及水肿患者食用。

(3)桃子含有较多的有机酸和纤维素，能够促进消化液的分泌，增加胃肠的蠕动，增进食欲，帮助消化。

(4)桃子能够利胆，抗肝纤维化，促进肝脏血液循环，对肝硬化有较好的治疗作用。

柚　子

【别名】

文旦、香栾、朱栾、内紫、壶柑、雷柚、沙田柚、臭橙。

【性味】

甘、酸，寒。

【功效】

(1)行气宽中，开胃消食，适用于胃肠气胀，消化不良，饮食减少，还能够除口中恶气。

(2)解酒，化痰止咳，适用于伤酒，慢性咳嗽，痰多气喘等证。对酒醉、口臭或者乘车、船致昏眩呕吐，缓慢嚼服柚肉能够缓解症状。

【食用方法】

生吃，捣汁服用，或蒸熟食用。

【食用注意】

(1)因柚子性凉，故气虚体弱之人不宜多食。

(2)柚子有滑肠之效，故腹部寒冷、常患腹泻者宜少食。

(3)服避孕药的女性应忌食，美国一项研究显示，柚子对避孕药的影响最为突出。专家称，如果服用了避孕药的妇女，在性生活后食用1~2个柚子，或者直接用一大杯柚子汁送服避孕药，那么她就有可能成为一名母亲，原因就在于柚子阻碍了女性对避孕药的吸收。

【现代研究】

(1)柚子具有非常丰富的营养价值，它含有大量的营养元素，其中包括身体所需的蛋白质和有机酸，还含有多种维生素和钙磷镁钠等身体所必需的微量元素。

(2)柚子中含有高血压患者必须的天然微量元素钾，几乎不含钠，因此是患有心脑血管病及肾脏病患者最佳的食疗水果。

(3)现代医药学研究发现，柚肉中含有非常丰富的维生素 C 以及类胰岛素等成分，故有降血糖、降血脂、减肥、美肤养容等功效。经常食用，对糖尿病、血管硬化等疾病有辅助治疗作用，对肥胖者有健体养颜功能。

（4）柚子里面含有大量的维生素P，它能够起到强化皮肤毛细孔的作用，同时还可以快速回复皮肤组织，而且它含有的热量是非常低的，因此对于减肥美肤的朋友来说是非常适合的，而且也是一种自然美，在秋季非常适合食用柚子，不但可以补充营养，而且还可以抗秋燥。

（5）柚子的果胶不仅可降低低密度脂蛋白水平，而且可以减少动脉壁的损坏程度。

（6）柚子还有增强体质的功效，它帮助身体更容易吸收入钙及铁质，所含的天然叶酸，对于怀孕中的妇女们，有预防贫血症状发生和促进胎儿发育的功效。

橘　子

【别名】

桔子、橘、黄橘、橘柑、柑仔。

【性味】

甘、酸，凉。

【功效】

（1）化痰止咳，适用于肺气不利的咳嗽、痰多及胸中结气等证。

（2）理气和中，适用于脾胃气滞所致的胸腕胀闷疼痛、嗳气、呃逆、食少等。

（3）生津止渴，适用于胃阴不足之口渴或消渴证。

【食用方法】

生吃；绞汁服；或制成橘饼生吃或泡水服。

【食用注意】

（1）橘子含有丰富的果酸和维生素C，服用维生素K、磺胺类药物、安体舒通、氨苯喋啶和补钾药物时，均应忌食橘子。

（2）摘下后的橘子大多用保鲜剂浸泡后再上市，保鲜剂为一种化学制剂，浸泡过的橘子对果肉没有影响，但橘子皮上残留的保鲜剂却难以用净水洗掉，若用这样的橘子皮泡水代替茶饮，有损健康。

（3）橘子不宜多吃，多吃易上火，会出现口舌生疮、口干舌燥、咽喉干痛、大便秘结等症状。

（4）因橘子果肉中含有一定的有机酸，为避免其对胃黏膜产生刺激而引起不适，因此，最好不要空腹吃橘子。

（5）需防止橘黄病。橘子富有的胡萝卜素，若大量吃入，每天500克左右连吃两个月，可出现高胡萝卜素血症，表现为手、足掌皮肤黄染，渐染全身，可伴有恶心、呕吐、食欲不振、全身乏力等症状，有时易与肝炎混淆。胡萝卜素在肝脏中转变成维生素 A，而大量的胡萝卜素在小儿肝脏不能及时转化，就随血液遍及周身各处沉积，对身体产生不良反应，所以，儿童不要多吃橘子。

【现代研究】

（1）橘子富含维生素 C 与柠檬酸，前者具有美容作用，后者则具有消除疲劳的作用。

（2）橘子内侧薄皮含有膳食纤维及果胶，可以促进通便，并且可以降低胆固醇。

（3）橘皮苷可以加强毛细血管的韧性、降血压、扩张心脏的冠状动脉，故橘子是预防冠心病和动脉硬化的食品。

（4）研究证实，在鲜柑橘汁中，有一种抗癌活性很强的物质"诺米林"，它能使致癌化学物质分解，抑制和阻断癌细胞的生长，能使人体内除毒酶的活性成倍提高，阻止致癌物对细胞核的损伤，保护基因的完好。

（5）橘子肉、皮、络、核、叶都是药。橘子皮，又称陈皮，是重要药物之一。《本草纲目》中说陈皮是"同补药则补；同泻药则泻；同升药则升；同降药则降"。橘皮是一味理气、除燥、利湿、化痰、止咳、健脾和胃的要药；刮去白色内层的橘皮表皮称为橘红，具有理肺气、祛痰、止咳的作用；橘瓣上的筋膜称为橘络，具有通经络、消痰积的作用，可治疗胸闷肋痛、肋间神经痛等症；橘子核可治疗腰痛、疝气痛等症；橘叶具有疏肝作用，可治肋痛及乳腺炎初期等症；橘肉具有开胃理气、止咳润肺的作用，常吃橘子，对治疗急慢性支气管炎、老年咳嗽气喘、津液不足、消化不良、伤酒烦渴、慢性胃病等有一定的效果。

橙　　子

【别名】

金环、黄果、柑子、柳丁、甜橙、广柑、黄橙。

【性味】

甘、酸，平。

【功效】

(1)止呕恶，适用于恶心呕吐，胃纳欠佳，脘腹胀满，大便溏泄以及痔疮出血等。

(2)理气宽胸，适用于脾胃气滞所致的胸脘痞满胀痛者。

(3)解酒，适用于饮酒过多所致的恶心呕吐，口干舌燥。

(4)解鱼，蟹毒。

【食用方法】

生食；绞汁饮；煎汤服用。

【食用注意】

(1)饭前或空腹时不宜食用，否则橙子所含的有机酸会刺激胃黏膜，对胃不利。

(2)橙子味美但不要吃得过多，如吃得过多将有可能患"胡萝卜素血症"。

(3)吃完橙子应及时刷牙漱口，以免对口腔牙齿有害。

(4)吃橙子前后 1 小时内不要喝牛奶，否则会影响消化吸收。

(5)橙子忌与槟榔同食，如果与槟榔一起吃，橙子里的维生素 C 会与槟榔内的石灰发生反应，导致人中毒。

【现代研究】

(1)增强身体抵抗力，鲜橙果实中含有丰富的维生素 C、维生素 P 及有机酸，能保护细胞、增强白细胞活性、抵抗自由基，对人体新陈代谢有明显的调节作用，能增强机体抵抗力。甜橙果肉及皮能解除鱼、蟹中毒，对酒醉不醒者也有醒酒作用。

(2)加快肠道蠕动，橙子中含有丰富的纤维素及果胶，对于加快肠道蠕动有一定的作用，能够帮助身体清肠通便，尽快排出体内的有害物质。

(3)防治感冒咳嗽，橙皮的止咳化痰作用比陈皮还要强，如果患有感冒咳嗽、食欲不振等病症，选择喝一些橙皮水有一定的治疗效果。

(4)能够防癌，橙子里的有益成分能够去除机体中的有害自由基，防治癌细胞的生长。根据测定，橙子是所有水果中含抗氧化物质最高的。而橙子中的黄酮类物质则具有抗炎以及减轻凝血的功效。因此，经常吃橙子对于预防癌症有着一定的作用。

(5)降低胆结石患病几率，橙子含有丰富的维生素 C 可以胆固醇在肝内转化为胆汁酸，从而使胆汁中胆固醇的浓度下降，降低胆结石的发病几率。

柑　子

【别名】

柑橘、柑果、金实、扁柑。

【性味】

甘、酸，凉。

【功效】

（1）润肺健脾，化痰止咳，适用于咳嗽痰多、咽喉不利，纳差，尤以痰热之证最为适宜。

（2）疏肝理气，适用于胸闷胁痛，疝气疼痛，睾丸肿痛。

（3）生津止渴，醒酒利尿，适用于热性病后期口干舌燥，或饮酒过多后烦渴之症。

【食用方法】

生吃，捣汁服用，或加工成罐头等食用。

【食用注意】

（1）柑子性凉，脾胃虚寒者宜少食，因多食生寒痰。

（2）不宜与蛤同时食用，否则，易致痰凝气滞。

（3）柑子不宜过多食用，因柑橘内含大量胡萝卜素，入血后转化为维生素A，积蓄在体内，使皮肤泛黄，即导致"胡萝卜素血症"，俗称"橘黄症"，继而出现恶心、呕吐、食欲不振、全身乏力等综合症状。患"橘黄症"后，应适量多食植物油，并多喝水，以加速其溶解、转化和排泄。

【现代研究】

（1）抗癌功效。

（2）可以调和肠胃，也能刺激肠胃蠕动，帮助排气；还能镇定消化道，增加胃口、刺激食欲。因为它很温和，婴幼儿、孕妇及老人都能使用，尤其是婴幼儿消化系统成长尚未完全，容易打嗝或消化不良，用之效果非常好。

（3）它对疤痕跟妊娠纹颇具效果，尤其在怀孕初斯就开始与同属其他精油一起用，效果更加显著。

（4）提振精神，安抚焦虑，帮助睡眠。

（5）由于柑子含有大量的维生素A和维生素C，所以可以治疗坏血病、夜盲症和皮肤角化。

金 橘

【别名】

金桔、金枣、金弹、金柑、金橙、山橘、卢橘、牛奶橘、金弹橘、寿星柑。

【性味】

辛、甘、酸，温。

【功效】

(1)理气化痰，适用于胸脘痞闷疼痛，痰多。

(2)消食化积，适用于酒食所伤之口渴，食少纳呆，腹胀，大便稀溏。

(3)祛风止咳，适用于风寒犯肺之咳嗽吐痰，尤其善治百日咳。

【食用方法】

连皮一起生吃，嚼食果肉后顿觉喉间津润、满口生香。金橘80%的维生素 C 集中在果皮上，所以要连皮食用。煎水饮用。泡茶饮用。还可制成金橘罐头、果酱等。

【食用注意】

(1)吃金橘前后一小时不可和牛奶，因牛奶中之蛋白质遇到金橘中之果酸会凝固，不易消化吸收，会导致腹胀。

(2)饭前或空腹时亦不宜多吃金橘，因所含有机酸会刺激胃壁黏膜，胃部会有不适感。

(3)喉痛发痒、咳嗽时，喝金橘茶时不宜加糖，糖放多了反易生痰。

(4)口舌生疮、牙龈肿痛等阴虚火旺者慎食。

(5)糖尿病患者忌食。

【现代研究】

(1)金橘果实含丰富的维生素 A，可预防色素沉淀、增进皮肤光泽与弹性、减缓衰老、避免肌肤松弛生皱。

（2）金橘果实含有丰富的维生素 C、金橘甙等成分，对维护心血管功能，防止血管硬化、高血压等疾病有一定的作用。金橘亦含维生 P，是维护血管健康的重要营养素，能强化微血管弹性，可作为高血压、血管硬化、心脏疾病之辅助调养食物。

（3）金橘蜜饯可以开胃，饮金橘汁能生津止渴，加萝卜汁、梨汁饮服能治咳嗽，还能预防哮喘及支气管炎。.

菠　萝

【别名】

凤梨、地菠萝、黄梨。

【性味】

甘、微涩，平。

【功效】

（1）清暑解渴，适用于暑热所致的身热烦渴，以及暑热酒后烦满不止、头昏神倦者。

（2）消食止泻，适用于饮食所伤之泄泻、纳差、小便不利。

（3）补脾胃，益气血，适用于脾胃虚弱，食少，纳差，大便不调。

【食用方法】

生食；制成罐头、干片、蜜饯、果酱或饮料食用。

【食用注意】

（1）由于菠萝中含有刺激作用的苷类物质和菠萝蛋白酶，它会分解体内的蛋白质，而且它对人们口腔黏膜和嘴唇的幼嫩表皮有刺激作用，如果吃菠萝前不用盐水泡，会让人有一种麻痹刺痛的感觉。因此应将果皮和果刺修净，将果肉切成块状，在稀盐水或糖水中浸渍，浸出苷类，然后再吃，用盐水泡菠萝后，能够有效破坏"菠萝朊酶"的内部导致过敏的结构，从而失去使人过敏的能力，并丧失对于有害的毒性。

（2）菠萝和鸡蛋不能一起吃，鸡蛋中的蛋白质与菠萝中的果酸结合，易使蛋白质凝固，影响消化。

（3）菠萝会让一部分人过敏，过敏反应最快可以在 15 分钟内发生，这样的症状被称为"菠萝病"或者"菠萝中毒"。比如腹痛，腹泻、呕吐、头痛、头昏、皮肤潮红、全身发痒、四肢及口舌发麻，过敏比较严重的还出现呼吸困难、休克等反应。

（4）皮肤有湿疹或疮疖者不宜食用菠萝。

（5）每次吃菠萝不可过多，过量食用对肠胃有害。初次吃的宝宝只吃饼干大小的一块，如果无异常，下次可适当加量。

【现代研究】

（1）菠萝蛋白酶能有效分解食物中蛋白质，增加肠胃蠕动。这种酶在胃中可分解蛋白质，补充人体内消化酶的不足，使消化不良的病人恢复正常消化机能。尤其是过食肉类及油腻食物之后，吃些菠萝更为适宜，可以预防脂肪沉积。

（2）菠萝含有一种叫"菠萝朊酶"的物质，它能分解蛋白质，帮助消化，溶解阻塞于组织中的纤维蛋白和血凝块，改善局部的血液循环，稀释血脂，消除炎症和水肿，能够促进血液循环。

（3）菠萝中所含的糖、酶有一定的利尿作用，对肾炎和高血压者有益，对支气管炎也有辅助疗效。由于纤维素的作用，对便秘治疗也有一定的疗效。当出现消化不良时，吃点菠萝能开胃顺气，解油腻，能起到助消化的作用，还可以缓解便秘。

（4）菠萝富含维生素 B1，能促进新陈代谢，消除疲劳感。

（5）菠萝皮中富含菠萝酶，长期食用菠萝皮，心脑血管，糖尿病发病率显著降低，并有一定的抗癌效果。

葡　萄

【别名】

蒲桃、蒲萄、草龙珠、赐紫樱桃、菩提子、山葫芦。

【性味】

甘、酸，平。

【功效】

（1）补益气血，适用于气血不足，久病体虚，疲乏无力，面色萎黄，食欲不振，心悸，失眠，盗汗等症。

（2）补肝肾、强筋骨，适用于肝肾不足，腰膝酸软，筋骨软弱无力，周身疼痛等症。

（3）生津止渴除烦，适用于热病烦渴，咽干，声音嘶哑等症。

（4）利小便，适用于水肿，小便不利，短涩疼痛。

【食用方法】

生食，或制成葡萄干葡萄干，补益力较鲜葡萄为佳，鲜品偏于生津止渴，干品偏于滋养补虚；捣汁服用；煎汤；酿酒。还可以制成葡萄酱、葡萄糖、葡萄罐头等。

【食用注意】

（1）葡萄中含有大量的果糖，对于患有糖尿病的人来说容易导致血糖上升，所以糖尿病人平时尽量不要吃葡萄。

（2）脾胃虚弱者不宜多食葡萄，多食令人腹泻。

（3）由于葡萄含糖量高，多食会令人烦闷，故不宜多食。

（4）葡萄不宜与萝卜同时食用，因可产生抑制甲状腺作用的物质，诱发甲状腺肿。

（5）葡萄不应与海味同食，因葡萄中含较多的果酸会降低蛋白质的营养价值，而且，海味中的钙质与果酸结合形成新的不易消化的物质，刺激胃肠道。

【现代研究】

（1）葡萄中的多种果酸有助于消化，适当多吃些葡萄，能健脾和胃。

（2）葡萄中含有矿物质钙、钾、磷、铁以及多种维生素 B_1、维生素 B_2、维生素 B_6、维生素 C 和维生素 P 等，还含有多种人体所需的氨基酸，常食葡萄对神经衰弱、疲劳过度大有裨益。

（3）葡萄比阿司匹林能更好地阻止血栓形成，并能降低人体血清胆固醇水平，降低血小板的聚集力，对预防心脑血管病有一定作用。鲜葡萄中的黄酮类物质，能"清洗"血液，防止胆固醇斑块的形成。若将葡萄皮和葡萄籽一起食用，对心脏的保护作用更佳。

（4）葡萄皮中含有高效的抗癌物质，所以吃葡萄时要连皮一起吃就具有防癌和抗癌的作用。而且葡萄可以阻止正常细胞癌变，阻止癌细胞扩散。葡萄汁可以帮助器官移植手术患者减少排异反应，促进其早日康复。

（5）葡萄、葡萄汁、葡萄酒均具有抑制病毒的作用。

樱　　桃

【别名】

莺桃，荆桃，楔桃，英桃，牛桃，樱珠，含桃，车厘子。

【性味】

甘，温。

【功效】

（1）益气养血，适用于脾失健运，病后体虚，倦怠少食，心悸气短，口干舌燥。

（2）祛风除湿，适用于风湿腰腿疼痛，四肢麻木不仁，关节屈伸不利，瘫痪等。多浸酒服用。

（3）涩精，止泻，肾虚精关不固之遗精、滑泄。

（4）发汗透疹，适用于麻疹初起，疹出不畅。

（5）解毒，适用于水火烫伤，虫蛇咬伤。可将其汁涂敷患处，每日数次。

【食用方法】

生食，煎汤，浸酒，或蜜渍服。

【食用注意】

（1）有溃疡症状者、上火者，慎食。

（2）糖尿病者忌食。

（3）樱桃虽好，但也注意不要多吃。因为其中除了含铁多以外，还含有一定量的氰苷，若食用过多会引起铁中毒或氰化物中毒。野樱桃中的氰化酸存在于大量的种子与水果中。

（4）热性病及虚热咳嗽、便秘者忌食，肾功能不全、少尿者慎食。

【现代研究】

（1）樱桃铁的含量较高，其含铁量居于水果首位。铁是合成人体血红蛋白的原料，樱桃可补充人体对铁元素的需求，促进血红蛋白再生，既能防治缺铁性贫血，又能健脑益智。

（2）樱桃可以抗贫血，促进血液生成。

龙　　眼

【别名】

桂圆肉、荔奴、亚荔枝。

【性味】

甘，温。

【功效】

（1）补益心脾，适用于心脾两虚，神疲乏力，头昏，食少，健忘，以及泻泄，浮肿等。

（2）养血安神，适用于心悸怔忡，健忘失眠，血虚萎黄。

【食用方法】

生食；煎汤；煎膏服；浸酒；入丸散。

【食用注意】

（1）脾胃有痰火及湿滞停饮、消化不良、恶心呕吐者忌服。

（2）因其葡萄糖含量较高，故糖尿病患者不宜多服。

（3）外感初起，表证慎用。

（4）鲜品不宜多食，多食易生湿热及引起口干。

【现代研究】

（1）益气补血，增强记忆，桂圆（龙眼干）含丰富的葡萄糖、蔗糖及蛋白质等，含铁量也较高，可在提高热能、补充营养的同时，又能促进血红蛋白再生以补血。实验研究发现，桂圆肉（龙眼干）除对全身有补益作用外，对脑细胞特别有益，能增强记忆，消除疲劳。

（2）安神定志，桂圆（龙眼干）含有大量的铁、钾等元素，能促进血红蛋白的再生以治疗因贫血造成的心悸、心慌、失眠、健忘。桂圆（龙眼干）中含尼克酸高达 2.5 毫克（每 100 克），可用于治疗尼克酸缺乏造成的皮炎、腹泻、痴呆，甚至精神失常等。

（3）养血安胎，桂圆（龙眼干）含铁及维生素比较多，可减轻宫缩及下垂感，对于加速代谢的孕妇及胎儿的发育有利，具有安胎作用。

（4）抑制癌细胞，抗菌，动物实验表明，桂圆（龙眼干）对 JTC-26 肿瘤抑制率达 90%以上，对癌细胞有一定的抑制作用。临床给癌症患者口服桂圆粗制浸膏，症状改善 90%，延长寿命效果约 80%。桂圆（龙眼干）水浸剂（1∶2）在试管内对奥杜盎小芽孢癣菌有抑制作用。

（5）降脂护心，延缓衰老，桂圆肉（龙眼干）可降血脂，增加冠状动脉血流量。对与衰老过程有密切关系的黄素蛋白——脑 B 型单胺氧化酶（MAO-B）有较强的抑制作用。

草　莓

【别名】

凤梨草莓、红莓、地莓、洋莓。

【性味】

甘、酸，凉。

【功效】

（1）润肺生津，适用于肺热咳嗽，口舌糜烂，咽喉肿痛。

（2）健脾益气，适用于脾胃气虚所致食欲不振，精神不佳。

（3）消暑解热生津，适用于暑热烦渴，口干舌燥。

（4）解毒利尿通淋，适用于热毒疮疖，毒蛇咬伤，便秘，泻痢，尿频，尿痛，小便短赤以及饮酒过度等症。

【食用方法】

生吃；还可加工成蜜饯、糖水罐头、果酱、果冻、或者榨汁后制成浓缩果汁或草莓酒。

【食用注意】

（1）吃草莓前一定要洗干净，种草莓经常用农药，吃前要清洗干净。先用自来水冲洗，流动水可避免农药渗入果实。然后最好用淡盐水或淘米水浸泡 5 分钟，盐水可杀灭微生物，淘米水可降解农药。洗时千万不要摘掉草莓蒂，否则农药进入会更严重污染果实。不要用清洁剂浸泡草莓而造成二次污染。

（2）因草莓性寒凉，故一次性不宜食用过多。

（3）患有尿路结石和肾功能不好的人不宜多吃，因为草莓含草酸钙较多，过多食用会加重患者病情。

（4）痰湿内盛、泻泄滑肠者不宜多食。

【现代研究】

（1）草莓营养价值丰富，被誉为是"水果皇后"，含有丰富的维生素 C、维生素 A、维生素 E、维生素 PP、维生素 B1、维生素 B2、胡萝卜素、鞣酸、天冬氨酸、铜、草莓胺、果胶、纤维素、叶酸、铁、钙、鞣花酸与花青素等营养物质。尤其是所含的维生素 C，其含量比苹果、葡萄都高 7~10 倍。而所含的苹果酸、柠檬酸、维生素 B1、维生素 B2，以及胡萝卜素、钙、磷、铁的含量也比苹果、梨、葡萄高 3 到 4 倍。

（2）保护视力，草莓中富含丰富的胡萝卜素与维生素 A，可缓解夜盲症，具有维护上皮组织健康、明目养肝，促进生长发育之效。

(3)滋补调理，草莓对胃肠道和贫血均有一定的滋补调理作用。

(4)降血脂，草莓除可以预防坏血病外，对防治动脉硬化，冠心病也有较好的疗效。

(5)防癌，在体内可吸附和阻止致癌化学物质的吸收，具有防癌作用。

(6)清除有毒物质，可以自然平和的清除体内的重金属离子。

(7)助消化、防便秘，草莓中富含丰富的膳食纤维，可促进胃肠道的蠕动，促进胃肠道内的食物消化，改善便秘，预防痤疮、肠癌的发生。

荔　枝

【别名】

离枝、离支、丽枝、荔枝、勒荔、丹荔、火山荔。

【性味】

甘、酸，温。

【功效】

(1)健脾止泻，适用于脾胃虚弱食欲欠佳以及脾虚久泻之证，尤其是五更泻。可用干荔枝果肉煎水服用，亦可与大枣同用。

(2)补血养肝，适用于血虚不足之头晕、心悸、身体虚弱，妇人血虚崩漏。

(3)理气散结，温中止痛，适用于脾胃虚寒之腹痛。

(4)降逆止呃，适用于气滞呃逆不止，尤其是顽固性呃逆。

(5)补心安神，适用于思虑劳神过度之心悸、怔忡、失眠、多梦、健忘等。

【食用方法】

多生食。鲜品偏于润燥生津，对于津液不足者可用之。干品偏于补益气血，多用于病后体虚，多煎水，或与米一起煮粥食用。还可做成荔枝干、荔枝酱、荔枝浆、荔枝罐头以及浸酒服用。

【食用注意】

（1）不宜大量进食荔枝。过时荔枝壳导致"荔枝病"，是由于低血糖引起的一种急性病症，轻则恶心、四肢无力，重则头晕、心悸、出冷汗，甚至昏迷。荔枝中含有丰富的果糖，当果糖进入人体血液后，必须依靠肝脏中的转化酶将果糖转化为葡萄糖，才能被身体利用。如果进食荔枝过多，肝脏转化酶一时转化不及，会使果糖充盈于血液之中，加之荔枝果肉积聚于肠胃，又损害了正常的食欲，使得胃肠从其他饮食中获取的营养相对减少，尤其是儿童，其体内转化酶本来就少，故食用荔枝过多可能得"荔枝病"。解救方法：用荔枝壳煎水饮服，或大量口服糖水或注射葡萄糖溶液。所以，成年人每天吃荔枝一般不要超过300克，儿童一次不要超过5枚。

（2）不宜空腹食用，最好是在饭后半小时再食用。

（3）皮肤易生疮疖及胃热口苦者忌用。

（4）糖尿病人慎食荔枝。牙齿有病、阴虚火旺、有上火症状忌食。

（5）尽量不要吃水泡的荔枝。

【现代研究】

（1）补充能量，益智补脑，荔枝果肉中含丰富的葡萄糖、蔗糖，总糖量在70%以上，列居多种水果的首位，具有补充能量、增加营养的作用。研究证明，荔枝对大脑组织有补养作用，能明显改善失眠、健忘、神疲等症。

（2）增强免疫功能，荔枝肉含丰富的维生素C和蛋白质，有助于增强机体的免疫功能，提高抗病能力。自古以来，一直被视为珍贵的补品。

（3）消肿解毒，止血止痛，荔枝除广为人知的滋补作用外，还可用于外科疾病，如肿瘤、瘰疬、疔疮恶肿、外伤出血等病。

（4）止呃逆，止腹泻，荔枝甘温健脾，并能降逆，是顽固性呃逆及五更泄者的食疗佳品。

甘 蔗

【别名】

干蔗、糖梗、竿蔗、薯蔗、黄皮果蔗。

【性味】

甘，寒。

【功效】

(1)滋阴润燥，适用于阴虚肺燥之咳嗽、痰少，胃阴不足之恶心、呕吐、大便秘结。本品甘寒多汁，长于清润肺胃。

(2)生津止渴，适用于夏季暑热伤阴或津液不足之心烦、口渴、咽干、干呕、小便不利、大便燥结。

(3)清热解毒，外用治疗百毒诸疮、痈疽发背，同时，还可以解酒毒及河豚肿毒。

(4)和胃止呕，消化不良，反胃呕吐，呃逆，高热烦渴等。

(5)补脾益气，适用于适用于暑热所致大汗、心悸气短、精神恍惚或泻痢日久及中风失音等，可用甘蔗汁熬热服。

【食用方法】

生食嚼汁。煎汤或煮粥食用。

【食用注意】

(1)脾胃虚寒、胃腹寒疼者不宜食用。

(2)糖尿病患者不宜食用。

(3)凡是有霉味、酸味、酒糟味、发黄及生虫的甘蔗不能食用。霉变甘蔗食用后易致中毒，主要是黄曲霉菌和寄生菌所产生的黄曲霉素在人体内作祟。人体摄入黄曲霉素后，很快会进入血液组织中，引起神经、血管、肝脏等组织损害，干扰人体的免疫功能，出现神昏，谵语，抽搐及水、电解质紊乱等临床症状，尤以儿童多见。黄曲霉素耐热，经紫外线照射等不易被破坏，因此，预防的关键是防霉、防毒，谨防病从口入。

（4）吃甘蔗要注意卫生，一定要清洗干净，削皮后食用。若吃了不洁净的甘蔗易引起蛔虫性肺炎。

【现代研究】

（1）甘蔗可以补充充足的热量，对于防治低血糖、消除疲劳、中暑等有较好的疗效。

（2）甘蔗含糖量多，过食易致高渗性昏迷，表现为头昏、烦躁、呕吐、四肢麻木、神志渐渐朦胧等。因此，甘蔗不宜多食。

大　枣

【别名】

枣子、红枣、干枣、美枣、良枣。

【性味】

甘，温。

【功效】

（1）补中益气，适用于脾胃虚弱所致的饮食减少，乏力倦怠，慢性腹泻。

（2）养血安神，适用于血虚所致的面色萎黄，神志不安，贫血，血小板减少性紫癜，以及妇人脏燥（无故悲伤欲哭、坐卧不安、心烦不寐、神志恍惚等）。

（3）缓和药性，适用于缓解峻烈药物的毒副作用，使人体正气免受损伤，并且能够调和各药的寒热偏性。

（4）调和营卫，与生姜配伍，可调和营卫，既可助卫气发汗，又可防止出汗过多，还可调补脾胃，升发脾胃之气，增进食欲，促进药力吸收，提高滋补力。

【食用方法】

生食；煮粥食用(加米一起煮)；或与莲子、桂圆、白木耳等一起煲汤食用；也可如煎剂、丸剂(需去核捣烂)。

【食用注意】

(1)甘味能够助湿，令人中满，故脘腹满闷以及痰湿壅盛、饮食积滞者忌用。

(2)龋齿疼痛者不宜食。

(3)不宜与葱同食，否则易使人五脏不和。

(4)不宜与鱼同食，以免使人腰腹痛。

(5)嗜酒者宜少食，以防助湿。

(6)糖尿病患者宜少食，因含糖量较高。

【现代研究】

(1)大枣含有大量的糖类物质，主要为葡萄糖，还含有果糖、蔗糖及由葡萄糖和果糖组成的低聚糖、阿拉伯聚糖及半乳醛聚糖等；并含有大量的维生素 C、核黄素、硫胺素、胡萝卜素、尼克酸等多种维生素。药理研究发现，红枣能促进白细胞的生成，降低血清胆固醇，提高血清白蛋白，具有较强的补养作用，能提高人体免疫功能，增强抗病能力。

(2)大枣可抑制癌细胞，红枣中还含有抑制癌细胞，甚至可使癌细胞向正常细胞转化的物质。大枣含多种三萜类化合物，其中桦木酸、山楂酸均发现有抗癌活性，对肉瘤 S-180 有抑制作用。枣中所含的营养素，能够增强人体免疫功能，对于防癌抗癌和维持人体脏腑功能都有一定效果。

(3)经常食用鲜枣的人很少患胆结石，这是因为鲜枣中丰富的维生素 C，使体内多余的胆固醇转变为胆汁酸，胆固醇少了，结石形成的概率也就随之减少。

(4)大枣中富含钙和铁，对防治骨质疏松、产后贫血有重要作用，中老年人更年期经常会骨质疏松，正在生长发育高峰的青少年和女性容易发生贫血，大枣对他们会有十分理想的食疗作用。

（5）对病后体虚的人也有良好的滋补作用。

（6）大枣所含的芦丁，能使血管软化，从而降低血压，对高血压病有防治功效。

（7）抗过敏，大枣乙醇提取物对特异反应性疾病，能抑制抗体的产生，对小鼠反应性抗体也有抑制作用，提示大枣具有抗变态反应作用。

（8）宁心安神，益智健脑，增强食欲。大枣中所含有黄酮——双-葡萄糖甙 A 有镇静、催眠和降压作用，其中被分离出的柚配质 C 糖甙类有中枢抑制作用，即降低自发运动及刺激反射作用、强直木僵作用，故大枣具有安神、镇静之功。

（9）红枣富含的环磷酸腺苷，是人体能量代谢的必需物质，能增强肌力、消除疲劳、扩张血管、增加心肌收缩力、改善心肌营养，对防治心血管疾病有良好的作用。

（10）有实验证实，对四氯化碳肝损伤的家兔，每日喂给大枣煎剂共 1 周，结果血清总蛋白与白蛋白较对照组明显增加，表明大枣有保肝作用。

（11）红枣中含有丰富的维生素 C 和环磷酸腺苷，能够促进肌肤细胞的代谢，防止黑色素沉着，让肌肤越来越洁白细滑，达到美白肌肤、祛斑的美容护肤功效。

桑　　葚

【别名】

桑实、桑葚、葚、乌椹、文武实、黑椹、桑枣、桑葚子、桑粒、桑果。

【性味】

甘，寒。

【功效】

（1）滋阴养血，适用于肝肾不足和血虚精亏的头晕目眩，腰酸耳鸣，须发早白，失眠多梦。

(2)生津润肠，适用于津伤口渴，消渴多饮，阴血亏虚之肠燥便秘。

【食用方法】

生食；熬膏服用；煎汤服用；酿酒；制成干粉食用。

【食用注意】

(1)脾胃虚寒便溏者禁服。

(2)桑葚不宜用铁制品煎煮。

(3)不宜多吃桑葚。因为桑葚内含有较多的胰蛋白酶(蛋白酶的一种)抑制物——鞣酸，会影响人体对铁、钙、锌等物质的吸收。

(4)桑葚含淀粉多，即糖量高，糖尿病人不宜食用桑葚。

(5)不成熟的桑葚不能食。

(6)桑葚不宜与鱼虾等海味同食，因其会降低海味食品的营养价值，引起胃肠不适。

【现代研究】

(1)防止血管硬化。桑葚子中含有脂肪酸，主要由亚油酸、硬脂酸及油酸组成，具有分解脂肪，降低血脂，防止血管硬化等作用。

(2)抗癌。桑葚子中所含的芸香苷、花色素、葡萄糖、果糖、苹果酸、钙质、无机盐、胡萝卜素、多种维生素及烟酸等成分，都有预防肿瘤细胞扩散，避免癌症发生的功效。

(3)健脾胃。桑葚子在胃中能补充胃液的缺乏，增强胃的消化力，入肠能刺激肠黏膜，使肠液分泌增多，并增强肠的蠕动。

(4)乌发美容。桑葚子中除含有大量人体所需要的营养物质外，还含有乌发素，能使头发变得黑而亮泽，故可用来美容。葚子中含有大量的水分、碳水化合物、多种维生素、胡萝卜素及人体必需的微量元素等，能有效地扩充人体的血容量，且补而不腻，适宜于高血压、妇女病患者食疗。

(5)明目，缓解眼睛疲劳干涩的症状。

（6）桑葚子具有免疫促进作用，桑葚子对脾脏有增重作用，可以促进血红细胞的生长。

木 瓜

【别名】

木瓜实、铁脚梨、秋木瓜、酸木瓜、木瓜海棠、光皮木瓜、木梨、木李、榠楂、文冠果、文官果。

【性味】

酸，温。

【功效】

（1）舒筋活络，适用于风湿痹痛，筋脉拘挛，脚气肿痛。

（2）除湿和中，适用于吐泻转筋。对于湿阻中焦，升降失常所致的恶心呕吐、腹泻、腹痛转筋效果好。

（3）醒脾消食，适用于消化不良。

【食用方法】

一般不宜生食，蜜渍，可使酸味和皂苷成分减少；作糕食。

【食用注意】

（1）胃酸过多者不宜食用。

（2）不可多食，否则，有损伤齿、骨及伐肝之害。

【现代研究】

（1）木瓜所含的蛋白分解酵素，可以补偿胰和肠道的分泌，补充胃液的不足，有助于分解蛋白质和淀粉。对于肠胃炎、消化不良等疾病有较好疗效。

（2）木瓜含有胡萝卜素和丰富的维生素 C，它们有很强的抗氧化能力，帮助机体修复组织，消除有毒物质，增强人体免疫力，帮助机体抵抗包括甲流在内的病毒侵袭。木瓜果实中的有效成分能提高吞噬细胞的功效。

(3)木瓜能促进肌肤代谢，溶解毛孔中堆积的皮质及老化角质，使皮肤显得更加明亮、更清新。

(4)木瓜有保肝的作用，可防止肝细胞肿胀，促进肝细胞修复，显著降低血清丙氨酸氨基转移酶水平。

(5)木瓜有抗菌作用，对肠道菌和葡萄球菌有明显的抑制作用。

枇　杷

【别名】

芦橘、枇杷果。

【性味】

甘、酸，凉。

【功效】

(1)润肺止咳，适用于肺热咳嗽、肺痿咳嗽、咯血、暑热声嘶。

(2)生津止渴，适用于肺热口干、胃热胃燥口渴、津伤口渴。

(3)和胃降逆止呕，胃气上逆之呃逆、呕吐。

【食用方法】

生食；也可加工成罐头、果酱、果膏以及果酒等。

【食用注意】

(1)枇杷不宜多食，多食易生痰湿，脾虚滑泄者忌用。

(2)不熟之果不宜食用。

(3)枇杷仁有毒，不可生食。

(4)枇杷不宜与海味食物及富含蛋白质的食物同时食用，因枇杷中的果酸与海味中的钙结合发生沉淀，使蛋白质凝固，影响其营养成分的消化吸收。也不宜与萝卜、黄瓜等食物同时食用，其所含维生素 C 将被黄瓜中的维生素 C 分解酶或萝卜中的抗坏血酸酵酶破坏。

【现代研究】

(1)润肺止咳，枇杷核中含有苦杏仁甙，能够镇咳祛痰，治疗各种咳嗽。

（2）枇杷能够保护视力，保持皮肤滋润健康。

（3）枇杷果实及叶有抑制流感病毒作用，可以预防四时感冒。

（4）枇杷所含的有机酸能刺激消化腺分泌，增进食欲，帮助消化吸收。

（5）枇杷含有多种营养素，能够有效地补充机体营养成分，提高机体抗病能力，发挥强身健体的作用。

（6）枇杷叶泄热苦降，下气降逆，为止呕之良品，可治疗各种呕吐呃逆。

杏　子

【别名】

甜梅、叭达杏、杏、杏果、杏实。

【性味】

甘、酸，温。

【功效】

（1）生津止渴，适用于口渴咽干。凡津液不足、口干烦渴者宜食之。

（2）润肺止咳定喘，适用于风寒感冒所致的咳嗽、痰多、喘气，是咳喘病或者的常用辅助医疗果品。

【食用方法】

生食；亦可制成蜜饯、果脯、果酱、果酒、糕点等食用。

【食用注意】

（1）不宜过多食用，多食容易激增胃里的酸液伤胃引起胃病，还易腐蚀牙齿诱发龋齿。如果过量食用苦杏仁，可发生中毒，表现为眩晕、心悸、头痛、恶心呕吐、惊厥、昏迷、发绀、瞳孔散大、对光反射消失、脉搏弱慢、呼吸急促或缓慢而不规则。

（2）杏仁有毒，小孩一次吃20粒左右，成人一次吃50粒左右即可中毒。因为所含物质苦杏仁苷，可被酶水解产生氢氰酸和苯甲酸，而过多的氢氰酸与组织细胞含铁呼吸酶结合，可阻止呼吸酶递送氧，从而使组织细胞窒息，严重者会抑制延髓中枢，导致呼吸麻痹，甚至死亡。若食用苦杏仁出现头晕、头痛、无力、轻度恶心或呕吐、腹痛腹泻、或神志不清等，说明发生了中毒。中毒轻者可用杏树皮或杏树根煎汤服用。

（3）产妇、幼儿、实热体质的人和糖尿病患者不宜吃杏或杏制品。

（4）服用磺胺类药物、磺胺类药物及碳酸氢钠时不宜食用。

【现代研究】

（1）甜杏仁是一种健康食品，适量食用不仅可以有效控制人体内胆固醇的含量，还能显著降低心脏病和多种慢性病的发病危险。素食者食用甜杏仁可以及时补充蛋白质、微量元素和维生素，例如铁、锌及维生素E。甜杏仁中所含的脂肪是健康人士所必需的，是一种对心脏有益的高不饱和脂肪。研究发现，每天吃50～100克杏仁（大约40～80粒杏仁），体重不会增加。

（2）甜杏仁中不仅蛋白质含量高，其中的大量纤维可以让人减少饥饿感，这就对保持体重有益。纤维有益肠道组织并且可降低肠癌发病率、胆固醇含量和心脏病的危险。所以，肥胖者选择甜杏仁作为零食，可以达到控制体重的效果。

（3）甜杏仁能促进皮肤微循环，使皮肤红润光泽，具有美容的功效。

李　子

【别名】

李、麦李、脆李、金沙李、嘉庆子、李实、嘉应子、玉梅、黑布郎。

【性味】

甘、酸，平。

【功效】

（1）清肝除热，适用于肝虚有热，虚劳骨蒸。凡肝热者皆可食之。

（2）生津止渴，适用于胃阴不足，消渴喜饮。鲜吃或煎汤服用。

【食用方法】

生食；捣汁服用；糖渍；蜜煎服。

【食用注意】

（1）多食损伤脾胃。因多食易生痰助湿。

（2）有苦味的李子不要吃。其味酸，易损伤牙齿。

（3）溃疡病日久及急慢性胃肠炎患者忌食。

（4）气虚气弱者不可多食。

（5）喝水前吃李子会使人发痰疟。

（6）不能与麻雀肉同时吃。

（7）合蜜吃，会损五脏。

（8）在水中不下沉的李有毒，食用害人，不能吃。

【现代研究】

（1）促进消化，李子能促进胃酸和胃消化酶的分泌，有增加肠胃蠕动的作用，因而食李能促进消化，增加食欲，为胃酸缺乏、食后饱胀、大便秘结者的食疗良品。

（2）清肝利水，新鲜李肉中含有多种氨基酸，如谷酰胺、丝氨酸、甘氨酸、脯氨酸等，生食之对于治疗肝硬化腹水大有裨益。

（3）降压、导泻、镇咳，李子核仁中含苦杏仁苷和大量的脂肪油，药理证实，它有显著的利水降压作用，并可加快肠道蠕动，促进干燥的大便排出，同时也具有止咳祛痰的作用。

（4）美容养颜，李花和于面脂中，有很好的美容作用，可以'"去粉泽黑黯"，"令人面泽"，对汗斑、脸生黑斑等有良效。

（5）李子中的维生素B12有促进血红蛋白再生的作用，适度食用对于贫血者大有益处。

椰　　子

【别名】

胥余、胥椰、越头王、椰瓢、椰栗、大椰。

【性味】

甘，平。

【功效】

(1)生津止渴，适用于暑热类烦渴，胃阴虚、津液不足之口渴。

(2)利尿，适用于心脏病水肿、小便不利。

(3)杀虫，适用于小儿疳积、绦虫、姜片虫等。取椰子半个至 1个，先服椰汁，再吃椰肉，每日空腹 1 次吃完。3 小时后方可进食。不需要另服泻剂，驱虫安全，无任何毒副作用。

(4)祛风止痒，适用于体癣、脚癣。椰子果壳可祛风止痒，外用治疗体癣、脚癣。

【食用方法】

生食；或制成饮料。

【食用注意】

(1)椰子浆多食能令人醉。

(2)椰肉含有大量的饱和脂肪，不宜久食和过食。

(3)宜临时取鲜品用，不宜取鲜汁后停放过久，久则变味。

(4)体内热盛的人不宜吃椰子；爱吃煎炸食物，容易发脾气，口干舌燥的话，也勿多吃椰子。

【现代研究】

(1)椰肉中含有蛋白质、碳水化合物，椰油中含有糖份、维生素 B1、维生素 B2、维生素 C 等，椰汁含有的营养成分更多，如果糖、葡萄糖、蔗糖、蛋白质、脂肪、维生素 B、维生素 C 以及钙、磷、铁等微量元素及矿物质。由此可以看出椰子是药食两用的佳品。当脾胃虚弱，倦怠、食欲不振、四肢乏力、身体虚弱时，将椰肉切碎，并加入适量的鸡肉和糯米，蒸熟后饮食，效力更佳，因为鸡肉、糯米及椰肉三者皆滋补，用炖汤的方式处理，补益功效更加显著。

（2）成熟的椰果肉富含蛋白质、脂肪，常被制成罐头、椰干等。椰子汁虽含钾量高，但含镁量也高，可增加机体对钾的耐受性。用来治疗胃肠炎脱水均有效。

（3）椰子汁和椰子肉均有杀灭肠道寄生虫的作用，饮其汁可杀灭绦虫和姜片虫，疗效可靠，无毒副作用。

（4）本品可补充细胞内液，扩充血容量，滋润皮肤，令人肌肤红润，达到驻颜美容效果。

（5）椰子汁可降低人体血脂水平，预防高脂血症，对心血管系统有保健作用。若先饮椰子汁再饮酒，即使饮酒量多也不易醉。

柠　　檬

【别名】

黎檬、黎檬子、黎朦子、宜母子、里木子、药果、檬子、梦子、宜蒙子、宜母果、柠果。

【性味】

酸、甘，平。

【功效】

（1）生津止渴，祛暑，适用于胃热伤津，暑热口渴，咽痛，以及胃气不和，恶心呕吐、嗳气等。

（2）理气健胃止痛，适用于郁滞腹痛，不思饮食。

（3）化痰止咳，适用于痰热咳嗽。

（4）安胎，适用于孕妇饮食减少，胎动不安。

【食用方法】

绞汁饮用；生食；煎汤服用；以盐腌食。鲜柠檬可直接饮用，将柠檬鲜果洗净，横切成片，直接放入杯中沏凉开水，加入适量冰糖即可饮用。

【食用注意】

（1）柠檬不能和海味一起吃。海味食品比如海虾、蟹、海参、海蜇等海产品中含有非常丰富的蛋白质和钙等营养物质，而柠檬中的果酸含量比较多。如果柠檬和海味食品同时食用，柠檬中的果酸会使蛋白质凝固，同时也会与钙结合生成不易于消化的物质，不仅降低食物的营养价值，同时还会导致胃肠的不适，所以尽量避免柠檬和海味食品同食。

（2）柠檬和牛奶相克。牛奶中也含有丰富的蛋白质和钙质，柠檬和牛奶同食也会影响胃、肠的消化。

（3）柠檬不宜与胡萝卜同食。因为胡萝卜中含有抗坏血酸酵酶，二者同食会破坏柠檬中的维生素 C。

（4）胃、十二指肠球部溃疡或胃酸过多者忌用。

（5）柠檬具有吸光作用，敷过柠檬汁后遇到阳光皮肤容易变黑，所以，用柠檬护肤后，宜少晒太阳。

【现代研究】

（1）柠檬生津解暑开胃，柠檬果皮富含芳香挥发成分，可以生津解暑，开胃醒脾。夏季暑湿较重，很多人神疲乏力，长时间工作或学习之后往往胃口不佳，喝一杯柠檬泡水，清新酸爽的味道让人精神一振，更可以打开胃口。

（2）能预防心血管疾病，柠檬富含维生素 C 和维生素 P，能增强血管弹性和韧性，可预防和治疗高血压和心肌梗塞症状。近年来国外研究还发现，青柠檬中含有一种近似胰岛素的成分，可以使异常的血糖值降低。

（3）常吃柠檬清热化痰，柠檬也能祛痰。柠檬皮的祛痰功效比柑橘还强。夏季天气湿热，如果饮食上不加以注意，人体的内湿和自然气候的外湿相互感应，湿浊郁积日久就可生痰。因此，夏季痰多，咽喉不适时，将柠檬汁加温水和少量食盐，可将喉咙积聚的浓痰顺利咳出。

（4）具有抗菌消炎功效，柠檬富含维生素 C，对人体发挥的作用犹如天然抗生素，具有抗菌消炎、增强人体免疫力等多种功效，平时可多喝热柠檬水来保养身体。

（5）延缓衰老抑制色素沉着，柠檬中含有维生素 B1 维生素 B2 维生素 C 等多种营养成分，还含有丰富的有机酸、柠檬酸，柠檬是高度碱性食品，具有很强的抗氧化作用，对促进肌肤的新陈代谢、延缓衰老及抑制色素沉着等十分有效。

（6）柠檬"宜母子"消除晨吐，两广地区中医著述《粤语》记载："柠檬，宜母子，味极酸，孕妇肝虚嗜之，故曰宜母。当熟时，人家竞买，以多藏而经岁久为尚，汁可代醋。"就是说，怀孕妇女可以放置一些柠檬在床边，早上起来嗅一嗅，有消除晨吐的效应。

柿　　子

【别名】
柿、柿果、朱果、鲜柿、绿柿。

【性味】
甘、涩，寒。

【功效】
（1）清热润燥，适用于燥热咳嗽、痰多、或咯血，咽痛，或痔疮出血。

（2）止渴生津，适用于胃热阴虚，烦热口渴。

（3）健脾固肠止泻，适用于慢性腹泻，痢疾等症。

【食用方法】
生食；绞汁服；加工成柿饼、柿干等；或做糕点的配料。

【食用注意】
（1）不宜与酸菜、黑枣同食。

（2）柿子不宜与鹅肉、螃蟹、甘薯、鸡蛋共同食用，否则会引起腹痛、呕吐、腹泻等症状。

（3）食柿子前后不可食醋。

（4）不宜过食柿子，空腹时尤应注意。在空腹的时候胃中含有大量的胃酸，它能与柿子中的鞣酸和果胶发生作用形成硬块。这些硬块往往不能被排除，滞留在胃中形成胃结石。所以，在饿的时候，空腹的时候切忌不可吃柿子。

（5）不要与含高蛋白的蟹、鱼、虾等食品一起吃，中医学中认为，螃蟹与柿子都属寒性食物，故而不能同食。从现代医学的角度来看，含高蛋白的蟹、鱼、虾在鞣酸的作用下，很易凝固成块，即胃柿石。

（6）柿子不能与红薯、菠菜同食。红薯是含淀粉较多的食物，吃了以后会使胃里产生大量胃酸，而柿子则含有较多的鞣质和果胶，胃酸和鞣质、果胶相遇，会发生凝聚作用，形成难溶性的硬块——胃柿石。

（7）柿子含单宁，易与铁质结合，从而妨碍人体对食物中铁质的吸收，所以贫血患者应少吃为好。服用铁剂时不宜吃柿子。柿中鞣酸与铁结合成沉淀，可引起胃肠不适，甚至绞痛，同时影响铁剂吸收。

（8）糖尿病人勿食，柿子中因含 10.8% 的糖类，且大多是简单的双糖和单糖(蔗糖、果糖、葡萄糖即属此类)，因此吃后很易被吸收，使血糖升高。对于糖尿病人而言，尤其是血糖控制不佳者更是有害的。

（9）患有慢性胃炎、排空延缓、消化不良等胃动力功能低下者，胃大部切除术后，不宜食柿子。

【现代研究】

（1）提高机体免疫功能，促进机体生成抗癌、抗流行病病毒的干扰素，对感冒、癌症等有较好的作用。

（2）软化血管增强血管弹性，并从生理上调整血压，对高血压、低血压也有很好的作用。

（3）利尿通便、消肿、减肥。柿子富含果胶，它是一种水溶性的膳食纤维，有良好的润肠通便作用，对于纠正便秘，保持肠道正常菌群生长等有很好的作用。

（4）消暑解渴。

（5）安神、美容，消退老年斑。

（6）柿子能及时补充人体养分及细胞内液，起到清热润肺、生津止渴的作用。

（7）柿子能促进血液中乙醇的氧化，帮助机体对酒精的排泄，减少酒精对机体的伤害。

（8）柿子有助于降低血压，软化血管，增加冠状动脉流量，并且能活血，改善心血管功能。

（9）柿子有消炎和消肿的作用，能改善血液循环，促进肌腱炎症和外伤的康复。

（10）柿子可以缓解大便干结、痔疮疼痛或出血、干咳、喉痛、高血压等症。所以，柿子是慢性支气管炎、高血压、动脉硬化、内外痔疮患者的天然保健食品。如果用柿子叶煎服或冲开水当茶饮，也有促进机体新陈代谢、降低血压、增加冠状动脉血流量及镇咳化痰的作用。

（11）新鲜柿子含碘很高，能够防治地方性甲状腺肿大。

荸　荠

【别名】

马蹄、水栗、乌芋、菩荠、地栗、水芋、尾梨。

【性味】

甘，寒。

【功效】

（1）清热生津，适用于热病津伤口渴，咽痛，口舌生疮，胸中烦热，目赤尿黄，舌红少津。可单独绞汁服，也可配梨汁、藕汁、芦根汁、麦冬汁同用，增强其生津止渴之效。

（2）消食化痰，适用于肺热或阴虚肺热所致咳嗽痰多不利，食积不化，大便秘结，痞块积聚等。

（3）通淋利尿，热盛心烦，尿短赤。

（4）消痈解毒止血，适用于血痢、痔疮，血热便血，崩漏下血。

（5）解铜毒，用于误吞铜物和服金石药引起的热性反应。

【食用方法】

洗净后削皮生吃；煮熟食用；煎汤服；捣汁服；或浸酒服。

【食用注意】

（1）由于荸荠性寒，女子月经期间、脾胃虚寒以及血虚、血淤者应该慎用。

（2）肺寒咳嗽慎用。

（3）小儿遗尿以及糖尿病患者也不宜食用。

（4）孕妇不宜食用，因荸荠可导致滑胎。

（5）生吃荸荠务必洗净去皮，食用前最好用开水烫过，以免感染姜片虫。

【现代研究】

（1）荸荠中的磷含量是所有茎类蔬菜中含量最高的，磷元素可以促进人体发育，同时可以促进体内的糖、脂肪、蛋白质三大物质的代谢，调节酸碱平衡。

（2）荸荠不仅可以促进人体代谢，还具有一定的抑菌功效。科学家在对荸荠的研究中还发现了一种抗菌成分荸荠英。它对金黄色葡萄球菌、大肠杆菌及绿脓杆菌均有一定的抑制作用。

（3）荸荠有预防急性传染病的功能，在麻疹、流行性脑膜炎较易发生的春季，荸荠是很好的防病食品。

猕　猴　桃

【别名】

奇异果、藤梨、毛梨、猕猴梨、阳桃、羊桃、山洋桃、狐狸桃、野梨、杨桃、猴子梨。

【性味】

甘、酸，寒。

【功效】

（1）清热生津，适用于烦热，消渴等症。

（2）消食和胃，适用于消化不良，食欲不振，呕吐，痢疾，痔疮等。

（3）利尿通淋，本品长于清膀胱之热邪而通淋，适用于石淋及黄疸。

【食用方法】

生食；绞汁服；还可制成糖水罐头、果脯、果酱、果汁以及果干。

【食用注意】

（1）猕猴桃性寒，有滑肠的作用，所以，脾胃虚寒者慎用。

（2）猕猴桃不宜与牛奶同食，因为其所含维生素 C 与牛奶中的蛋白质凝结，不但影响玄幻小说，而且还会使人出现腹胀、腹痛、腹泻。

【现代研究】

（1）预防癌症，已经证明猕猴桃含有一种抗突变成分谷胱甘肽，有利于抑制诱发癌症基因的突变。

（2）增白、淡斑、除暗疮、排毒抗衰老，平均每 500g 猕猴桃的维生素 C 含量高达 168.9 毫克，号称水果之王。维生素 C 和维生素 E 能美丽肌肤、抗氧化、有效增白、消除雀斑和暗疮及增强皮肤的抗衰老能力。

（3）减肥健美，猕猴桃果实含糖量低，是营养最丰富全面的水果之一。人们可从猕猴桃、甜瓜、番木瓜、柠檬果实中单位热量获得最平衡的营养。

（4）治口腔溃疡，猕猴桃果肉中含有丰富的维生素 C 和维生素 B、微量元素，对预防口腔溃疡有天然的药效作用。

（5）防治、预防大便秘结，防治结肠癌及动脉硬化，猕猴桃含有较多的膳食纤维和寡糖、蛋白质分解酵素。可快速清除体内堆积的有害代谢产物，防治、预防大便秘结、防治结肠癌及动脉硬化。

（6）预防抑郁症，猕猴桃果实含有肌醇，肌醇是细胞内第二信使系统的一种前体。预防抑郁症有效。最新的医学研究表明，成人忧郁症有生理学基础，它跟一种大脑神经递质缺乏有关。猕猴桃中含有的血清促进素具有稳定情绪、镇静心情的作用，另外它所含的天然肌醇，有助于脑部活动，因此能帮助忧郁之人走出情绪低谷。

（7）预防眼病(白内障)，愈来愈多的成年人患有白内障，猕猴桃富含植物化学成分叶黄素，叶黄素可在人的视网膜上堆积。

（8）增强免疫功能，猕猴桃被认为是一种免疫辅助剂，主要是由于其含有大量的维生素 C 和抗氧化物质。

（9）消除紧张疲劳，猕猴桃中含有相当高的 5-羟色胺(血管收缩剂)，5 羟色胺只对人体有镇静作用。

（10）保持人体健康，猕猴桃含有大量的矿物质，特别是高温天气下补充人体因体育锻炼造成的电解质损失特别重要。

（11）治疗食欲不振、消化不良。

（12）治疗内、外、妇科疾病，又可用于保健抗衰老。

（13）预防心血管疾病。猕猴桃可以作为一种饮料治疗坏血病。它含有的维生素 C 有助于降低血液中的胆固醇水平，起到扩张血管和降低血压的作用。它还加强心脏肌肉。

（14）猕猴桃具有抗糖尿病的潜力。它含有铬，有治疗糖尿病的药用价值。它刺激孤立组细胞分泌胰岛素，因此，可以降低糖尿病患者的血糖。其粉末与苦瓜粉混合，可以调节血糖水平。

（15）猕猴桃还增加红血球生产，加强牙齿和指甲。

芒　果

【别名】
庵罗果、檬果、杧果、蜜望子、香盖、望果、沙果梨。

【性味】

甘、酸，凉。

【功效】

(1)益胃生津止呕，适用于胃热口渴，食少，呕吐，眩晕，晕车晕船等。

(2)止咳，适用于肺热咳嗽。

(3)利尿，适用于热病小便不利。

【食用方法】

可生食；也可制成果汁、果酱、罐头、腌渍、酸辣泡菜、脱水芒果片、话芒及芒果奶粉、蜜饯等。

【食用注意】

(1)不可多食，饱食后不可食之；也不可同大蒜等辛辣物食同食，否则，可使人发生黄疸。

(2)部分人进食芒果后会出现皮炎。一般在进食芒果后数小时至2~3天出现，表现为口唇及周围皮肤出现红斑及散在针头样疱疹，继而在面额、双耳出现同样皮疹，部分患者躯干、四肢出现大片红斑，皱褶部位有密集或散在针头至绿豆大疱疹，奇痒，搔抓后可出现湿疹样改变，畏寒，发热等。此为过敏性体质的一种过敏反应。停止进食芒果，口服或注射抗组胺药物，症状可迅速消失。若病情严重，皮疹广泛，可酌情使用糖皮质激素。此外，芒果叶或芒果汁也可引起皮炎，也要引起注意。所以，过敏体质者要慎食芒果，一旦出现过敏症状，应立即停止食用，并采取相应措施。

【现代研究】

(1)食用芒果具有清肠胃的功效，对于晕车、晕船有一定的止吐作用。

(2)抗癌，据现代食疗观点而言，芒果含有大量的维生素 A，因此具有防癌、抗癌的作用。

(3)美化肌肤，由于芒果中含有大量的维生素，因此经常食用芒果，可以起到滋润肌肤的作用。

（4）防治高血压、动脉硬化，芒果含有营养素及维生素 C、矿物质等，除了具有防癌的功效外，同时也具有防止动脉硬化及高血压的食疗作用。

（5）防治便秘，土芒果中含有大量的纤维，可以促进排便，对于防治便秘具有一定的好处。

（6）杀菌，芒果叶的提取物能抑制化脓球菌、大肠杆菌、绿脓杆菌。同时还具有抑制流感病毒的作用。

（7）祛痰止咳，芒果中含有芒果苷对咳嗽痰多气喘等有辅助治疗作用。

佛　　手

【别名】

佛手柑，佛手香橼，手柑，五指柑，蜜罗柑，蜜莇柑，福寿柑，佛柑，手橘，佛手橘，手桔，佛手桔。

【性味】

辛、苦，温。

【功效】

（1）疏肝解郁，适用于肝气郁滞所致的胸胁胀满，胃脘胀痛。

（2）燥湿化痰，适用于痰湿内蕴所致的咳嗽、痰多清稀，胸闷胁痛。对于久咳不止，雄鹰作痛者尤宜选用。

（3）理气和中，适用于脾胃气滞所致的脘腹胀痛，食欲不振，恶心呕吐。

【食用方法】

泡水代茶饮；或水煎服。

【食用注意】

（1）佛手易耗气，气虚之人不宜多食。

（2）阴虚者也要少用。

【现代研究】

（1）佛手醇提取物对肠道平滑肌有明显的抑制作用。

（2）有扩张冠状血管，增加冠脉血流的作用，高浓度时抑制心肌收缩力、减缓心率、降低血压、保护实验性心肌缺血。

（3）佛手有一定的平喘、祛痰、降脂、减肥等作用。

（4）佛手还有抗应激、调节免疫、抗肿瘤等作用。

山　　楂

【别名】

杋、梁梅、杋子、鼠查、羊梂、赤爪实、棠梂子、赤枣子、山里红果、酸枣、鼻涕团、柿楂子、山里果子、茅楂、猴楂、映山红果、胭脂红、胭脂果、酸梅子、山梨、酸查。

【性味】

甘、酸，温。

【功效】

（1）消食积，用于肉食积滞、胃脘胀满、泻痢腹痛。

（2）散瘀血，瘀血经闭、痛经，产后恶露不尽，心腹刺痛，疝气疼痛。

（3）驱绦虫，适用于绦虫病。鲜山楂能治绦虫病。

【食用方法】

煎汤，生用多用于减肥，焦山楂多用于消肉食积滞，山楂炭多用于痢疾、肠炎；也可制成山楂片、山楂糕、果脯、果酱等。

【食用注意】

（1）山楂味酸，加热后会变得更酸，食用后应立即刷牙，否则不利于牙齿健康。

（2）孕妇忌食山楂以免诱发流产。

（3）胃中无积滞者应少用。

（4）脾胃虚弱者、血糖过低者以及儿童勿食山楂。

（5）山楂不能空腹吃，山楂含有大量的有机酸、果酸、山楂酸、枸橼酸等，空腹食用，会使胃酸猛增，对胃黏膜造成不良刺激，使胃发胀满、泛酸，若在空腹时食用会增强饥饿感并加重原有的胃痛。

（6）生山楂中所含的鞣酸与胃酸结合容易形成胃石，很难消化掉。如果胃石长时间消化不掉就会引起胃溃疡、胃出血甚至胃穿孔。因此，应尽量少吃生的山楂，尤其是胃肠功能弱的人更应该谨慎。医生建议，最好将山楂煮熟后再吃。

（7）山楂不宜用铁锅煎熬，因果酸溶解铁锅中的铁后，生成低铁化合物，吃后引起中毒。煮酸性大的果品，忌用铁器。

（8）不宜与猪肝同食，会降低营养价值。也不宜与黄瓜、南瓜、胡萝卜、笋瓜同食，易引起便秘、恶心、呕吐、腹痛等症状。

【现代研究】

（1）助消化，山楂含多种有机酸。口服后增强胃液酸度，提高胃蛋白酶活性，促进蛋白质的消化；山楂味酸，刺激胃黏膜促进胃液分泌；山楂中含脂肪酶，能促进脂肪的消化；山楂含有维生素 C 等成分，口服可增进食欲；山楂对胃肠运动功能具有调节作用，对痉挛状态的胃肠平滑肌有抑制作用，对松弛状态的平滑肌有兴奋作用。

（2）降血脂、抗动脉粥样硬化，山楂黄酮可显著降低实验性高血脂动物的血清总胆固醇（TC）、低密度脂蛋白胆固醇（I。DI。－C）和载脂蛋白 B（ApoB）的浓度，显著升高高密度脂蛋白－胆固醇（HDL_C）和载脂蛋白 A（ApoA）浓度，但对甘油三酯（TG）影响不大。山楂降血脂作用是通过抑制肝脏胆固醇的合成，促进肝脏对血浆胆固醇的摄入而发挥降血脂作用。山楂黄酮还可降低动脉粥样硬化（AS）发生的危险性，起到预防 AS 发生发展的作用。

（3）对心血管系统的作用：

①抗心肌缺血，山楂对急性实验性心肌缺血具有保护作用。山楂黄

酮、水解产物增加缺血心肌营养性血流量，其中以山楂水解产物作用最强。山楂在增加冠状动脉血流量的同时，还能降低心肌耗氧量，提高氧利用率。山楂黄酮具有改善动物的缺血心电图作用。山楂黄酮能缩小兔实验性心肌梗死范围。

②强心，山楂具有增强心肌收缩力、增加心排血量的作用。山楂提取物对在体、离体蟾蜍心脏能增强心肌收缩力，作用维持时间长。目前明确的有效成分为3′，4′，5，7—四羟基黄酮—7—葡萄糖苷和芦丁。

③降压，山楂黄酮、三萜酸静脉、腹腔及十二指肠给药，均显示有一定的降压作用，其作用机制主要与扩张外周血管作用有关。

④抗氧化，山楂及山楂黄酮具抗氧化作用，能显著降低血清和肝脏中丙二醛（MDA）含量，增强红细胞和肝脏超氧化物歧化酶（SOD）的活性，同时增强血浆谷胱甘肽过氧化物酶（GSH—Px）活性。

（4）抑菌，山楂对志贺菌属、变形杆菌、大肠埃希菌、金黄色葡萄球菌等有较强的抑菌作用。

（5）山楂对非特异性和特异性免疫功能均有促进作用。山楂可显著增加小鼠胸腺及脾脏重量、血清溶菌酶含量，提高血清血凝抗体滴度、T淋巴细胞转化率及外周血T淋巴细胞百分率。山楂对小鼠红细胞免疫黏附功能也有促进作用。

山楂消食健胃的功效主要与助消化、抑菌等药理作用有关，为其治疗肉食积滞、胃脘胀满、泻痢腹痛等提供了药理学依据；行气散瘀的功效也主要与降血脂、抗动脉粥样硬化、抗心肌缺血等药理作用有关。山楂的有效成分有机酸、山楂黄酮是其发挥药理作用的重要物质基础。常用于消化不良、冠心病、心绞痛、高脂血症等。

芡　　实

【别名】

鸡头米、鸡头苞、鸡头子、鸡头果、鸡头莲、鸡头实、鸡嘴莲、刀芡实、刺莲藕、肇实。

【性味】

甘、涩，平。

【功效】

(1)健脾止泻，适用于脾虚所致的纳差，泄泻。因其甘能补脾，涩能止泻。

(2)益肾固精，适用于肾虚遗精，滑精，早泄，小便频数。

(3)祛湿止带，适用于妇人肾虚带下，白浊，小便不禁，脾肾两虚带下以及湿热带下，以兼湿浊者尤宜。

【食用方法】

嫩芡实可以生食；煎汤。也可入丸、散剂。芡实一般与糯米一起煮粥最好，加入莲子、桂圆效果更好。芡实要用炖煮至烂熟，细嚼慢咽，方能起到补养身体的作用。

【食用注意】

(1)大小便不利者不宜食用，因有收敛作用。

(2)婴儿慎用，虽能健脾，但因其收涩，难于消化，故易致壅气及伤婴儿胃气。

(3)芡实一次性不宜吃的过多，便秘、尿赤、妇女产后及婴儿不宜食。平时有腹胀症状的人更应忌食。

【现代研究】

(1)种子含多量淀粉，可为人体提供热能，并含有多种维生素和碳物质，保证体内所需营养成分。

(2)芡实可加强小肠的吸收功能。

(3)芡实可减少癌症发生的机会。

花　　生

【别名】

落花生、落花参、番豆、长生果、落地松、地果、番果、地豆、唐人豆、长寿果、番豆无花果。

【性味】

甘，平。

【功效】

(1)润肺止咳，适用于肺燥咳嗽，秋燥咳嗽或久咳，小儿百日咳，肠燥便秘等症。多以盐水煮食，也可生食。

(2)健脾和胃，适用于脾胃虚弱所致的食少、胸脘痞闷、反胃、消瘦等。

(3)发奶，适用于产妇乳汁过少属气血不足者。可用花生、猪前脚炖服。

【食用方法】

生食；炒食；油炸食；盐水煮熟食；煎汤服。也可剥取花生米制成各种风味小吃。

【食用注意】

(1)体寒湿滞及肠滑便泄者不宜食用。

(2)花生米很容易受潮变霉，产生致癌性很强的黄曲霉菌毒素。黄曲霉菌毒素可引起中毒性肝炎、肝硬化、肝癌。这种毒素耐高温，煎、炒、煮、炸等烹调方法都分解不了它。所以一定要注意不可食用发霉的花生米。吃成年花生最好在浸泡后加入少量碱，能够破坏并除去大部分的黄曲霉素。另外，也不宜食用长芽的花生，花生长芽以后，外皮遭到破坏，黄曲霉菌、寄生曲霉菌等容易侵入。

(3)一次性不宜食用过多，尤其是炒花生，火旺之人吃炒或油炸花生，因其性燥，可使眼、口、鼻干燥。

(4)古人有花生不能与香瓜同事的记载。故应注意避免两者同食。

(5)胆囊切除者不宜食。

(6)胃溃疡、慢性胃炎、慢性肠炎者不宜食用花生，因为花生属于坚果类，蛋白质、脂肪的含量过高，难以消化吸收。

(7)癌症患者一般不宜食用花生。

（8）糖尿病、肥胖、痛风患者不宜食。

【现代研究】

（1）预防心血管疾病，花生含不饱和脂肪酸、胆碱、卵磷脂等营养成分，可增加毛细血管的性，预防心脏病、高血压、脑溢血的产生，防止胆固醇在血管沉淀、堆积而引起动脉硬化。花生壳含有木犀草素及 B 谷甾醇，可降血压、降血脂。

（2）防治出血性疾病，花生具有止血功效，其外皮含有可对抗纤维蛋白溶解的成分，可改善血小板的质量，加强毛细血管的收缩功能，可用于防治血友病、原发性或继发性血小板减少性紫癜。

（3）防治皮肤病，花生具强化表皮组织及防止细菌入侵的功用，可用于防治皮肤老化、湿疹、干癣及其他皮肤病。

（4）益智延寿，花生中含有的维生素 E 是一种长寿因子，花生中还含有一般杂粮少有的胆碱、卵磷脂，可促进人体的新陈代谢、增强记忆力及神经系统的作用，可益智、抗衰老、延寿。

金　樱　子

【别名】

刺榆子、刺梨子、金罂子、山石榴、山鸡头子、糖莺子、糖罐、糖果、蜂糖罐、槟榔果、金壶瓶、糖橘子、黄茶瓶、藤勾子、螳螂果、糖刺果、灯笼果、刺橄榄。

【性味】

酸、涩、甘，平。

【功效】

（1）固精缩尿止带，适用于肾虚遗精、滑精、遗尿、小便频数以及妇女带下、子宫脱垂等症。

（2）涩肠止泻，适用于脾虚久泻久痢。

【食用方法】

熟透可生食；煎汤食用；入丸散剂；浸酒；可熬糖或酿酒。

【食用注意】

（1）在感冒期间或发热的病人不宜食用。

（2）有实火或邪热者忌用。因其有收敛特性。

（3）不宜与黄瓜和猪肝同食。

（4）出血性疾病、泌尿道结石、消化性溃疡患者，不宜食用金樱子或金樱子制成的饮料。

【现代研究】

（1）能使肠黏膜分泌减少而止泻。

（2）金樱子中含有大量的酸性物质和皂苷，具有制约膀胱括约肌，延长排尿时间间隔，增加每次排出尿量的作用，可用于治疗遗尿及小便频数之症。

（3）金樱子中含有抗平滑肌痉挛的成分，可防止胃肠及气管的痉挛。

（4）金樱子能降低血脂，减少脂肪在血管内的沉积，可用于治疗动脉粥样硬化症。

（5）金樱子提取液可杀死金黄色葡萄球菌及大肠杆菌等，可用来治疗因金葡菌或大肠杆菌感染而致的疾病。

（6）本品能够恢复肾功能和消除蛋白尿。

枸 杞 子

【别名】

枸杞、杞子、枸杞果、地骨子、狗奶子、枸杞红实、枸蹄子、枸茄茄、红耳坠、血枸子、枸杞豆、血杞子、津枸杞。

【性味】

甘，平。

【功效】

(1)滋补肝肾，适用于肝肾阴虚所致的耳鸣、腰膝酸软、遗精、滑精、消渴、房事衰弱、男子不育、女子不孕、盗汗等。本平为滋补强壮之品，久服可强筋骨，耐寒暑。

(2)养血明目，适用于阴血不足之头晕目眩、两目干涩、食物不清、迎风流泪、发白早衰。

【食用方法】

生食；煎汤服；煮粥食用；熬膏服用；入丸、散；浸酒等。枸杞子的服用方法比较多，为简单方便，可以将枸杞子直接泡水当茶饮用，也可作食补食用，其色艳，味甜，不腻不燥，口感好。需要长期坚持才能见效。而且要注意，任何补品都不可过量，枸杞子也不例外，一般来说，正常的成年人每天吃 15 克左右的枸杞比较合适。

【食用注意】

(1)外感邪气不宜服用。

(2)脾虚有湿湿及泄泻者忌服。

【现代研究】

(1)免疫调节，枸杞子富含枸杞多糖，枸杞多糖是一种水溶性多糖，由阿拉伯糖、葡萄糖、半乳糖、甘露糖、木糖、鼠李糖这 6 种单糖成分组成，具有生理活性，能够增强非特异性免疫功能，提高抗病能力，抑制肿瘤生长和细胞突变。

(2)抗衰老，免疫衰老与细胞凋亡密切相关。枸杞多糖(LBP)，能明显提高吞噬细胞的吞噬功能，提高淋巴细胞的增殖能力。

(3)抗肿瘤，枸杞多糖不仅是一种调节免疫反应的生物反应调节剂，而且可通过神经—内分泌—免疫调节网络发挥抗癌作用。

(4)抗疲劳，枸杞多糖能显著增加小鼠肌糖原、肝糖原储备量，提高运动前后血液乳酸脱氢酶总活力；降低小鼠剧烈运动后血尿素氮增加量，加快运动后血尿素氮的清除速率。这表明枸杞多糖对消除疲劳具有十分明显的作用。

（5）抗辐射损伤，枸杞子有抗 Y 射线辐射、保护机体的作用，可作为辅助药物来配合放疗等抗肿瘤治疗，减轻放疗的毒副作用，提高疗效，保护机体的免疫功能。

（6）调节血脂，枸杞子能有效降低患高脂血症的大鼠血清中甘油三酯和胆固醇的含量，具有明显的降血脂、调节脂类代谢功能，对预防心血管疾病具有积极作用。

（7）降血糖，枸杞多糖能明显增强受损胰岛细胞内超氧化物歧化酶（SOD）的活性，提高胰岛细胞的抗氧化能力，减轻过氧化物对细胞的损伤，降低细胞内二醛生成量，这表明枸杞多糖对胰岛细胞有一定的保护作用。

（8）降血压，枸杞多糖可降低大鼠血压（收缩压和舒张压均见效果）；降低血浆及血管中丙二醛、内皮素含量，增加降钙素基因相关肽的释放，防止高血压形成。

（9）保护生殖系统，枸杞多糖可使睾丸受损伤的大鼠的血清性激素水平升高；增加睾丸、附睾的脏器系数，提高大鼠睾丸组织 SOD 活性，降低丙二醛含量，使受损的睾丸组织恢复到接近正常水平。

（10）提高视力，人体的视网膜光感受器是由视黄醇和视蛋白所构成，枸杞中所含丰富的 β-胡萝卜素可在人体内转化成维生素 A，而维生素 A 可生成视黄醇，从而提高视力，防止黄斑症。

（11）提高呼吸道抗病能力，枸杞富含胡萝卜素，在人体内能转化成维生素 A，具有维持上皮组织正常生长与分化的功能，量充足时可预防鼻、咽、喉和其他呼吸道感染，提高呼吸道抗病能力。

（12）美容养颜，滋润肌肤，皮肤衰老主要是由于自由基氧化所造成，而枸杞中所含的枸杞多糖、β-胡萝卜素都是强力的抗氧化剂，再加上枸杞所含的微量元素硒和维生素 E 的协同作用，组成了强大的抗氧化部队；另外，维生素 A 可维持上皮组织的生长与分化，防止皮肤干燥和毛囊角化，从而起到美容养颜、滋润肌肤的作用。

（13）保护肝脏，抗脂肪肝枸杞中所含的甜菜碱有抑制脂肪在肝细胞内沉积、促进肝细胞新生的作用。同时可防止四氯化碳引起的肝功能紊乱，故而枸杞具有明确的保护肝脏、抗脂肪肝的功效。

（14）增强造血功能，枸杞所含枸杞多糖可保护白细胞，促进机体造血功能恢复。此外，宁夏枸杞还具有调节神经内分泌、修复缺血性脑损伤、减轻脑水肿、改善大脑功能等作用。

栗　子

【别名】

板栗、栗果、栗、毛栗、栗果、大栗、毛栗子、毛板栗、瓦栗子。

【性味】

甘，温。

【功效】

（1）健脾养胃，适用于脾胃虚弱之反胃、泄泻、羸瘦无力、气短食少。

（2）补肾强腰，适用于年老体弱、肾虚之腰膝酸软无力、活动不利、气喘咳嗽、小便频数，小儿筋骨不健。

（3）活血止血，适用于跌打损伤，瘀血肿胀，吐、衄、便血，瘰疬等。

【食用方法】

生食；煮食或炒存性研末服；外用捣敷。

【食用注意】

（1）不宜多食。生食多难以消化，熟食多易滞气伤食。腹胀、便秘、产后、病后宜慎食。

（2）饭后食易长胖。最好在两餐之间把栗子当零食，或做在饭菜里吃，而不要饭后大量吃。因为板栗淀粉含量多，饭后吃容易摄入过多的热量，不利于保持体重。

（3）脾虚湿盛、便秘者宜少食。

（4）风湿者不宜多食，因其性较滞。

（5）保存栗子要不断翻动，以免虫蛀。若家中购入较多栗子时，可将其用开水煮至七八成熟，再晒干，放在干燥通风的地方，可保存很长时间。

【现代研究】

（1）栗子含柔软的膳食纤维，血糖指数比米饭低，只要加工烹调中不加入白糖，糖尿病人也可适量进补。

（2）栗子所含的不饱和脂肪酸和各种维生素，有抗高血压、冠心病、骨质疏松和动脉硬化的功效，是抗衰老、延年益寿的滋补佳品。

（3）栗子含有维生素 B2，常吃栗子对日久难愈的小儿口舌生疮和成人口腔溃疡有益。

（4）栗子具有抗菌、消炎、抗凝血、升高白细胞的生物活性。

核　　桃

【别名】

核桃仁、山核桃、胡桃仁、羌桃、黑桃、胡桃肉、万岁子、长寿果。

【性味】

甘，温。

【功效】

（1）补肾固精强腰，适用于肾虚腰痛，男子遗精、阳痿，女子崩带，以及尿频，两脚痿软，筋骨疼痛。

（2）温肺定喘，适用于肺肾亏虚之虚喘，气短乏力。核桃既能温肺平喘，有能补肾纳气，多与人参等补气药配伍。

（3）润肠通便，适用于肠燥便秘，尤其是病后体虚，老年人大便干燥秘结者。因本平甘温质润，富含油脂，故能润肠通便。

【食用方法】

生食(剥壳食用);油炸食用;或制成饮品服用。

【食用注意】

(1)"饮酒食核桃令人咯血"。可能是因为核桃性热,多食生痰动火,而白酒也属甘辛大热,二者同食,易致血热的缘故。特别是有咯血宿疾的人,更应禁忌。如支气管扩张,肺结核患者,饮白酒即可引起咯血,不与核桃共食,亦可致病。

(2)核桃不能与野鸡肉、鸭肉同食。

(3)核桃含有较多脂肪,多食会影响消化,多食会引起腹泻,所以一次不宜吃得太多。

(4)痰火喘咳、阴虚火旺、便溏腹泻的病人不宜食。

【现代研究】

(1)减少患抑郁症几率,核桃中富含丰富的 ω-3 脂肪酸,可以减少患抑郁症、注意力缺失、多动症(ADHD)、癌症和老年痴呆症等的几率。

(2)减少患乳腺癌的风险,每天食用 2 盎司约 60g 的核桃,患乳腺癌和肿瘤的几率要小。

(3)降低患糖尿病的风险,每周坚持食用 5 次坚果的女性患 2 型糖尿病的风险减少近 30%。坚果中的不饱和脂肪有益于胰岛素分解。

(4)减除压力,核桃中的核桃油具有减除血液静压的作用,饮食习惯的改变能更好的帮助我们的身体应对外界压力。

(5)核桃黑发,秋冬季吃核桃是最佳时季,连续几个月吃核桃,可以黑头发。一天用量是 4~5 个最适合。一天不必吃太多,坚持天天吃。

(6)核桃镇咳平喘,对抗所致支气管平滑肌痉挛,尤其适宜于支气管炎和哮喘患者。

(7)核桃中的磷脂对脑神经有良好的保健作用,能滋养脑细胞,增强脑功能。

(8)核桃含有大量的维生素 E,可滋润肌肤、乌须发,令皮肤滋润光滑，并能去除老年斑，延缓机体的衰老。

莲　子

【别名】

莲米、莲肉、藕实、水芝丹、莲实、莲蓬子。

【性味】

甘、涩，平。

【功效】

(1)补脾涩肠止泻，适用于脾虚食欲减退，泄泻，久痢不止或禁口痢。

(2)益肾涩精，适用于肾虚遗精、滑精、早泄，小便频数、白浊，带下，崩漏。

(3)养心安神，适用于心气虚或心肾不交以及病后余热不尽所致的心烦、口干、心悸不眠。

【食用方法】

生食；煮熟食用；入丸、散、汤剂；也可制成糕点、蜜饯。

【食用注意】

(1)中满痞块、大便燥结者忌服莲子。

(2)感冒初起者慎用。

(3)痔疮、疟疾患者忌食。

【现代研究】

(1)防癌抗癌，莲子所含氧化黄心树宁碱对鼻咽癌有抑制作用。

(2)降血压，莲子所含非结晶形生物碱 N-9 有降血压作用。

(3)强心安神，莲子芯所含生物碱具有显著的强心作用，莲芯碱则有较强抗钙及抗心律不齐的作用。

(4)莲子可促进凝血，使某些酶活化，维持肌肉的伸缩性和心跳的节律。

(5)滋养补虚、止遗涩精，莲子中所含的棉子糖，是老少皆宜的滋补品，对于久病、产后或老年体虚者，更是常用营养佳品；莲子碱有平抑性欲的作用，对于青年人梦多，遗精频繁或滑精者，服食莲子有良好的止遗涩精作用，对精子的形成也有重要作用。

(6)清心、祛斑，带心莲子能清心火，祛除雀斑，然不可久煎。

橄　　榄

【别名】

青果、甘榄、黄榄、白榄、红榄、青子、谏果、忠果、橄榄果。

【性味】

甘、酸、涩，平。

【功效】

(1)清肺利咽，适用于风火所致咽喉肿痛，咳嗽痰血。

(2)生津止渴，适用于暑热烦渴、口干舌燥。

(3)解毒，适用于醉酒，鱼蟹中毒，河豚、鳖中毒等。常以其捣汁或煎浓汁饮服。

(4)治骨鲠，适用于鱼骨鲠咽。常用本品捣汁煎汤饮。

【食用方法】

制后生食；煎汤服；捣汁服；熬膏服；烧存性，研末服。

【食用注意】脾胃虚寒及大便秘结者慎服。

【现代研究】

(1)青橄榄果肉内含蛋白质、碳水化合物、脂肪、维生素 C 以及钙、磷、铁等矿物质等，其中维生素 C 的含量是苹果的 10 倍，梨、桃的 5 倍。其含钙量也很高，且易被人体吸收。

(2)冬春季节，每日嚼食 2~3 枚鲜橄榄，可防止上呼吸道感染。

(3)儿童经常食用，对骨骼的发育大有益处。

(4)橄榄具有收敛、消炎及减少渗出作用，煎液湿敷可用于急性炎症性皮肤病。

（5）橄榄可保护皮肤，因含有维生素 E 和抗氧化成分，尤其能防止皮肤损伤和衰老，使皮肤具有光泽。

（6）橄榄可改善消化系统功能，预防胆结石，并对胃炎和胃、十二指肠球部溃疡有效。

（7）橄榄具有防癌、抗过氧化物作用。

（8）橄榄可提高内分泌系统功能，预防和控制糖尿病。

（9）橄榄可抗衰老并能延年益寿。

西　瓜

【别名】

夏瓜、寒瓜、青瓜、水瓜。

【性味】

甘，寒。

【功效】

（1）清热解暑，生津止渴，适用于暑热、温热病津伤烦渴、急性热病高热口渴、汗多、烦躁，或饮酒过度等。西瓜富含果汁，甘甜爽口，善解暑热，除烦渴，素有"天生白虎汤"之称。可单用西瓜，每次 200～500 克。

（2）利尿除烦，适用于心火上炎所致的小便短赤、心烦、失眠、黄疸等。西瓜能够引心经之火从小肠、膀胱下泄，故有清心利尿之功。

【食用方法】

生食；绞汁服；熬膏服。

【食用注意】

（1）不宜吃太多，因西瓜性属寒凉，多食能积寒助湿，损伤脾胃。中医辨证属于脾胃虚寒，寒积腹痛，小便频数，小便量多，以及平常有慢性肠炎、胃炎及十二指肠溃疡等属于虚冷体质的人均不宜多吃。正常健康的人也不可一次吃太多或长期大量吃，因西瓜水分多，多量水分在胃里会冲淡胃液，引起消化不良或腹泻。

（2）变质不能吃。西瓜变质后不可以吃，容易引起胃肠病而下痢。

（3）糖尿病人要慎食西瓜。西瓜约含糖类5%，且主要是葡萄糖、蔗糖和部分果糖，也就是说吃西瓜后会致血糖增高，故糖尿病患者要少吃或不吃。

（4）打开时间过久不能吃。西瓜营养丰富，天气气温高时，适宜细菌繁殖，如果吃打开时间过久、已被病菌污染的西瓜，就会导致胃肠道传染病。因此，吃西瓜应注意选择成熟的新鲜西瓜。打开后的西瓜若吃不了，要用保鲜膜覆盖后放入冰箱里，最好在当天，最迟隔天要吃掉。

【现代研究】

（1）西瓜对高血压、肾炎、泌尿系感染均有辅助治疗作用，能利尿并解除肾脏炎症。蛋白酶能把不溶性蛋白质转化为可溶性蛋白质，增加肾炎病人的营养。西瓜的利尿作用还能使盐分排出体外，减轻浮肿，特别是腿部浮肿。

（2）由于西瓜有利尿的作用，再加上水分大，所以吃西瓜后排尿量会增加，从而减少胆色素的含量，并使大便畅通，对治疗黄疸有一定作用。

（3）西瓜含有丰富的钾元素，能够迅速补充在夏季容易随汗水流失的钾，避免由此引发的肌肉无力和疲劳感，驱走倦怠情绪。钾也是美丽双腿所必需的元素之一，常吃西瓜、多喝西瓜汁，会获得漂亮的腿型。

（4）西瓜汁里还含有多种重要的有益健康和美容的化学成分。它含瓜氨酸、丙氨酸、谷氨酸、精氨酸、苹果酸、磷酸等多种具有皮肤生理活性的氨基酸，尚含腺嘌呤等重要代谢成分，糖类、维生素、矿物质等营养物质。而西瓜的这些成分，最容易被皮肤吸收，对面部皮肤的滋润、防晒、增白效果很好。新鲜的西瓜汁和鲜嫩的瓜皮可以增加皮肤弹性，减少皱纹，增添光泽。把西瓜肉放在碗里压碎，然后滤出汁来，这便是天然的皮肤调色剂。每天早晚在化妆之前将它当化妆水使用，或把西瓜切去外面的绿皮，用里面的白皮切薄片贴敷 15 分钟，清新而不刺激，坚持下去能使脸色更佳，妆容持久亮丽。

（5）常吃西瓜还可以使头发秀美稠密，因烫发而发质干枯的人，可多吃。

第十九章　蔬菜类

大　白　菜

【别名】

结球白菜、包心白菜、黄芽白、、黄芽白菜、交菜。

【性味】

甘，平。

【功效】

(1)利肠通便，适用于肠壁蠕动功能减退，消化不良，大便干燥，营养吸收障碍等。

(2)益胃生津，适用于病后体虚消化力弱，口渴咽干。

(3)清热除烦利尿，适用于烦热口渴，小便不利。

【食用方法】

炒食；凉拌；腌食。白菜的前半部分叶子比较薄的地方可以做白菜丸子炖豆腐、包饺子；后半部分比较厚的帮，耐高温爆炒，可以做成醋溜白菜、剁椒大白菜、炝炒白菜丝；白菜心比较嫩，口感和营养素含量最好，凉拌可以最大程度地保留其营养。

【食用注意】

(1)一般人群均可食用，尤其适合肺热咳嗽、咽喉发炎、伤风感冒、腹胀、便秘的人食用。

（2）胃寒腹痛、大便清泻及寒痢者不可多食。

（3）气虚、脾胃虚寒的病人不宜多食。

（4）不要吃烂白菜。腐烂的白菜中含有有害的亚硝酸盐，食用后可使血液中的低铁血红蛋白变成高铁血红蛋白，使血液中红细胞丧失携氧能力，导致身体不同程度的缺氧，甚至可因中毒严重而死亡。

（5）白菜中含有少量会引起甲状腺肿大的物质，会干扰甲状腺对必需矿物质碘的吸收利用。

【现代研究】

（1）白菜中有一些微量元素，它们能帮助分解同乳腺癌相联系的雌激素。白菜中的纤维素不但能起到润肠、促进排毒的作用，还能促进人体对动物蛋白质的吸收。

（2）白菜中含有丰富的维生素 C、E，多吃白菜，可以起到很好的护肤和养颜效果。

（3）白菜营养丰富，除含糖类、脂肪、蛋白质、粗纤维、钙、磷、铁、胡萝卜素、硫胺素、尼克酸外，尚含丰富的维生素，微量元素锌高于肉类。

（4）白菜中所含的果胶，可以帮助人体排除多余的胆固醇；还含有微量的钼，可抑制人体内亚硝酸胺的生成、吸收，起到一定的防癌作用。白菜中含钠很少，不会使机体保存多余水分，可以减轻心脏负担。中老年人和肥胖者，多吃白菜还可以减肥。

小 白 菜

【别名】

青菜、油菜、油白菜、白菜、菘菜、鸡毛菜。

【性味】

甘，平。

【功效】

(1)消食利肠，适用于脾胃不和，食积，便秘，小便不利。

(2)生津止渴，适用于消渴，心中烦热。

(3)清热化痰，醒酒，适用于肺热咳嗽，酒醉不醒，疮毒。

【食用方法】

小白菜的食用方法很多，可清炒或是与香菇、蘑菇、笋和炒，小白菜汤有利于减肥。用小白菜制作菜肴，炒、熬时间不宜过长，以免损失营养。

【食用注意】

(1)一般人群均可食用。尤其适宜于肺热咳嗽、便秘、丹毒、漆疮、疮疖等患者及缺钙者食用。

(2)素体脾胃虚寒易泄泻者慎食。

(3)服用甘草、白术、苍术等药者忌食。

(4)烂白菜不宜食，食后可引起中毒，出现头晕、头痛、恶心、呕吐、心跳加快、全身皮肤及黏膜青紫，甚至昏迷。

(5)小白菜不宜生食。

【现代研究】

(1)小白菜含钙量高，是防治维生素 D 缺乏(佝偻病)的理想蔬菜。小儿缺钙，骨软、发秃，可用小白菜煮汤加盐或糖令其饮服，经常食用颇有益。

(2)小白菜含维生素 B1、维生素 B6、泛酸等，具有缓解精神紧张的功能。

(3)小白菜富含抗过敏的维生素 A、维生素 C、维生素 B 族、钾、硒等，小白菜有利于预防心血管疾病，降低患癌症危险性，并能通肠利胃，促进肠管蠕动，保持大便通畅。还能健脾利尿，促进吸收，而且有助于荨麻疹的消退。

(4)小白菜含有大量粗纤维，其进入人体内与脂肪结合后，可防止血浆胆固醇形成，促使胆固醇代谢产物——胆汁酸排除体外，以减少动脉粥样硬化的形成，从而保持血管弹性。

马 齿 苋

【别名】

马苋、五行草、长命菜、长寿菜、五方草、马齿菜、蚂蚱菜、安乐菜、晒不死菜、酸米菜、酸叶菜。

【性味】

酸，寒。

【功效】

（1）清热解毒，适用于热毒或湿热血痢，里急后重，疮疡红肿疼痛，带下，肠痈，丹毒，瘰疬。

（2）凉血止血，适用于便血、痔疮出血、热淋、血淋、崩漏下血、湿疹以及蛇咬伤等。

【食用方法】

马齿苋最常见的吃法是凉拌，也能煎汤、煮粥、炒菜和包饺子；捣烂外敷。

【食用注意】

（1）脾胃虚弱，寒性腹泻者慎食。

（2）忌与胡椒、生粉同食。

（3）马齿苋性属寒滑，食之过多有滑利之弊，故怀孕妇女，尤其是习惯性流产的孕妇忌食。

（4）不宜与甲鱼同食，否则会导致消化不良、食物中毒等症。

【现代研究】

（1）马齿苋对大肠杆菌、痢疾杆菌等多种细菌的生长和存活有很强的抑制作用，能有效地治疗腹泻，是"天然抗生素"。

（2）含有丰富的 L-去甲肾上腺素、多巴胺和多巴等活性物质。去甲肾上腺素可以激发血管 β-受体，使血管收缩，促使血压升高，提高冠状动脉的灌注压力，使冠脉流量增加。另外，这些物质可激发心脏的 β-受体，使心肌收缩力和心脏的自动节律增强。

（3）马齿苋含丰富的 ω-3 脂肪酸，对降低心血管病的发生有很好的作用。

（4）马齿苋含有很高的钾，有氧化钾、硝酸钾、硫酸钾等。据测定，马齿苋中钾含量达 1.7%。钾盐可降低血压，减慢心率，具有保护心脏的作用。

（5）马齿苋中的去甲肾上腺素能促进胰岛素分泌、调节人体内糖代谢，具有降低血糖浓度、保持血糖稳定的作用，对糖尿病有一定辅助治疗作用。

（6）马齿苋具有预防血小板凝聚和血栓形成以及防止冠心病的功效。马齿苋富含维生素 C、维生素 E、谷胱甘肽及胡萝卜素等能够延缓衰老并且还能预防血小板凝聚和人体内血栓形成防止冠心病的发生。

（7）马齿苋具有收缩子，使子宫平滑肌收缩的功效。

芹　菜

【别名】
胡芹、水芹、旱芹、香芹、蒲芹、药芹。

【性味】
甘，凉。

【功效】
（1）清热平肝，适用于肝火上炎之头晕、头痛、失眠、面红目赤。现在多用于原发性高血压、妊娠高血压及更年期高血压。

（2）祛风利湿，适用于中风偏瘫，乳糜尿，小便不利、淋漓涩痛、血尿、痈肿等。

（3）润肺止咳，适用于阴虚咳嗽或小儿百日咳。

【食用方法】
炒食；凉拌；做馅；腌吃。

【食用注意】

（1）脾胃虚弱，大便溏薄者不宜多食，多食会加重腹泻。

（2）不宜和醋同食。

（3）不宜与胡萝卜、黄瓜同食。

（4）不宜与鸡肉同食，否则，容易伤元气。

（5）芹菜与兔肉同食容易引起脱皮。

（6）芹菜叶所含的维生素和矿物盐类比茎高，应尽量与茎一起食用。其叶、茎含有挥发性物质，具芳香味，能增进食欲。

【现代研究】

（1）芹菜可防癌抗癌，高浓度时可抑制肠内细菌产生的致癌物质。它还可以加快粪便在肠内的运转时间；减少致癌物与结肠黏膜的接触达到预防结肠癌的目的。

（2）芹菜含有利尿有效成分，消除体内水钠潴留，利尿消肿。临床上以芹菜水煎有效率达 85.7%，可治疗乳糜尿。

（3）芹菜属于高纤维食物，可以加快胃部的消化和排除，然后通过芹菜的利尿功能，把胃部的酒精通过尿液排出体外，以此缓解胃部的压力，起到醒酒保胃的效果。

（4）芹菜所含芹菜素有降压作用，其作用主要是通过颈动脉体化学感受器的反射作用而引起。芹菜的生物碱提取物对动物有镇静作用。

（5）芹菜是高纤维食物，它经肠内消化作用产生一种木质素或肠内脂的物质，这类物质是一种抗氧化剂，常吃芹菜，可以有效的帮助皮肤抗衰老达到美白护肤的功效。

（6）芹菜含铁量高可用于治疗缺铁性贫血。

苋　菜

【别名】

清香苋、红苋、千菜谷、紫苋、荇菜、寒菜、汉菜。

【性味】

甘，凉。

【功效】

(1)清热解毒，适用于痢疾便血。

(2)利尿除湿，适用于湿热黄疸、腹胀、热淋、小便短赤。

(3)通利大便，适用于虚人、老人大便难。

【食用方法】

炒食；煎汤；煮粥；或绞汁服。

【食用注意】

(1)一般人群均可食用，适合老年人、幼儿、妇女、减肥者食用。

(2)平素胃肠有寒气、腹泻的人不宜食，因苋菜含有大量粗纤维，能直接刺激肠道，使肠道蠕动增加，从而加重腹泻。

(3)苋菜有滑胎作用，所以孕妇不宜食用。

(4)苋菜禁忌与甲鱼同食，否则会引起食物中毒。

(5)苋菜含草酸较多，不宜与含钙的食物同食。

【现代研究】

(1)苋菜叶富含易被人体吸收的钙质，对牙齿和骨骼的生长可起到促进作用，并能维持正常的心肌活动，防止肌肉痉挛。

(2)含有丰富的铁、钙和维生素 K，可以促进凝血、造血和血液携带氧气的功能。

(3)苋菜富含膳食纤维，常食可以减肥轻身，促进排毒，防止便秘。同时常吃苋菜可增强体质。

(4)苋菜叶里含有高浓度赖氨酸，可补充谷物氨基酸组成的缺陷，很适宜婴幼儿和青少年食用，对促进生长发育具有良好的作用，尤对用牛奶、奶粉等代乳品哺喂的婴儿有益。既能增加丰富的维生素、矿物质，又有帮助消化。

枸 杞 苗

【别名】

枸杞菜、枸杞头、枸杞叶、枸杞尖、地仙苗。

【性味】

苦、甘，凉。

【功效】

(1)清热补虚，适用于虚烦发热，消渴口干及虚火牙痛。

(2)养肝明目，适用于肝阴虚或肝热所致的目昏、夜盲、目赤涩痛、目生翳膜。

【食用方法】

内服：煎汤，鲜者2～8两；煮食或捣汁、外用：煎水洗或捣汁滴眼。煮的时间不宜过长，否则色泽就不漂亮了，营养也会流失许多。

【食用注意】

(1)一般人群均可食用。适宜肝肾阴虚、癌症、高血压、高血脂、动脉硬化、慢性肝炎、脂肪肝患者食用；用眼过度者、老人更加适合。

(2)不适宜外感实热、脾虚泄泻者服用。

(3)枸杞苗稍有苦味，食前先用温水浸泡10分钟，可使苦味减轻。

【现代研究】

(1)枸杞叶除了具有枸杞子果实全有的营养价值外，还有甜菜碱和枸杞叶蛋白素，对肝脏内毛细血管所积存毒素清理有着特殊的作用。其清除肝脏毒素能力是一般枸杞果实的50倍以上。

(2)枸杞叶富含甜菜碱、芦丁以及多种氨基酸和微量元素等。常饮枸杞叶茶具有养肝明目、软化血管等保健功效。而且长期食用枸杞或饮用枸杞茶，也不会有副作用。

(3)枸杞苗养颜美容，提高人体免疫力，强身健体，具有扶正固本、延缓衰老、防贫血、抗肿瘤的功能。

荠　菜

【别名】

芊菜、地菜、蓟菜、护生草、清明草、鸡心菜、净肠菜、地米菜、菱角菜、鸡脚菜、鸡腿草、假水菜、烟盒草。

【性味】

甘，凉。

【功效】

(1)清热利湿，适用于痢疾、水肿、热淋、小便不利、尿浊(乳糜尿)及妇女带下。

(2)凉血止血，适用于妇女崩漏，月经过多，尿血，吐血，咳血等。

(3)平肝明目，适用于肝火上炎所致的目赤肿痛，肝阳上亢所致头晕目眩，以及肝阴不足，目失所养之视物模糊、昏暗不明。

【食用方法】

荠菜可炒食；凉拌；作菜馅；或做菜羹。食用方法多样。

【食用注意】

(1)高血脂患者、高血压患者、心脏病患者、食欲不振者适宜食用。

(2)便清泄泻及阴虚火旺者不宜食用。

(3)便溏者慎食。

【现代研究】

(1)荠菜含有大量的粗纤维，食用后可增强大肠蠕动，促进排泄，从而增进新陈代谢，有助于防治高血压、冠心病、肥胖症、糖尿病、肠癌及痔疮等。

(2)荠菜含丰富的维生素 C 和胡萝卜素，有助于增强机体免疫功能。还能降低血压、健胃消食，治疗胃痉挛、胃溃疡、痢疾、肠炎等病。因胡萝卜素为维生素 A 原，所以是治疗干眼病、夜盲症的良好食物。

（3）荠菜所含的荠菜酸，是有效的止血成分，能缩短出血及凝血时间。

（4）荠菜所含的登皮甙能够消炎抗菌，有增强体内维生素 C 的含量，还能抗病毒，预防冻伤，对糖尿病性白内障病人也有疗效。

（5）荠菜含有乙酰胆碱、谷甾醇和季胺化合物，不仅可以降低血中及肝中的胆固醇和甘油三酯的含量，而且还有降低血压的作用。

（6）荠菜有利尿、退热作用。

韭　菜

【别名】

起阳草、懒人菜、长生韭、壮阳草、草钟乳、扁菜、长生韭扁菜。

【性味】

辛，温。

【功效】

（1）补肾温阳，适用于肾虚腰膝酸痛、阳痿、遗精或遗尿。

（2）温中健胃，适用于里寒腹痛，噎膈反胃。

（3）行气理血，适用于跌打损伤，瘀血胃痛，胸痹疼痛等症。

（4）润肠通便，适用于便秘，预防肠癌。

【食用方法】

炒吃；绞汁服；做馅料用。韭菜又叫起阳草，味道非常鲜美，还有独特的香味。韭菜的独特辛香味是其所含的硫化物形成的，这些硫化物有一定的杀菌消炎作用，有助于人体提高自身免疫力。韭菜中这些硫化物还能帮助人体吸收维生素 B1、维生素 A，因此韭菜若与维生素 B1 含量丰富的猪肉类食品互相搭配，是比较营养的吃法。不过，硫化物遇热易挥发，因此烹调韭菜时需急火快炒起锅，稍微加热过火，便会失去韭菜风味。

【食用注意】

(1)阴虚内热及疮疡、目疾患者均忌食。

(2)阳亢及热性病症的人不宜食用。

【现代研究】

(1)韭菜含有丰富的纤维素，可以促进肠道蠕动、预防大肠癌的发生，同时又能减少对胆固醇的吸收，起到预防和治疗动脉硬化、冠心病等疾病的作用。

(2)韭菜的粗纤维较多，不易消化吸收，所以一次不能吃太多韭菜，否则大量粗纤维刺激肠壁，往往引起腹泻。

菠　　菜

【别名】

菠棱、波斯菜、赤根菜、鹦鹉菜。

【性味】

甘，凉。

【功效】

(1)养血止血，适用于衄血、便血及贫血等。

(2)敛阴润燥，适用于消渴引饮、大便涩滞、夜盲症患者及皮肤粗糙、过敏、松弛者。

【食用方法】

烧汤；凉拌；单炒；配荤菜合炒或垫盘。以色泽浓绿，根为红色，不着水，茎叶不老，无抽苔开花，不带黄烂叶者为佳。

【食用注意】

(1)患有尿路结石、肠胃虚寒、大便溏薄、脾胃虚弱、肾功能虚弱、肾炎和肾结石等病症者不宜多食或忌食。

(2)菠菜不能与黄瓜同吃：黄瓜含有维生素C分解酶，而菠菜含有丰富的维生素C，所以二者不宜同食。

(3)菠菜不宜与牛奶等钙质含量高的食物同食。

(4)菠菜不能和豆腐在一起吃：因为菠菜是含有大量的草酸，而豆腐则含有钙离子，一旦菠菜和豆腐里的钙质结合，就会引起结石，还影响钙的吸收。

(5)菠菜不宜炒猪肝：猪肝中含有丰富的铜、铁等金属元素物质，一旦与含维生素C较高的菠菜结合，金属离子很容易使维生素C氧化而失去本身的营养价值。动物肝类、蛋黄、大豆中均含有丰富的铁质，不宜与含草酸多的菠菜同吃。因为纤维素与草酸均会影响人体对上述食物中铁的吸收。

(6)菠菜不能黄豆同吃。若与黄豆同吃，会对铜的释放量产生抑制作用，导致铜代谢不畅。

(7)菠菜不能与钙片同吃。菠菜富含草酸，草酸根离子在肠道内与钙结后易形成草酸钙沉淀，不仅阻碍人体对钙的吸收，而且还容易形成结石。

(8)小儿不宜多食菠菜，因菠菜含有草酸，遇钙会凝固形成不易溶解的草酸钙，小孩处于生长发育阶段，长骨骼和牙齿需要大量的钙，多食就会夺去小儿生长发育的原料，影响小儿的正常发育。焯菠菜虽然能够破坏大部分草酸，但也破坏了维生素。

(9)烹调时间不宜过长，因为维生素C遇热后容易氧化。

【现代研究】

(1)菠菜含有大量的植物粗纤维，具有促进肠道蠕动的作用，利于排便，且能促进胰腺分泌，帮助消化。对于痔疮、慢性胰腺炎、便秘、肛裂等病症有治疗作用。

(2)菠菜中所含的胡萝卜素，在人体内转变成维生素A，能维护正常视力和上皮细胞的健康，增加预防传染病的能力，促进儿童生长发育。

（3）菠菜中含有丰富的胡萝卜素、维生素 C、钙、磷，及一定量的铁、维生素 E、芸香苷、辅酶 Q10 等有益成分，能供给人体多种营养物质；其所含铁质，对缺铁性贫血有较好的辅助治疗作用。

（4）菠菜中的含氟-生齐酚、6-羟甲基蝶啶二酮及微量元素物质，能促进人体新陈代谢，增进身体健康。大量食用菠菜，可降低中风的危险。

（5）菠菜的蛋白质量高于其他蔬菜，且含有相当多的叶绿素，尤其含维生素 K 在叶菜类中最高（多含于根部），能用于鼻出血、肠出血的辅助治疗。菠菜补血之理与其所含丰富的类胡萝卜素、抗坏血酸有关，两者对身体健康和补血都有重要作用。

（6）菠菜具有抗衰老和增强青春活力的作用，这与它所含维生素 E 和另一种辅酶 Q10 有关。

茄　子

【别名】

矮瓜、白茄、紫茄、吊菜子、昆仑瓜、落苏。

【性味】

甘，凉。

【功效】

（1）清热解毒，适用于肠风下血、热毒疮痈、皮肤溃疡、口舌生疮、痔疮下血、便血、衄血。

（2）消肿止痛宽肠，适用于大便干结、痔疮出血以及湿热黄疸者。

【食用方法】

茄子的吃法荤素皆宜。既可炒、烧、蒸、煮，也可油炸、凉拌、做汤，在茄子的所有吃法中，拌茄泥是最健康的。吃茄子最好不要去皮，因为茄子皮里面含有维生素 B，维生素 B 和维生素 C 是一对好搭档，维生素 C 的代谢过程中需要维生素 B 的支持，带皮吃茄子有助于促进维生素 C 的吸收。茄子切忌生吃，以免中毒。

【食用注意】

（1）消化不良、容易腹泻、脾胃虚寒、便溏症状的孕妇朋友不宜多吃。

（2）哮喘病人不宜多吃。

（3）秋后的茄子有一定的毒素，其味偏苦，最好少吃，特别是糖尿病患者更要少吃，手术前不宜吃茄子。

【现代研究】

（1）降低血脂和降血压。

（2）茄子中维生素 P 的含量很高，能增强人体细胞间的黏着力，增强毛细血管的弹性，减低脆性及渗透性，防止微血管破裂出血。茄子还有防治坏血病及促进伤口愈合的功效。

（3）茄子还含磷、钙、钾等微量元素和胆碱、胡芦巴碱、水苏碱、龙葵碱等多种生物碱。尤其是紫色茄子中维生素含量更高。可以抑制消化道肿瘤细胞的增殖。

（4）茄子含有维生素 E，有防止出血和抗衰老功能，常吃茄子，可使血液中胆固醇水平不致增高，对延缓人体衰老具有积极的意义。

（5）茄子所含的 B 族维生素对痛经、慢性胃炎及肾炎水肿等也有一定辅助治疗作用。

扁　豆

【别名】

白扁豆、藤豆、沿篱豆、鹊豆、皮扁豆、豆角、火镰扁豆。

【性味】

甘，平。

【功效】

（1）健脾和中，适用于脾虚兼湿，食少便溏，小儿疳积，湿浊下注，妇女带下过多。

(2)消暑化湿，适用于暑湿伤中，吐泻转筋等证。

【食用方法】

炒食；煎汤食用。

【食用注意】

(1)不宜多食，以免壅气伤脾，气滞胀满不宜食。

(2)白扁豆中含有一种凝血物质及溶血性皂素，如生食或炒不熟吃，在食后 3~4 小时部分人可引起头痛、头昏、恶心、呕吐等中毒反应，严重者可导致死亡。所以，扁豆必须充分加热熟透方可食用。

患寒热病者，患冷气人，患疟者不可食。

【现代研究】

(1)扁豆的营养成分相当丰富，包括蛋白质、脂肪、糖类、钙、磷、铁及食物纤维、维 A 原、维生素 B1、维生素 B2、维 C 和氰甙、酪氨酸酶等，扁豆衣的 B 族维生素含量特别丰富。

(2)扁豆中还含有血球凝集素，这是一种蛋白质类物质，可增加脱氧核糖核酸和核糖核酸的合成，抑制免疫反应和白细胞与淋巴细胞的移动，故能激活肿瘤病人的淋巴细胞产生淋巴毒素，对机体细胞有非特异性的伤害作用，故有显著的消退肿瘤的作用。

(3)扁豆有降低血糖和胆甾醇的作用。

(4)扁豆可抑制肝炎病毒。

大　蒜

【别名】

蒜头、大蒜头、独蒜、胡蒜。

【性味】

辛，温。

【功效】

（1）温中健脾，消食理气，适用于脾胃虚弱、寒气凝滞所致胃脘及腹中冷痛，饮食积滞，水肿胀满。

（2）解毒杀虫，适用于痈疽肿毒，白秃癣疮，蛔虫蛲虫。

（3）止泻止痢，适用于痢疾、脾胃虚寒之腹泻、腹痛。现在多用于细菌性痢疾、阿米巴痢疾、肠炎 泄泻。

（4）解鱼蟹毒，治疗鱼蟹中毒所致的腹泻、腹痛。

【食用方法】

大蒜适宜捣碎成泥生食。大蒜中的大蒜素遇热或遇碱后分解，其中许多有药理活性的物质就被破坏，营养价值也下降，降低杀菌作用，故宜生吃。

【食用注意】

（1）不宜与地黄、何首乌、牡丹皮、白术、苍术、蜂蜜、狗肉、鸡肉同食。

（2）实热体质、阴虚火旺者、胃及十二指肠溃疡、肝火旺、痛风，以及目疾、口齿、喉、舌诸患和时行病后均忌食。

（3）生吃大蒜后不宜饮热茶喝热汤，以免刺激胃部。

【现代研究】

（1）大蒜中含硫化合物具有极强的抗菌消炎作用，对多种球菌、杆菌、真菌和病毒等均有抑制和杀灭作用，是当前发现的天然植物中抗菌作用最强的一种。

（2）大蒜中的锗和硒等元素可抑制肿瘤细胞和癌细胞的生长。

（3）大蒜排毒清肠，预防肠胃疾病。

（4）大蒜可促进胰岛素的分泌，增加组织细胞对葡萄糖的吸收，提高人体葡萄糖耐量，迅速降低体内血糖水平，并可杀死因感染诱发糖尿病的各种病菌，从而有效预防和治疗糖尿病。

（5）大蒜可防止心脑血管中的脂肪沉积，诱导组织内部脂肪代谢，显著增加纤维蛋白溶解活性，降低胆固醇，抑制血小板的聚集，降低血浆浓度，增加微动脉的扩张度，促使血管舒张，调节血压，增加血管的通透性，从而抑制血栓的形成和预防动脉硬化。

（6）大蒜中含有一种叫"硫化丙烯"的辣素，对病原菌和寄生虫都有良好的杀灭作用，可预防感冒，减轻发烧、咳嗽、喉痛及鼻塞等感冒症状。

（7）大蒜里的某些成分有类似维生素 E 与维生素 C 的抗氧化，防衰老特性。

（8）大蒜中的微量元素硒，通过参与血液的有氧代谢，清除毒素，减轻肝脏的解毒负担，从而达到保护肝脏的目的。

芋　头

【别名】

青芋、芋艿、芋奶、毛芋头、芋、芋根，毛芋、芋魁、香华、芋子、香芋。

【性味】

甘，辛，平。有小毒。

【功效】

（1）益脾胃，调中气，适用于中气不足，虚弱乏力。

（2）化痰散结，适用于肿块、痰核、瘰疬、腹中痞块、便秘等病症。治疣以鲜芋切片，摩擦疣部；治牛皮癣可以大芋头、大蒜头共捣烂外敷患处。

【食用方法】

芋头既可做主食，又可做蔬菜，蒸食、做汤，各种方式烹饪都很美味。但因芋头含淀粉较多，一次摄入 50~100 克为宜。

【食用注意】

（1）一般人均可食用，特别适合身体虚弱者食用。

（2）切忌生食，因生品有毒，其中的黏液会刺激咽喉。食用芋头时必须煮熟透。生芋汁易引起局部皮肤过敏，可用姜汁擦拭以解之。

（3）忌与香蕉同食。

【现代研究】

（1）芋头营养丰富，其中氟的含量较高，具有保护牙齿的作用。

（2）芋头含有一种天然的多糖类植物胶体，能增进食欲，帮助消化，有止泻的作用；同时又有膳食纤维的功能，能润肠通便，防止便秘；并且可提高机体抗病能力，有助病后康复。

（3）芋艿含有一种黏液蛋白，被人体吸收后能产生免疫球蛋白，或称抗体球蛋白，可提高机体的抵抗力。故中医认为芋艿能解毒，对人体的痈肿毒痛包括癌毒有抑制消解作用，可用来防治肿瘤及淋巴结核等病症。

（4）芋艿为碱性食品，能中和体内积存的酸性物质，调整人体的酸碱平衡，产生美容养颜、乌黑头发的作用，还可用来防治胃酸过多症。

（5）芋头对糖尿病有一定的防治作用。

（6）芋头有降血脂和降血压的作用，对防治冠心病有益。

藕

【别名】

莲藕。

【性味】

甘，寒。

【功效】

（1）清热生津，适用于热病烦渴、吐血、热淋。

（2）凉血散瘀，适用于瘀血所致的出血病证，如咯血、吐血、衄血、尿血、便血，以及产后等。

（3）补脾止泻，适用于脾虚久泻，久痢或病后食欲不振。本品熟食补而不燥，不腻，味道鲜美，尤其适宜于体虚患者。

【食用方法】

藕可以生食；绞汁服或加调味品凉拌，其味鲜嫩清脆爽口；或切成丝与青椒丝、肉丝等炒熟，其味鲜美可口；亦可切成块状与猪小排骨煮汤食之，可谓美味佳肴；或加工成藕粉冲服。

【食用注意】

(1)一般人群均可食用，老幼妇孺、体弱多病者尤宜，特别适宜高热病人、吐血者、高血压、肝病食欲不振、缺铁性贫血、营养不良者多食用。

(2)大便燥涩不宜食。

(3)脾胃虚寒者不宜生食。

(4)煮藕时宜用砂锅，忌铁器，否则，会使藕变黑。

(5)糖尿病患者不宜食，因藕含糖量较高，不利于糖尿病人食用。

【现代研究】

(1)莲藕生用性寒，初秋时天气炎热，有清热凉血作用，可用来治疗热性病症；莲藕味甘多液、对热病口渴、衄血、咯血、下血者尤为有益。

(2)莲藕散发出一种独特清香，还含有鞣质，有一定健脾止泻作用，能增进食欲，促进消化，开胃健中，有益于秋季便秘引起的胃纳不佳，食欲不振者恢复健康。

(3)吃藕，能起到养阴清热、润燥止渴、清心安神的作用。花生含有维生素 E 和一定量的锌，能增强记忆，抗老化，延缓脑功能衰退，滋润皮肤。

(4)藕含有较高的维生素 C，对于肝病、便秘等患者都十分有益。藕还富含多酚类物质，可以提高免疫力，缓解衰老进程，预防癌症。

(5)藕中富含 B 群维生素(特别是维生素 B6)。补充 B 族维生素有益减少烦躁，缓解头痛和减轻压力，进而改善心情，降低心脏病危险。

(6)鲜藕含有丰富的铜、铁、钾、锌、镁和锰等微量元素。在块茎类食物中，莲藕含铁量较高，因此缺铁性贫血者最适宜吃藕。藕中的多种微量元素有益红细胞的产生，保持肌肉和神经正常工作。另外，这些营养素还有助分泌消化酶，改善消化。

(7)藕中钠钾比为1∶5，钠少钾多有益调节血压和心率，有益心脏及全身健康。

(8)藕中含有丰富的维生素K，具有止血作用。同时，藕含有大量单宁酸，有收缩血管作用，可用来止血。鲜藕榨汁喝下，有助防止出血。

(9)鲜藕汁也可用来治疗咳嗽、哮喘和肺炎等呼吸系统疾病。热莲藕茶具有镇咳祛痰的功效。

番 薯

【别名】

红薯、甘薯、红苕、白薯、地瓜、红山药、金薯、山芋、唐薯、甜薯、玉枕薯。

【性味】

甘，平。

【功效】

(1)补脾益气，适用于脾胃虚弱，气短乏力。

(2)宽肠通便，适用于大便秘结。

(3)生津止渴(生用)，适用于肺胃有热，口渴咽干。

【食用方法】

煮食；炒食；油炸食；蒸食；烤熟食。还可做成红薯干、粉条等。

【食用注意】

(1)胃下垂、消化性溃疡、胃炎、胆囊炎、糖尿病以及消化不良者不宜多食，多食易引起腹胀，反酸，壅气。

(2)红薯不宜与香蕉、柿子、豆浆等同时食用。

(3)生食不宜消化，红薯中含有大量的淀粉，外面包裹着一层坚韧的细胞膜，只有煮熟蒸透淀粉才会发生变化。

(4)一次性不宜食之过多，因其含有一种气化酶，食用后在肠道中产生大量的二氧化碳，使人有烧心不适感。如果与其他食物一起食用就不会出现此种情况。

【现代研究】

(1)红薯含有丰富的淀粉、维生素、纤维素等人体必需的营养成分，还含有丰富的镁、磷、钙等矿物元素和亚油酸等。这些物质能保持血管弹性，对防治老年习惯性便秘十分有效。

(2)红薯含有大量不易被吸消化酶素破坏的纤维素和果胶，能刺激消化液分泌及肠胃蠕动，从而起到通便作用。另外，它含量丰富的β-胡萝卜素是一种有效的抗氧化剂，有助于清除体内的自由基。实际上红薯还是一种理想的减肥食品。

(3)红薯叶有提高免疫力、止血、降糖、解毒、防治夜盲症等保健功能。经常食用有预防便秘、保护视力的作用。

(4)红薯可保持皮肤细腻、延缓衰老。

洋 葱

【别名】

球葱、圆葱、玉葱、洋葱头。

【性味】

辛，温。

【功效】

(1)发散风寒，适用于外感风寒无汗、鼻塞。

（2）理气和胃健脾，适用于食积纳呆、宿食不消。

【食用方法】

洋葱切去根部，剥去老皮，洗净泥沙，生、熟食均可。

【食用注意】

（1）洋葱一次不宜食用过多，容易引起目糊和发热。

（2）凡有皮肤瘙痒性疾病、患有眼疾以及胃病、肺胃发炎者少吃。

（3）洋葱辛温，热病患者应慎食。

（4）洋葱所含香辣味对眼睛有刺激作用，患有眼疾、眼部充血时，不宜切洋葱。

（5）不可过量食用，因为它易产生挥发性气体，过量食用会产生胀气和排气过多，给人造成不快。

【现代研究】

（1）洋葱含硫化物能促进脂肪代谢，具有降血脂、抗动脉硬化作用。

（2）洋葱含前列腺素 A 是种较强的血管扩张剂，可对抗儿茶酚胺等升压物质，促进钠盐排泄，有降血压作用。

（3）洋葱含有与降糖药甲磺丁脲相似的有机物，能明显降低血糖含量。

（4）洋葱具有较强的杀菌功能，可杀灭金黄色葡萄球菌、白喉杆菌。

（5）洋葱所含类黄酮能降低血小板的粘滞性，常吃洋葱可预防血栓，减少心梗和脑血栓概率。

（6）洋葱中含有槲皮素、微量元素硒等，硒是一种抗氧化剂，能刺激人体免疫反应，从而抑制癌细胞的分裂和生长，同时还可降低致癌物的毒性；而槲皮素则能抑制致癌细胞活性，阻止癌细胞生长。所以，洋葱能防治胃癌、食道癌、结肠癌、乳腺癌等。

（7）洋葱所含挥发油能助性，老人常吃洋葱可提高性生活质量。

（8）洋葱可提高实验鼠的骨密度，常吃洋葱可预防骨质疏松。

(9)洋葱富含维生素 C、尼克酸，它们能促进细胞间质的形成和损伤细胞的修复，使皮肤光洁、红润而富有弹性，具美容作用。所含硫质、维生素 E 等，能阻止不饱和脂肪酸生成脂褐质色素，可预防老年斑。

莴　苣

【别名】

千金菜、莴笋、莴苣菜、香马笋、窝菜、莴苣笋、笋菜、青笋、石苣。

【性味】

甘、苦，凉。

【功效】

(1)清热利尿，适用于小便赤涩、短少、尿血等。

(2)通乳，适用于产后母乳不足。

【食用方法】

莴苣清香爽口，肉质嫩，茎可生食、凉拌、炒、干制或腌渍罐装，是一种常见的蔬菜。

【食用注意】

(1)一般人群均可食用，特别适宜小便不通、尿血及水肿、糖尿病和肥胖、神经衰弱症、高血压、心律不齐、失眠患者食用。

(2)不可多食，多食使人目糊。

(3)不宜与奶酪、蜂蜜同食。

(4)寒性体质者不宜食，"脾胃虚寒人忌食"。

(5)痛风、泌尿道结石，眼疾患者不宜食。

【现代研究】

(1)莴苣中碳水化合物的含量较低，而无机盐、维生素含量较丰富，尤其是含有较多的烟酸。烟酸是胰岛素的激活剂，糖尿病人经常吃些莴苣，可改善糖的代谢功能。

（2）莴苣中含有一定量的微量元素锌、铁，特别是莴苣中的铁元素很容易被人体吸收，经常食用新鲜莴苣，可以防治缺铁性贫血。

（3）莴苣中的钾离子含量丰富，是钠盐含量的 27 倍，有利于调节体内盐的平衡。对于高血压、心脏病等患者，具有促进利尿、降低血压、预防心律紊乱的作用。

（4）莴苣还有增进食欲、刺激消化液分泌、促进胃肠蠕动等功能。

山　药

【别名】

薯蓣、土薯、山薯蓣、怀山药、淮山、白山药。

【性味】

甘，平。

【功效】

(1) 补脾益胃，适用于脾胃虚弱，食少便溏，久泻久痢，乏力倦怠。

(2) 补阴养肺，适用于肺虚久咳之症。

(3) 补肾固精，适用于肾虚之遗精，消渴、小便频数、白带过多等症。

【食用方法】

炒食；煎汤；煮粥食用；或做丸、散、点心等。山药鲜品多用于虚劳咳嗽及消渴病，炒熟食用治脾胃、肾气亏虚。

【食用注意】

（1）一般人群均可食用，适宜糖尿病患者、腹胀、病后虚弱者、慢性肾炎患者、长期腹泻者。

（2）感冒、大便燥结者及肠胃积滞者忌用。

（3）山药与甘薯不要一同食用；也不可与碱性药物同服。

（4）入煎剂不可久煎，因其含淀粉酶不耐高热。

（5）山药皮中所含的皂角素或黏液里含的植物碱，少数人接触会引起山药过敏而发痒，处理山药时应避免直接接触。

【现代研究】

（1）山药所含的能够分解淀粉的淀粉糖化酶，是萝卜中含量的3倍，胃胀时食用，有促进消化的作用，可以去除不适症状，有利于改善脾胃消化吸收功能，是一味平补脾胃的药食两用之佳品。

（2）山药含有黏蛋白、淀粉酶、皂苷、游离氨基酸、多酚氧化酶等物质，且含量较为丰富，具有滋补作用，为病后康复食补之佳品，有强健机体、滋肾益精的作用。

（3）山药含有皂苷、黏液质，有润滑、滋润的作用，故可益肺气、养肺阴，治疗肺虚痰嗽久咳之症。

（4）山药几乎不含脂肪，而且所含的黏蛋白能预防心血管系统的脂肪沉积，防止动脉过早地发生硬化。山药含有皂苷能够降低胆固醇和甘油三酯，对高血压和高血脂等病症有改善作用。

（5）可延年益寿和抗肿瘤。山药可增加人体 T 淋巴细胞，增强免疫功能，延缓细胞衰老，并防止肿瘤。

（6）山药所含的胆碱是与学习记忆有关的神经传递物质——乙酰胆碱的物质基础，研究发现山药具有镇静作用，可以抗肝昏迷。

（7）山药含有多种微量元素、丰富的维生素和矿物质，尤其钾的含量较高，所含热量又相对较低，经常食用，有减肥健美的作用。

（8）山药中所含的尿囊素具有麻醉镇痛的作用，可促进上皮生长、消炎和抑菌，常用于治疗手足皲裂、鱼鳞病和多种角化性皮肤病。

（9）山药中其所含的多巴胺，具有扩张血管、改善血液循环的重要功能；山药具有降低血糖的作用。

萝 卜

【别名】

莱菔、罗服，莽根、萝欠、芦菔、萝白。

【性味】

辛、甘，凉。

【功效】

(1)清热生津，适用于消渴口干；痰热咳嗽，咽喉痛，失音。

(2)凉血止血，适用于鼻衄，咯血。

(3)下气宽中，消食化痰，适用于食积腹胀，咳喘泻痢等症。

【食用方法】

生食；煨汤；炒食。生萝卜甘凉，熟萝卜甘温；消食宜生食，养身宜煮食，化痰热宜捣汁饮。

【食用注意】

(1)头屑多、头皮痒、咳嗽、鼻出血者适宜食用。

(2)弱体质者、脾胃虚寒、胃及十二指肠溃疡、慢性胃炎、单纯甲状腺肿、先兆流产、子宫脱垂者不宜多食。

(3)脾胃虚寒者勿生食。

(4)白萝卜的维生素 C 含量极高，对人体健康非常有益，但胡萝卜中含有一种叫抗坏血酸的解酵素，它能够破坏白萝卜中的维生素 C，如果一定要把胡萝卜和含有较高维生素 C 的食品一起烹调，可以在其中加一些醋。

【现代研究】

(1)萝卜可增强肌体免疫力，并能抑制癌细胞的生长，对防癌、抗癌有重要意义。

(2)萝卜中的 B 族维生素和钾、镁等矿物质可促进胃肠蠕动，有助于体内废物的排出。

(3)萝卜可降低血脂、软化血管、稳定血压,预防冠心病、动脉硬化、胆石症等疾病。

(4)萝卜含有能诱导人体自身产生干扰素的多种微量元素。

(5)白萝卜富含维生素 C,而维生素 C 为抗氧化剂,能抑制黑色素合成,阻止脂肪氧化,防止脂肪沉积。

胡 萝 卜

【别名】

胡芦菔、红萝卜、丁香萝卜、葫芦菔金、红菜头、黄萝卜。

【性味】

甘,平。

【功效】

(1)健脾化滞,适用于脾虚食欲不振、营养不良或久泻久痢。

(2)润肠通便,适用于肠燥便秘。

(3)杀虫,适用于蛔虫症。将胡萝卜微炒待散发出香味为止,然后与花椒共研末,每次 15 克,早上空腹服下连服 2~3 天。

(4)益肝明目,适用于夜盲症。将胡萝卜蒸熟当饭食用,防治夜盲症,常服效果明显。

【食用方法】

炖吃;炒食。胡萝卜要煮熟了吃,不要生吃,因为胡萝卜虽然是蔬菜,但是含有的类胡萝卜素是脂溶性的,只有经过烹饪了,才可以酶解,从而很好的被人体吸收,生吃很难吸收。

【食用注意】

(1)适宜癌症、高血压、夜盲症、干眼症患者、营养不良、食欲不振者、皮肤粗糙者。

(2)常人忌多食久食,过多食用会引起黄皮病,这与其所含胡萝卜素有关，停食后黄色会自行消退。

（3）不宜与白萝卜、菠菜、花菜、油菜、辣椒以及大枣、桃子、草莓、柠檬、柑子、苹果、橘子等同食，因这些富含维生素C的食物与胡萝卜所含的维生素C分解酶相遇会使维生素C破坏，故不宜同食。女性朋友如果吃胡萝卜过多，很容易引起月经不调，并可能导致不孕。

（4）不宜生食，因胡萝卜含有丰富的胡萝卜素A原，维生素A属于脂溶性维生素，生吃维生素不能被体内吸收。

（5）不宜与酒同用，胡萝卜含有丰富的胡萝卜素，与酒一同进入体内会在肝脏中产生毒素，导致肝病。

（6）不宜与醋同食，胡萝卜富含胡萝卜素，而胡萝卜素在体内能够转化成维生素A，醋可破坏胡萝卜中的胡萝卜素，使之失去原有的营养成分。

（7）泄泻者不宜食胡萝卜，因胡萝卜滑利，食用过多会导致腹泻。

【现代研究】

（1）有利于健康长寿。胡萝卜中的α-胡萝卜素具有的抑制肿瘤细胞是β-胡萝卜素的10倍之多，而且对预防DNA（脱氧核糖核酸）的异常变化效果也十分强大。有研究发现，血液中α-胡萝卜素的浓度越高，则受试者的心脏病危险就越低。据美国疾控中心研究人员一项长达14年的跟踪调查结果发现，血液中的α-胡萝卜素含量越高的人拥有更长的寿命。

（2）胡萝卜素中含的槲皮素、山奈酚能增加冠状动脉血流量，降低血脂，促进肾上腺素的合成，因而有降压强心的作用。胡萝卜中含有琥珀酸钾盐，有助于防止血管硬化，降低胆固醇及有降低血压的作用。胡萝卜中的叶酸，能减少冠心病发病因素。

（3）胡萝卜素在体内可转变成维生素A，有助于增强机体的免疫功能，在预防上皮细胞癌变的过程中具有重要作用。胡萝卜中的木质素也能提高机体免疫力，间接消灭癌细胞。

（4）胡萝卜含维生素A与β胡萝卜素，具有促进眼内感光色素生成的能力，并能预防夜盲症、加强眼睛的辨色能力，也能减少眼睛疲劳与眼睛干燥。

（5）胡萝卜含有植物纤维，吸水性强，在肠道中体积容易膨胀，是肠道中的"充盈物质"，可加强肠道的蠕动，从而通便防癌。

（6）抗过敏。日本的食物营养科学家发现胡萝卜中的 β-胡萝卜素能够有效的预防皮肤对花粉的过敏症状和过敏性皮炎等过敏性疾病，而且 β-胡萝卜素还能够调节细胞内的平衡，加强身体的抗过敏能力，从而使身体不易出现过敏反应。

（7）美丽容颜。德国的一项研究表明，胡萝卜含抗氧化剂胡萝卜素，皮肤中抗氧化剂浓度高的人，皱纹明显比皮肤中抗氧化剂浓度低的人少。

（8）预防感冒。胡萝卜含有一种免疫能力很强的物质，它就是木质素，它可以提高人体巨噬细胞的能力，减少感冒的发生。

黄　瓜

【别名】

胡瓜、青瓜、刺瓜、王瓜、勤瓜、唐瓜、吊瓜。

【性味】

甘，凉。

【功效】

（1）清热生津止渴，适用于热病烦热、口渴。

（2）利水消肿，适用于水肿，小便不利。

（3）清热解毒，适用于咽喉肿痛，目赤火眼，水火烫伤，热痢腹泻。

【食用方法】

生吃；炒食；腌食。黄瓜皮所含营养素丰富，应当保留生吃。但为了预防农药残留对人体的伤害，黄瓜应先在盐水中泡 15~20 分钟再洗净生食。用盐水泡黄瓜时切勿掐头去根，要保持黄瓜的完整，以免营养素在泡的过程中从切面流失。另外，凉拌菜应现做现吃，不要做好后长时间放置，这样也会促使维生素损失。

【食用注意】

（1）适宜热病患者、肥胖、高血压、高血脂、水肿、癌症、嗜酒者、糖尿病人。

（2）黄瓜、花生搭配，易引起腹泻。

（3）黄瓜里含有一种维生素 C 分解酶，会破坏其他蔬菜中的维生素 C。食物中维生素 C 含量越多，被黄瓜中的分解酶破坏的程度就越严重。西红柿是典型的含维生素 C 丰富的蔬菜，如果二者一起食用，我们从西红柿中摄取的维生素 C，再被黄瓜中的分解酶破坏，根本就达不到补充营养的效果。另外，辣椒、菜花、苦瓜等蔬菜也含有较多的维生素 C，最好不要和黄瓜一起食用。而维生素 C 缺乏的人，也不宜吃黄瓜。

（4）脾胃虚寒者不宜多食。

【现代研究】

（1）黄瓜汁对治愈牙龈疾病有益，常吃能使口气更清新。

（2）黄瓜含有细纤维素，这种纤维素能够促进肠道蠕动，帮助体内宿便的排出，营养丰富的黄瓜有利于"清扫"体内垃圾，常吃有助于预防肾结石。

（3）黄瓜含有大量的 B 族维生素和电解质，可补充重要营养素，从而减轻酒后不适，缓解宿醉。另外，黄瓜中所含的丙氨酸、精氨酸和谷胺酰胺对肝脏病人，特别是对酒精肝硬化患者有一定的辅助治疗作用，可防酒精中毒。

（4）黄瓜中的一种激素有利于胰腺分泌胰岛素，可辅助治疗糖尿病。黄瓜中的固醇类成分能降低胆固醇。黄瓜富含的膳食纤维、钾和镁有益调节血压水平，预防高血压。

（5）黄瓜中的硅可使头发更顺，指甲更亮更结实。而黄瓜中的硫还有利于刺激头发生长。

（6）新鲜黄瓜中含有的黄瓜酶能有效促进机体的新陈代谢，扩张皮肤的毛细血管，促进血液循环，增强皮肤的氧化还原作用，因此黄瓜具有美容的效果。同时，黄瓜含有丰富的维生素，能够为皮肤提供充足的养分，有效对抗皮肤衰老。

(7)黄瓜中的硅有助增强关节结缔组织健康。黄瓜与胡萝卜汁同食可降低尿酸，缓解关节炎和痛风疼痛。

苦　瓜

【别名】

癞葡萄、凉瓜、锦荔子、癞瓜。

【性味】

苦，寒。

【功效】

(1)清热解暑，适用于中暑发热、烦渴引饮。

(2)清热解毒，适用于牙痛，泄泻，痢疾，便血，痈肿丹毒，恶疮。

(3)明目，适用于心肝火旺所致的眼赤疼痛。

【食用方法】

煎汤；炒食。炒食时不宜加热过久，宜急火快炒，若长时间炖煮可使水溶性维生素渗入菜汁中，或随蒸汽挥发，既影响口感，也影响食用价值。

【食用注意】

(1)适宜糖尿并癌症、痱子患者。

(2)苦瓜性寒，因此脾胃虚寒者不宜多食和生食苦瓜，否则容易出现胃脘不适、腹胀腹痛，甚至呕吐、腹泻等症状。

(3)孕妇应慎食苦瓜。苦瓜含有的奎宁，食用过量会刺激子宫收缩严重者可造成流产。

(4)苦瓜含草酸，经常性食用苦瓜会导致人体草酸摄入过度，并导致草酸与体内钙相结合形成草酸钙结石使得人体吸收钙元素降低。

【现代研究】

（1）苦瓜中含有类似胰岛素物质，有明显的降血糖作用。

（2）苦瓜中维生素 C 含量很高，具有预防坏血病、保护细胞膜、防止动脉粥样硬化、提高机体应激能力、保护心脏等作用。

（3）苦瓜中可提取出一种奎宁，是抗疟的特效药，对疟疾的发热有良好的控制作用。

（4）常吃苦瓜能增强皮层活力，使皮肤变得细嫩健美。取鲜苦瓜捣烂外敷，可治疗痈肿、疖疮。

（5）苦瓜中的苦瓜素被誉为"脂肪杀手"，能减少摄取脂肪和多糖。

冬　瓜

【别名】

白瓜、白冬瓜、水芝、地芝、枕瓜、濮瓜、东瓜。

【性味】

甘、淡，凉。

【功效】

（1）清热化痰，适用于痰热喘咳及哮喘。

（2）清热解毒，适用于暑热烦闷、消渴、热毒痈肿。现常用于治疗痔疮。

（3）利水消肿，适用于水肿、小便不利、腹满。现常用其治疗肾炎水肿。

【食用方法】

煎汤，煨食，做药膳，捣汁饮；或用生冬瓜外敷。冬瓜性凉，不宜生食。冬瓜是一种解热利尿比较理想的日常食物，连皮一起煮汤，效果更明显。

【食用注意】

（1）冬瓜性寒，脾胃气虚，腹泻便溏，胃寒疼痛者忌食生冷冬瓜，月经来潮期间和寒性痛经者忌食冬瓜。

（2）冬瓜与红小豆相克。冬瓜和红小豆同食，会使正常人尿量骤然增多，容易造成脱水。

（3）冬瓜与醋相克。醋会破坏冬瓜中的营养物质，降低营养价值。

（4）冬瓜与鲫鱼都是消肿利尿的食材，同食会造成尿量增多，如果不是水肿者，最好不要将两者同食。

【现代研究】

（1）冬瓜维生素中以抗坏血酸、硫胺素、核黄素及尼克酸含量较高，具防治癌症效果的维生素 B_1，在冬瓜子中含量相当丰富；矿质元素有钾、钠、钙、铁、锌、铜、磷、硒等 8 种，其中含钾量显著高于含钠量，属典型的高钾低钠型蔬菜，能利尿，对需进食低钠盐食物的肾脏病、高血压、浮肿病患者大有益处，其中元素硒还具有抗癌等多种功能。冬瓜含钠量较低，对动脉硬化症、肝硬化腹水、冠心病、高血压、肾炎、水肿膨胀等疾病有良好的辅助治疗作用。

（2）冬瓜中所含的丙醇二酸，能有效地抑制糖类转化为脂肪，加之冬瓜本身不含脂肪，热量不高，对于防止人体发胖具有重要意义，可以帮助形体健美。

（3）冬瓜里的葫芦巴碱主要存在于冬瓜瓤中，它能帮助人体新陈代谢，抑制糖类转化为脂肪，也是冬瓜的减肥降脂功能之一。

（4）冬瓜中的粗纤维，能刺激肠道蠕动，使肠道里积存的致癌物质尽快排泄出去。

（5）冬瓜含糖量也很低，糖尿病患者可常食。

丝　瓜

【别名】

胜瓜、菜瓜、天罗瓜、天吊瓜、布瓜、天罗、绵瓜、天络瓜、天丝瓜、倒阳菜、絮瓜、喜瓜。

【性味】

甘，凉。

【功效】

（1）清热化痰，适用于热病身热口渴，痰喘咳嗽。

（2）凉血解毒，适用于肠风痔漏，疔疮痈肿。

（3）解暑除烦，适用于暑热烦渴。

（4）通经活络，适用于妇女乳汁不下等病症。

【食用方法】

炒食；炖汤；外用捣汁或研末调服。

【食用注意】

（1）体虚内寒、腹泻者不宜多食。

（2）阳虚体质者应少食。

【现代研究】

（1）丝瓜含有较多的维生素 C，常食可预防动脉粥样硬化或某些心血管病。

（2）丝瓜 B 族维生素含量十分丰富，可促进新陈代谢，有利于雌性激素和孕激素的合成，起到美胸功效。

（3）丝瓜富含维生素 C，有助肝脏解毒。清理身体内长期淤积的毒素，增进身体健康。增加免疫细胞的活性，消除体内的有害物质。

（4）丝瓜含有 B 族维生素可促进消化液分泌，维持和促进肠道蠕动，有利于排便。

（5）丝瓜含有丰富的维生素 C 和胡萝卜素等，有利于控制炎症，帮助泌尿道上皮细胞的修复。

（6）抗病毒、抗过敏。丝瓜提取物对乙型脑炎病毒有明显预防作用，在丝瓜组织培养液中还提取到一种具抗过敏性物质泻根醇酸，其有很强的抗过敏作用。

（7）丝瓜中含防止皮肤老化的 B 族维生素，增白皮肤的维生素 C 等成分，能保护皮肤、消除斑块，使皮肤洁白、细嫩，是不可多得的美容佳品。

南 瓜

【别名】

番瓜、北瓜、笋瓜、饭瓜、番南瓜、方瓜、麦瓜、倭瓜、金金瓜、吊瓜。

【性味】

甘，温。

【功效】

(1)补中益气，适用于久病气虚、脾胃虚弱之证，常见气短倦怠、便溏等。

(2)解毒杀虫，适用于肺痈、肠痈、水火烫伤、下肢溃疡等病症。

【食用方法】

南瓜可蒸食；煮食或煎汤服；或晒干研粉食用；外用捣敷。

【食用注意】

(1)一般人群均可食用，特别适宜肥胖、老年便秘者食用。

(2)不宜多食，多食易助长湿热，尤其皮肤患有疮毒易风痒、黄疸和脚气病(注：古代所说的脚气并不是现在人们所说的脚癣，而是一种内科疾病，表现为心慌、气短、肢体浮肿等)患者皆不宜过多食用。

(3)南瓜不宜与羊肉同食，两者同食会令人气壅。

【现代研究】

(1)南瓜中所含的果胶可以保护胃肠道黏膜，免受粗糙食品刺激，促进溃疡愈合，适宜于胃病者。南瓜所含成分能促进胆汁分泌，加强胃肠蠕动，帮助食物消化。

(2)南瓜含有丰富的钴，是人体胰岛细胞所必需的微量元素，对防治糖尿病、降低血糖有特殊的疗效。

（3）南瓜富含锌，有益皮肤和指甲健康，其中抗氧化剂 β-胡萝卜素具有护眼、护心和抗癌功效。

（4）南瓜中含有丰富的锌，参与人体内核酸蛋白质的合成，是肾上腺皮质激素的固有成分，为人体发育的重要物质。

（5）南瓜中所含的甘露醇有通大便的作用，可减少粪便中毒素对人体的危害，防止结肠癌的发生。

（6）南瓜多糖是一种非特异性免疫增强剂，能提高机体免疫功能，促进细胞因子生成，通过活化补体等途径对免疫系统发挥多方面的调节功能。

土　豆

【别名】

马铃薯、洋芋、荷兰薯、山芋、洋山芋、土芋、地蛋、薯仔、番仔薯。

【性味】

甘，平。

【性味】

（1）健脾和胃，适用于脾胃虚弱、消化不良、肠胃不和、脘腹作痛、大便不畅等。

（2）解毒消肿，适用于疖腮、小儿水痘、痈肿、湿疹、烫伤等。

【食用方法】

炒食；炖汤，可与排骨炖汤食用；外用磨汁或切片涂擦患处。新土豆炖煮，老土豆烹炒。新鲜土豆口感细嫩稠滑，容易做熟。由于其水分多、糖分多、胶黏性较好，在水中仍能保持块状，吃起来口感很面，所以适合做汤、炖烧菜等；而老土豆相比新土豆，在营养上没有很大差异，但水分减少，口感爽脆，下锅后不会发生新土豆那样易黏锅、易糊的现象，适合烹炒。

【食用注意】

(1) 凡土豆腐烂、霉烂不能吃。

(2) 脾胃虚寒不宜多食。

(3) 孕妇不能食用。

(4) 土豆发绿、发芽的不能吃，因含过量龙葵素，极易引起中毒。土豆完整时龙葵素含量极少，不致造成危害，而当发芽时，这种毒素就大大增加，尤其是在土豆的芽里，毒素最多。其中毒症状是：轻者口干发麻，恶心呕吐，腹泻；重者出现麻痹，抽筋，发热，甚至昏迷等，孕妇还可引起流产。预防龙葵素中毒，就是食用土豆一定要选择新鲜，个头完整，无损伤，如发现土豆发绿、发芽应削去其上述部位，并在水中浸泡半小时以上。

(5) 烹调土豆时可加一些食醋，能够分解土豆中有害的生物碱，使龙葵素溶于水中。

(6) 土豆一定要削皮，因为土豆中含有一种生物碱的有毒物质，多集中在皮里，当人体摄入大量生物碱，会引起中毒、恶心、腹泻等反应。

【现代研究】

(1) 土豆中含有丰富的 B 族维生素，比如说维生素 B1，维生素 B2，维生素 B6 的含量都是相对较高的。B 族维生素是天然的抗衰老的食物，所以女性常吃就可保持年轻态。

(2) 土豆中的维生素 C 是一种水溶性维生素能够提高身体免疫力，促进牙龈健康，保持充沛的精力，抗疲劳。

(3) 土豆中含有丰富的膳食纤维其对促进肠胃的蠕动，预防便秘等均有着很好的保健功效。

(4) 土豆中含有丰富的黏体蛋白具有预防心血管疾病，减少中风的作用。

(5) 土豆能够降糖降脂、美容养颜，是碱性食物，有利于体内酸碱平衡，中和体内代谢后产生的酸性物质，故有一定的美容抗衰老作用。

豆　腐

【别名】

水豆腐、福黎。

【性味】

甘，凉。

【功效】

(1)益气宽中，适用于脾胃虚弱、消化不良、肠胃不和等。

(2)生津润燥，适用于热性体质、口臭口渴、肠胃不清等。

(3)清热解毒，适用于肺热痰黄、咽痛、胃热口臭、大便秘结者。

【食用方法】

南豆腐细嫩，适宜于烧、烩和做汤；北豆腐适宜于烧、炸、煎和做汤。

【食用注意】

(1)过多食用豆腐会引起恶心、腹胀，可用萝卜解。

(2)因豆腐中含嘌呤较多，对嘌呤代谢失常的痛风病人和血尿酸浓度增高的患者，忌食豆腐。

(3)不可与羊肉同吃，同吃易发生黄疸和脚气病(维生素 B1 缺乏症)。

(4)脾胃虚寒，经常腹泻便溏者忌食。

(5)不能与柿子同吃，两者相聚后会形成胃柿石，引起胃胀、胃痛、呕吐，严重时可导致胃出血等，危及生命。

【现代研究】

(1)豆腐为补益清热养生食品，常食可补中益气、清热润燥、生津止渴、清洁肠胃。

(2)豆腐除有增加营养、帮助消化、增进食欲的功能外，对齿、骨骼的生长发育也颇为有益。

（3）豆腐不含胆固醇，是高血压、高血脂、高胆固醇症及动脉硬化、冠心病、糖尿病等患者的药膳佳肴。

（4）豆腐含有丰富的植物雌激素，对防治更年期疾病、防治骨质疏松症等有良好的作用。还有抑制乳腺癌、前列腺癌及血癌的功能，豆腐中的甾固醇、豆甾醇，均是抑癌的有效成分。

百　合

【别名】
强瞿、番韭、山丹、倒仙、百合蒜。

【性味】
甘、微苦，平。

【功效】
（1）养阴润肺，适用于肺阴虚久咳，肺痨咯血，热病后期余热未清。

（2）清心安神，适用于情志不遂所致的虚烦惊悸、失眠多梦、精神恍惚。

【食用方法】内服：煎汤，6～12克；或入丸、散；亦可蒸食、煮粥。

【食用注意】

（1）一般人群都可食用，特别适宜体虚肺弱者、更年期女性、神经衰弱者、睡眠不宁、慢性支气管炎以及妇女更年期神经官能症等人食用。

（2）风寒咳嗽及脾胃虚弱大便稀溏者忌食或少食。

（3）百合中所含秋水仙碱是一种毒性很强的生物碱，所以，百合不能过量食用。

【现代研究】

（1）百合鲜品含黏液质，具有润燥清热作用，中医用之治疗肺燥或肺热咳嗽等症常能奏效。

（2）百合洁白娇艳，鲜品富含黏液质及维生素，对皮肤细胞新陈代谢有益，常食百合，有一定美容作用。

（3）百合含多种生物碱，对白细胞减少症有预防作用，能升高血细胞，对化疗及放射性治疗后细胞减少症有治疗作用。百合在体内还能促进和增强单核细胞系统的吞噬功能，提高机体的体液免疫能力，该品所含秋水仙碱能抑制癌细胞的增殖，因此，百合对多种癌症均有较好的防治效果。

黄 豆 芽

【别名】

黄豆种子芽、清水豆芽、如意菜。

【性味】

甘，寒。

【功效】

（1）清热利湿，适用于脾胃湿热证，大便秘结。

（2）消肿除痹，适用于水肿湿痹、筋挛膝痛。

（3）去黑痣，治赘疣，润肌肤，可用于治疗寻常疣、鸡眼等。

【食用方法】

炒食；煎汤；凉拌食用。

【食用注意】

（1）烹调黄豆芽切不可加碱，要加少量食醋，这样才能保持维生素B不减少；烹调过程要迅速，或用油急速快炒，或用沸水略余后立刻取出调味食用。

（2）黄豆芽性寒，慢性腹泻及脾胃虚寒者不宜食用。

（3）勿食无根豆芽，因无根豆芽在生长过程中喷洒了除草剂，而除草剂一般都有致癌、致畸、致突变的作用。

【现代研究】

（1）黄豆芽可以有效地防治维生素 B2 缺乏症。

（2）豆芽中不含胆固醇，所含的维生素 E 能保护皮肤和毛细血管，防止动脉硬化，防治老年高血压。

（3）黄豆芽能营养毛发，使头发保持乌黑光亮，对面部雀斑有较好的淡化效果。

（4）黄豆芽对青少年生长发育、预防贫血等大有好处。

（5）黄豆芽有健脑、抗疲劳、抗癌作用。

（6）黄豆芽中含有一种干扰素诱生剂，能诱发干扰素，增加人体抗病毒、抗肿瘤的能力。

（7）黄豆芽能够防止糖尿病。豆芽含有大量纤维素，能有效地阻止糖的过量吸收，因而能防治糖尿病。

（8）本品能够防治冠心病、脑中风、老年痴呆、支气管炎、便秘、肥胖。

绿 豆 芽

【别名】

豆芽菜、银针菜。

【性味】

甘，凉。

【功效】

（1）清热消暑，适用于暑热烦渴，湿热郁滞，食少体倦。

（2）解毒利尿，适用于酒毒；小便不利；目翳。

【食用方法】

炒食；凉拌食。

【食用注意】

（1）炒豆芽时应热锅快炒，使维生素 C 少受破坏。绿豆芽性寒，烹调时宜配上一点姜丝，中和它的寒性。炒绿豆芽时加入一点醋，既可防止维生素 B1 流失，又可以加强减肥作用。

（2）脾胃虚寒、体质虚弱的人不宜多食绿豆芽。

【现代研究】

（1）绿豆芽含有的蛋白质会分解成易被人体吸收的游离氨基酸，还有更多的磷、锌等矿物质，维生素 B2，胡萝卜素等，既安全，又减肥。

（2）绿豆芽含多种维生素，经常食用对于维生素 B2 缺乏引起的舌疮口炎，维生素 C 缺乏引起的疾病等都有辅助治疗作用。

（3）绿豆芽含膳食纤维，是便秘患者的健康蔬菜，有预防消化道癌症的作用。

（4）绿豆芽所含的维生素大大超过未发芽的绿豆。

第二十章　肉食类

猪　　肉

【别名】

豚肉、豕肉。

【性味】

甘，平。

【功效】

(1)滋阴润燥　适用于温热病后，热退津伤，口渴喜饮；肺燥咳嗽、干咳痰少、咽喉干痛；肠道枯燥，大便秘结者。

(2)补益气血　适用于病后体弱，产后血虚，如疲倦乏力、精神不振、面黄羸瘦者。

【食用方法】

猪肉可以有多种吃法，可以炒食，也可以炖、煮、蒸、炸、烤。从营养角度来说，以炖、煮、蒸为好，炸和烤最差。吃猪肉时最好与豆类食物搭配，因为豆制品中含有大量卵磷脂，可以乳化血浆，使胆固醇与脂肪颗粒变小，悬浮于血浆中而不向血管壁沉积，能防止硬化斑块的形成。

【食用注意】

(1)肥胖和血脂较高者不宜多食，服降压药和降血脂药时也不宜多食。

（2）小儿不宜多食猪肉，老人不宜多食猪瘦肉。

（3）食用猪肉后不宜大量饮茶，因为茶叶的鞣酸会与蛋白质合成具有收敛性的鞣酸蛋白质，使肠蠕动减慢、延长粪便在肠道中滞留的时间，不但易造成便秘，而且还增加了有毒物质和致癌物质的吸收，影响健康。

（4）不可与牛肉、驴肉、羊肝、牛奶、鸡肉、鹌鹑、鸽子、虾、田螺、乌龟、甲鱼、鲫鱼、荞麦、葵菜、菱角、白花菜同时烹调，食后对身体有害。

（5）不宜与中药吴茱萸、胡荽、乌梅、桔梗、黄连、胡黄连、苍耳、甘草、杏仁同食。

（6）凡动脉硬化、高血压、脂肪肝、痛风、发热、胆囊炎等患者不宜食。

（7）本品容易生痰，故伤风感冒、病初愈者不宜食。

【现代研究】

（1）猪肉的蛋白质为完全蛋白质，含有人体必需的各种氨基酸，并且必需氨基酸的构成比接近人体需要，已被人体充分利用，营养价值高，属于优质蛋白。蛋白质因猪的品种、年龄、肥瘦程度以及部位而异。

（2）猪肉中的脂类主要是中性脂肪和胆固醇，脂肪含量较高，胆固醇含量在瘦肉中较低，肥肉比瘦肉高，内脏中更高，脑中胆固醇含量最高。胆固醇是血栓和结石的主要成分，所以，高胆固醇食物摄入过多会导致动脉硬化，增加高血压病的发病率。

（3）猪肉中含有血红蛋白，可起到补铁的作用，能够预防和改善贫血。

（4）同等重量下，猪肉的维生素 B1 含量是牛肉的 4 倍多，是羊肉和鸡肉的 5 倍多。维生素 B1 与神经系统的功能关系密切，能改善产后抑郁症状，还能消除人体疲劳。

牛　肉

【别名】

黄牛肉、水牛肉、牦牛肉。

【性味】

甘，平。

【功效】

(1)补益脾胃　适用于中气下陷、气短体虚，虚损羸瘦，消渴，脾弱不运，痞积，面部浮肿，消渴多饮。

(2)强健筋骨　适用于虚损所致的筋骨不健、腰膝酸软、肢体乏力、贫血久病及面黄目眩者。

【食用方法】

炒食；炖食；炸食；爆食。

【食用注意】

(1)内热盛者禁忌食用。

(2)不宜与猪肉、栗子、白酒、韭菜、薤(小蒜)、生姜同食，否则，易致牙龈炎症。

(3)不宜与牛膝、仙茅同用。

(4)牛肉属于发物，患有疮疡、皮肤病、丹毒、皮肤过敏、发热、咯血、痛风、胃炎、肝炎等疾病患者不宜食。

【现代研究】

(1)牛肉中的肌氨酸含量比任何其他食品都高，它对增长肌肉、增强力量特别有效。

(2)牛肉含有足够的维生素B6，可增强免疫力，促进蛋白质的新陈代谢和合成，从而有助于紧张训练后身体的恢复。

(3)牛肉中脂肪含量很低，却富含结合亚油酸，潜在的抗氧化剂可以有效对抗举重等运动中造成的组织损伤。

（4）牛肉富含铁质，造血必需的矿物质。

（5）牛肉含锌、镁，锌是一种有助于合成蛋白质、促进肌肉生长的抗氧化剂。锌与谷氨酸盐和维生素 B6 共同作用是：能增强免疫系统。镁支持蛋白质的合成、增强肌肉力量，更重要的是可提高胰岛素合成代谢的效率。

牛　　奶

【别名】

牛乳。

【性味】

甘，平。

【功效】

（1）补益虚损　适用于虚弱劳损，气血不足，营养不良，各种虚损均可。也适用于噎膈反胃，胃及十二指肠溃疡等。牛奶营养丰富，易于被机体吸收，尤其适用于老年人、小儿以及妇女产后服用。

（2）生津润肠　适用于消渴，便秘。

【食用方法】

饮用。

【食用注意】

（1）牛奶中的钙最容易被吸收，而且磷、钾、镁等多种矿物搭配也十分合理，孕妇应多喝牛奶，绝经期前后的中年妇女常喝牛奶可减缓骨质流失。

（2）不要喝生奶，喝鲜奶要高温加热，以防病从口入。不宜多饮冷牛奶，因为冷牛奶会影响肠胃运动机能，引起轻度腹泻，使牛奶中的营养成分多数不能被人体吸收利用，也不宜长时间高温蒸煮。牛奶中的蛋白质受高温作用，会由溶胶状态转变成凝胶状态，导致沉淀物出现，营养价值降低。

(3)牛奶和(黑)巧克力、糖不宜同食。

(4)不宜与橘子等酸性果蔬汁同时饮用。牛奶也不宜与药物一起服用。

【现代研究】

(1)牛奶中的钾可使动脉血管在高压时保持稳定，减少中风风险。

(2)牛奶中的铁、铜和卵磷脂能大大提高大脑的工作效率。

(3)牛奶中的钙能增强骨骼和牙齿，减少骨骼萎缩病的发生。

(4)牛奶中的镁能使心脏耐疲劳。

(5)牛奶含有钙、维生素、乳铁蛋白和共轭亚油酸等多种抗癌因子，有抗癌、防癌的作用。

(6)牛奶中富含维生素 A，可以防止皮肤干燥及暗沉，使皮肤白皙，有光泽。

(7)牛奶中的乳清对黑色素有消除作用，可防治多种色素沉着引起的斑痕。

(8)牛奶能为皮肤提供封闭性油脂，形成薄膜以防皮肤水分蒸发，还能暂时提供水分，可保证皮肤的光滑润泽。

(9)牛奶中的锌能使伤口更快愈合。

(10)牛奶中的维生素 B 能提高视力。

(11)常喝牛奶能预防动脉硬化。

羊 肉

【别名】

羖肉、羝肉、羯肉、山羊肉、绵阳肉。

【性味】

甘，温。

【功效】

(1)益气补虚，适用于气血亏虚所致的羸瘦、疲乏无力。

（2）温中暖胃，适用于中焦虚寒所致的腹痛、胁痛、寒疝。

（3）温肾助阳，适用于肾虚腰疼、阳痿精衰、形瘦怕冷、尿频，病后虚寒。

【食用方法】

多炖食。

【食用注意】

（1）羊肉一般以现购现烹为宜，如暂时吃不了的，可用少许盐腌制2天，即可保存10天左右。羊肉性温热，常吃容易上火。因此，吃羊肉时可以搭配一些凉性蔬菜。既能起到清凉、解毒、去火的作用，又能达到羊肉的补益功效。

（2）暑热天或发热病人慎食。

（3）水肿、骨蒸、疟疾、外感、牙痛及一切热性病症者禁食。

（4）红酒和羊肉是禁忌，一起食用后会产生化学反应。

（5）羊肉与西瓜也不能混合食用，食用后会发生腹泻等反应。

【现代研究】

（1）羊肉所含的钙质、铁质高于猪肉和牛肉。羊肉有益血、补肝、明目之功效，对治疗产后贫血、肺结核、夜盲、白内障、青光眼等症有很好的效果。

（2）羊肉肉质细嫩，含有很高的蛋白质和丰富的维生素。羊肉肉质细嫩，容易被消化，多吃羊肉只能提高身体素质，提高抗病能力。

（3）羊肉可益气补虚，促进血液循环，抵御寒冷，还可增加消化酶，保护胃壁，有助于消化，起到抗衰老的作用。

兔　　肉

【别名】

菜兔肉、野兔肉。

【性味】

甘，凉。

【功效】

(1)补中益气　适用于久病体虚，气短乏力、食欲不振者。

(2)清热凉血解毒　适用于消渴羸瘦、口干，胃肠有热所致的呕吐、便血。

【食用方法】

兔肉适用于炒、烤、焖等烹调方法；可红烧、粉蒸、炖汤。

【食用注意】

(1)孕妇及经期女性、有明显阳虚症状的女子、脾胃虚寒者不宜食用。

(2)兔肉忌与白鸡肉、肝脏、心脏、橘、芥末、姜、芹菜、小白菜、獭肉同食。

(3)兔肉性偏寒凉，凡脾胃虚寒所致的呕吐、泄泻忌用。

【现代研究】

(1)兔肉是一种高蛋白、低脂肪、低胆固醇的食物，既有营养，又不会令人发胖，是理想的"美容食品"。

(2)兔肉富含大脑和其他器官发育不可缺少的卵磷脂，有健脑益智的功效。

(3)经常食用可保护血管壁，阻止血栓形成，对高血压、冠心病、糖尿病患者有益处，并增强体质，健美肌肉，它还能保护皮肤细胞活性，维护皮肤弹性。

(4)兔肉中含有多种维生素和8种人体所必需的氨基酸，含有较多人体最易缺乏的赖氨酸、色氨酸，因此，常食兔肉防止有害物质沉积，让儿童健康成长，助老人延年益寿。

鸡　　肉

【别名】

家鸡肉、母鸡肉。

【性味】

甘，温。

【功效】

（1）温中补脾　适用于脾胃虚寒所致的营养不良、虚劳羸瘦、面瘦、畏寒怕冷等。

（2）益气养血　适用于气血亏虚所致的乏力疲劳、月经不调、贫血、面色无华，水肿消渴，产后血虚乳少等。

（3）补肾益精　适用于肾精不足所致的脱发、遗精、白带过多、头晕、眼花等。

【食用方法】

炒食；煮食；蒸食；炖汤等。

【食用注意】

（1）不宜与兔肉、鲤鱼、狗肝、狗肾等同时食用。

（2）不宜与大蒜、芥末、李子、生葱、核桃肉、荞麦面、木耳等同食。

（3）感冒发热、内火偏旺、痰湿偏重、肥胖、咯血、痛风、胆囊炎、胆结石、口腔糜烂、痈疽疔毒、皮肤瘙痒、尿毒症等不宜食。因鸡肉性温，为发物，尤其是公鸡，善发风助火，食后加重病情，或引发宿疾。

（4）鸡尾部有个凸起的实质体，称为法氏囊，是一个淋巴器官，是贮存各种病菌及癌细胞的大仓库，使用时须去掉。

【现代研究】

（1）鸡肉含有维生素 C、E 等，蛋白质的含量比例较高，种类多，而且消化率高，很容易被人体吸收利用，有增强体力、强壮身体的作用，另外含有对人体生长发育有重要作用的磷脂类，是中国人膳食结构中脂肪和磷脂的重要来源之一。

（2）鸡肉的营养丰富，蛋白质比猪肉、羊肉、鹅肉要高乃至一倍以上，比牛肉也要高。

鸭　肉

【别名】

鹜肉、家凫肉、扁嘴娘肉、白鸭肉。

【性味】

甘、咸，微寒。

【功效】

(1)滋养肺胃　适用于肺胃阴虚所致的干咳少痰、骨蒸潮热、口干口渴、消瘦乏力等；也适用于各种虚弱病证。

(2)健脾利水　适用于脾虚水泛，全身水肿按之凹陷，神疲乏力，小便短少。

【食用方法】

烧吃；炖汤等。

【食用注意】

(1)适用于体内有热、上火的人食用；发低热、体质虚弱、食欲不振、大便干燥和水肿的人，食之更佳。同时适宜营养不良，产后病后体虚、盗汗、遗精、妇女月经少、咽干口渴者食用；还适宜癌症患者及放疗化疗后，糖尿病，肝硬化腹水，肺结核，慢性肾炎浮肿者食用。

(2)对于素体虚寒，受凉引起的不思饮食，胃部冷痛.腹泻清稀，腰痛及寒性痛经以及肥胖、动脉硬化、慢性肠炎应少食；感冒患者不宜食用。

(3)鸭肉不能和甲鱼、大蒜、木耳、荞麦一起吃。

(4)鸭肉忌与鸡蛋同食，否则会大伤人体中的元气。

(5)不应长期食用烟熏和烘烤的鸭肉，因其加工后可产生苯并芘物质，有致癌危险。

【现代研究】

(1)鸭肉与海带共炖食，可软化血管，降低血压，对老年性动脉硬化和高血压、心脏病有较好的疗效。

(2) 鸭肉与竹笋共炖食，可治疗老年人痔疮下血。

(3) 鸭肉性寒，所以可养胃、补肾、消水肿、止咳化痰等，鸭肉对于肺结核有很好的治疗效果。

(4) 鸭肉富含 B 族维生素和维生素 E，能有效抵抗脚气病，神经炎和多种炎症，还能抗衰老。其脂肪酸主要是不饱和脂肪酸和低碳饱和脂肪酸，易于消化。鸭肉中的脂肪不同于其他动物油，其各种脂肪酸的比例接近理想值，化学成分和橄榄油很像，有降低胆固醇的作用，对患动脉粥样硬化的人群尤为适宜。

(5) 鸭肉中含有较为丰富的烟酸，它是构成人体内两种重要辅酶的成分之一，对心肌梗死等心脏疾病患者有保护作用。

鹅　　肉

【别名】

家雁肉。

【性味】

甘，平。

【功效】

(1) 益气补虚　适用于身体虚弱，气血不足，营养不良等，症见：消瘦、乏力、食少，或口干、气短等。

(2) 和胃止渴　适用于气阴不足所致的口干思饮、咳嗽、消渴等。

【食用方法】

鹅肉鲜嫩松软，清香不腻，以煨汤居多，特别适合在冬季进补。也可熏、蒸、烤、烧、酱、糟等。

【食用注意】

(1) 温热内蕴、皮肤疮毒、瘙痒症、痛风、热病后期者忌食。

（3）不宜与鸭梨同吃。同食容易使人生热病发烧。

（4）鹅气味俱厚，发风发疮，火熏者尤毒。

（5）鹅肉忌茄子，同食伤肾脏。

（6）不宜过量食用，食多后不宜消化。

【现代研究】

（1）鹅肉营养丰富，富含人体必需的多种氨基酸、蛋白质、多种维生素、烟酸、糖、微量元素，并且脂肪含量很低，不饱和脂肪酸含量高，对人体健康十分有利。

（2）凡经常口渴、乏力、气短、食欲不振者，可常喝鹅汤，吃鹅肉，这样既可补充老年糖尿病患者营养，又可控制病情发展，还可治疗和预防咳嗽等病症，尤其对治疗感冒、急慢性气管炎、慢性肾炎、老年浮肿、肺气肿、哮喘、痰壅有良效。

（3）鹅血含有较高的免疫球蛋白，可增强机体的免疫功能，升高白细胞，促进淋巴细胞的吞噬功能，并含有一种抗癌因子，能增强人体体液免疫而产生抗体。临床可用于食道癌、胃癌、肺癌、肝癌、乳腺癌等，以鲜鹅血 150ml 饮服，隔日 1 次，5 次为一个疗程，禁忌辛辣刺激性食物、公鸡及猪头肉。

鸽　　肉

【别名】

鹁鸽肉，飞奴肉，官鸭肉。

【性味】

咸，平。

【功效】

（1）滋肾益气，适用于肝肾阴虚所致的消渴、多饮及气虚所致消瘦、气短乏力、带下、水肿、小便不利等。

（2）祛风解毒，适用于肠风下血，也用于恶疮疥癣、风疮白癜等。

（3）生津止渴，适用于脾虚气弱，津液不能上承所致的口渴、少津等。

【食用方法】

鸽肉鲜嫩味美，可做粥，可炖、可烤、炸、可做小吃等。清蒸或煲汤能最大限度地保存其营养成分。炒鸽肉片宜配精猪肉；油炸鸽子的配料不能少了蜂蜜，甜面酱，五香粉和熟花生油。

【食用注意】

（1）食积胃热者、性欲旺盛者及孕妇不宜食。

（2）鸽肉忌同猪肉一起食用，会气滞。

（3）高血压和有痔疮者不宜食鸽肉。

（4）尿毒症患者不宜食用，鸽肉含蛋白质较多，若多食会增加氮质血症，加重病情。

【现代研究】

（1）鸽肉的蛋白质含量高，鸽肉消化率也高，而脂肪含量较低，在兽禽动物肉食中最宜人类食用。

（2）鸽肉所含的钙、铁、铜等元素及维生素 A、B 族维生素、维生素 E 等都比鸡、鱼、牛、羊肉含量高。

（3）鸽肉中含有丰富的泛酸，对脱发、白发和未老先衰等有很好的疗效。

（4）乳鸽含有较多的支链氨基酸和精氨酸可促进体内蛋白质的合成，加快创伤愈合。

（5）鸽肝中含有最佳的胆素，可帮助人体很好地利用胆固醇，防治动脉硬化。民间称鸽子为"甜血动物"，贫血的人食用后有助于恢复健康。

（6）乳鸽的骨内含有丰富的软骨素，经常食用，具有改善皮肤细胞活力，增强皮肤弹性，改善血液循环，面色红润等功效。

鸡　　蛋

【别名】

鸡卵、鸡子。

【性味】

甘，平。

【功效】

(1)滋阴润燥，适用于热病烦闷，虚劳骨蒸，燥咳声嘶，虚劳吐血，目赤咽痛等。

(2)补心宁神，适用于惊悸失眠等。

(3)养血息风，适用于胎动不安，产后口渴，烫伤等。

【食用方法】

蛋吃法是多种多样的，有煮、蒸、炸、炒等；或与其他蔬菜同烹调。就鸡蛋营养的吸收和消化率来讲，煮、蒸蛋为100%，嫩炸为98%，炒蛋为97%，荷包蛋为92.5%，老炸为81.1%，生吃为30%~50%。由此看来，煮、蒸鸡蛋应是最佳的吃法。

【食用注意】

(1)高热、腹泻、胆囊炎、胆结石不宜食用鸡蛋。

(2)鸡蛋不能生吃，容易引起腹泻。

(3)鸡蛋不宜和豆浆、甲鱼、鲤鱼、兔肉、生葱、蒜、橘子、韭菜同时煮食。

(4)炒鸡蛋不宜放味精。

(5)鸡蛋不宜与白糖同煮，因不易被人体吸收，不利于健康。

(6)少吃茶叶蛋，茶叶和鸡蛋混合会产生有害物质。

(7)鸡蛋必须煮熟，不要生吃。生吃会影响蛋白质的消化吸收，导致食欲不振、全身无力、肌肉疼痛、皮肤发炎、脱眉等。

【现代研究】

(1)鸡蛋对神经系统和身体发育有很大的作用，其中含的乙酰胆碱可改善各个年龄组的记忆力。

(2)鸡蛋中的蛋白质对肝脏组织损伤有修复作用，蛋黄中的卵磷脂可促进肝细胞的再生。还可提高人体血浆蛋白量，增强肌体的代谢功能和免疫功能。

(3)鸡蛋中还含有较丰富的铁，铁元素在人体起造血和在血中运输氧和营养物质的作用。

(4)鸡蛋可防治动脉硬化，延缓衰老，预防癌症。

鸭　　蛋

【别名】

鸭卵。

【性味】

甘、咸，凉。

【功效】

(1)滋阴清肺，适用于燥热咳嗽，肺阴亏虚所致的干咳少痰、咽干而痛等。

(2)生津益胃，适用于胃阴亏虚之口干而渴、干呕、大便干燥等。

(3)滋养阴血，适用于阴血亏虚之失眠、面色萎黄。

【食用方法】

炒食；煎食；煮食；蒸食。

【食用注意】

(1)中老年人不宜多食久食，鸭蛋的脂肪含量高于蛋白质的含量，鸭蛋的胆固醇含量也较高，每百克约含 1522 毫克，中老年人多食久食容易加重和加速心血管系统的硬化和衰老。

(2)不宜食用未完全煮熟的鸭蛋，鸭子容易患沙门氏病，鸭子体内的病菌能够渗入到正在形成的鸭蛋内。只有经过一定时间的高温处理，这种细菌才能被杀死，因此鸭蛋在开水中至少煮 15 分钟才可食用。且煮熟以后不要立刻取出，应留在开水中使其慢慢冷却。

（3）脾阳不足，寒湿下痢，以及食后气滞痞闷者忌食。

（4）孕妇、脾阳不足者不宜食用咸鸭蛋。孕妇体内的雌激素有促进盐和水分在体内潴留的作用，食用咸鸭蛋会使盐的摄入量远远超过机体需要量，导致孕妇高度水肿，使体内有效循环血量急剧减少，供给胎儿的血量减少，胎儿在子宫内缺氧，影响胎儿的生长发育；也易触发妊娠高血压综合征的发生。

（5）肾炎病人忌食皮蛋；癌症患者忌食；高血压病、高脂血症、动脉硬化及脂肪肝者亦忌食。

（6）鸭蛋不宜与甲鱼、李子、桑葚同食。

【现代研究】

（1）鸭蛋富含蛋白质、脂肪、钙、铁、锌等营养素，能够给人体补充大量的营养，并且极易被人体消化和吸收，对人体有一定的滋补作用。

（2）鸭蛋中各种矿物质的总量超过鸡蛋很多。鸭蛋中含有丰富的钙质，能有效预防骨质疏松，促进人体的骨骼发育。鸭蛋中含有铁元素，具有补血的功效，能预防缺铁性贫血。

（3）鸭蛋有刺激消化器官，增强食欲的作用，并且有中和胃酸、清凉、降压的作用。

燕　窝

【别名】

燕菜、燕根、燕蔬菜。

【性味】

甘，平。

【功效】

（1）滋阴润肺，适用于肺阴虚之哮喘、气促、久咳、痰中带血、咳血、咯血、出汗、低潮热。

（2）补脾养胃，适用于病后虚弱、痨伤、中气亏损，气虚、脾虚之多汗、小便频繁、夜尿，胃阴虚之反胃、干呕。

【食用方法】

炖食。先将燕窝浸泡 8 小时，然后小火炖 45 分钟，最多不超过 60 分钟。每天 2 次，早晚空腹食用。

【食用注意】

（1）肺胃虚寒、痰湿停滞及有表邪者忌食。

（2）一般食用燕窝期间少吃辛辣油腻食物，同时，因为燕窝含有较多的蛋白质，因此在吃燕窝的时候，也要少吃酸性的食物，至少要避免同时吃。

（3）吃燕窝要避免同时喝茶，因为茶叶里面含有茶酸，会破坏燕窝的营养，最好隔开 1 小时再喝。

（4）不满 4 月的新生儿不能吃燕窝，因为他们消化系统发育还不够完全，吃燕窝可能会导致消化不良。

【现代研究】

（1）燕窝抗氧化，防衰老，抗疲劳，使精神活力、记忆力以及生理功能的衰退有明显改善。

（2）燕窝的蛋白质成分有助于人体组织的生长、发育及病后复原。也可促进脂肪的代谢。

（3）燕窝护肤养颜，令皮肤滑润洁白，减少脸部皱纹，清除暗疮。

（4）燕窝是天然增津液的食品，并含多种氨基酸，对食道癌、咽喉癌、胃癌、肝癌、直肠癌等有抑止和抗衡作用。

（5）凡经放疗、化疗而引起的后遗症，如咽干、咽痛、肿胀、便秘、声嘶、作呕等，食燕窝都有明显的改善。

（6）燕窝具有强心、降压和降低胆固醇作用。对高血压、脑血管闭塞、心绞痛、胸闷、气促有良好的防治作用。

第二十一章　水产类

草　鱼

【别名】

鲩、鲩鱼、油鲩、草鲩、混子。

【性味】

甘，温。

【功效】

(1)暖胃和中，适用于体虚胃弱、胃寒冷痛、消化不良、食欲不振、营养不良等。

(2)平降肝阳，适用于肝阳上亢之头痛、头胀、口苦、目赤、烦躁易怒等。

(3)祛风治痹，适用于风湿痹痛、关节痛等。

【食用方法】

煎食、清炖、红烧、油炸、糖醋、煨汤等。草鱼与豆腐同食，具有补中调胃、利水消肿的功效；对心肌及儿童骨骼生长有特殊作用，可作为冠心病、血脂较高、小儿发育不良、水肿、肺结核、产后乳少等患者的食疗菜肴。

【食用注意】

(1)草鱼的鱼胆有毒，不能食用。

(2)草鱼不宜大量食用，否则会诱发各种疮疥。

(3)女子在月经期不宜食用。

【现代研究】

(1)草鱼含有丰富的不饱和脂肪酸，对血液循环有利，是心血管病人的良好食物。

(2)草鱼含有丰富的硒元素，经常食用有抗衰老、养颜的功效，而且对肿瘤也有一定的防治作用。

(3)对于身体瘦弱、食欲不振的人来说，草鱼肉嫩而不腻，可以开胃、滋补。

黄 颡 鱼

【别名】

黄角丁、黄骨鱼、黄沙古、黄刺骨、黄辣丁、刺黄股。

【性味】

甘，平。

【功效】

(1)补益脾胃，适用于脾胃虚弱，病后体虚，消瘦乏力、纳差等。

(2)利尿消肿，适用于水肿、小便不利。

(3)解毒醒酒，适用于酒精中毒、瘰疬、恶疮等。

【食用方法】

蒸、炖、烧均可。

【食用注意】

(1)易动风气，发疮疥，故顽固瘙痒性皮肤病等病症者不宜食用。

(2)黄颡鱼不宜与中药荆芥同食。

【现代研究】

(1)黄颡鱼富含蛋白质，钙、磷、钾、钠、镁等矿物元素，营养含量丰富，药用价值高。

（2）黄颡鱼富含蛋白质，具有维持钾钠平衡、消除水肿、提高免疫力、维持血压正常、缓冲贫血的功效，有利于生长发育。

（3）富含铜，铜是人体健康不可缺少的微量营养素，对于血液、中枢神经和免疫系统、头发、皮肤和骨骼组织以及脑和肝、心等内脏的发育和功能有重要影响。增强神经肌肉兴奋性。

鲢　　鱼

【别名】

白鲢、水鲢、跳鲢、鲢子、鲢子鱼。

【性味】

甘，温。

【功效】

（1）温中补气，适用于脾胃虚弱所致的食欲减退、瘦弱乏力、腹泻等。

（2）利水消肿，适用于水肿，小便不利。

【食用方法】

煎食、红烧、清蒸，以炖汤为最佳。

【食用注意】

（1）脾胃蕴热者不宜食用。

（2）瘙痒性皮肤病以及有内热、荨麻疹、癣病者应忌食。

（3）鲢鱼可使炎症加重，因此，甲亢病人不宜食用。

（4）凡是乙肝、感冒、发烧、口腔溃疡、大便秘结患者不能食用。

【现代研究】

（1）鲢鱼佐香油食用，对皮肤粗糙、脱屑、头发干枯易脱落等症状均有一定疗效，是女性美容美发不可忽视的佳肴。

（2）鱼肉中含有的不饱和脂肪酸和鱼鳞中含有的卵磷脂，可预防动脉硬化，降低血脂，促进血液循环，抑制血小板凝集，减少脑血栓的形成和心肌梗塞，降低胆固醇，具有健脑作用。

（3）鲢鱼的体内含有可抑制癌细胞扩散的成分欧咪伽 3（OMEGA-3），因此长期食用鲢鱼对预防癌症大有帮助。

鲤 鱼

【别名】

鲤拐子、鲤子、毛子、红鱼。

【性味】

甘，平。

【功效】

（1）补脾健胃，适用于脾胃虚弱，饮食减少，食欲不振等。

（2）利水消肿，适用于脾虚水肿，小便不利，或脚气，黄疸等。

（3）下气通乳安胎，适用于咳嗽气逆，胎动不安，妊娠水肿，产后乳汁不足等。

【食用方法】

烧、炖、蒸。

【食用注意】

（1）鱼腹两侧各有一条同细线一样的白筋，去掉可以除腥。在靠鲤鱼鳃部的地方切一个小口，白筋就显露出来了，用镊子夹住，轻轻用力，即可抽掉。

（2）凡患有恶性肿瘤、淋巴结核、红斑性狼疮、支气管哮喘、小儿痄腮、血栓闭塞性脉管炎、痈疽疔疮、荨麻疹、皮肤湿疹等疾病之人均忌食。

（3）鲤鱼是发物，素体阳亢及疮疡者慎食。

（4）鲤鱼忌与猪肉、狗肉、猪肝、鸡肉、牛羊油、绿豆、芋头、赤小豆、葵菜、咸菜、砂糖、荆芥、甘草、南瓜同食，容易生痈疽。

【现代研究】

(1)鲤鱼的蛋白质不但含量高，而且质量也佳，人体消化吸收率可达96%，并能供给人体必需的氨基酸、矿物质、维生素 A 和维生素 D。

(2)鲤鱼的脂肪多为不饱和脂肪酸，能很好地降低胆固醇，可以防治动脉硬化、冠心病、预防脑血栓的形成。

(3)鲤鱼的钾含量较高，可防治低钾血症，增加肌肉强度。

(4)鲤鱼能改善大脑的机能，提高记忆力、判断力和决策力。

鳊　　鱼

【别名】

长身鳊、鳊花、油鳊、槎头鳊、缩项鳊、方鱼、鲂鱼、扁鱼、武昌鱼、团头鱼、三角鳊。

【性味】

甘，温。

【功效】

(1)健脾和胃，适用于体虚，营养不良，不思饮食，脾虚泄泻等。

(2)补虚养血祛风，适用于贫血，筋骨酸胀痛等。

【食用方法】

红烧、油炸、清蒸、做汤。

【食用注意】疳积、患有慢性痢疾之人忌食。

【现代研究】

(1)鳊鱼中富含丰富的硫胺素、核黄素、尼克酸、维生素 D 和一定量的钙、磷、铁等矿物质。

(2)鳊鱼中脂肪含量虽低，但其中的脂肪酸被证实有降糖、护心和防癌的作用。

(3)鳊鱼中的维生素 D、钙、磷，能有效地预防骨质疏松症。可抗衰老、养颜，有利于血液循环，开胃，滋补，防止肿瘤。

鳙 鱼

【别名】

花鲢、胖头鱼、包头鱼、大头鱼、黑鲢、鳙鱼。

【性味】

甘，温。

【功效】

（1）温中补脾，适用于体质虚弱，脾胃虚寒脘腹疼痛，营养不良者。

（2）疏肝解郁，适用于月经不调，痛经，经闭，崩漏，抑郁症，头晕目眩，身困乏力，呕吐，失眠多梦，易怒，食欲差等。

【食用方法】

红烧、清蒸、炖汤。

【食用注意】

（1）鳙鱼不宜食用过多，否则容易引发疮疥。

（2）鳙鱼性偏温，热病及有内热者、荨麻疹、癣病者、瘙痒性皮肤病应忌食。

（3）鱼胆有毒不要食用。毒素主要作用于消化系统、泌尿系统。若中毒将引起呕吐、全身发黄、少尿、头痛、恶心、腹痛，甚至死亡。

【现代研究】

（1）鳙鱼属高蛋白、低脂肪、低胆固醇鱼类，对心血管系统有保护作用。

（2）鳙鱼富含磷脂及改善记忆力的脑垂体后叶素，脑髓含量很高，常食能暖胃、祛头眩、益智商、助记忆、延缓衰老，润泽皮肤。

（3）鳙鱼有一定的药用价值，可与其他食品搭配用来治疗鼻窦炎、牙龈肿痛。

鳝　鱼

【别名】

黄鳝、田鳝、田鳗、长鱼。

【性味】

甘，温。

【功效】

（1）补气血　适用于气血不足，体倦乏力，心悸气短，头晕眼花，消瘦食少，脱肛，子宫脱垂。

（2）强筋骨　适用于腰痛、腰膝酸软。

（3）除风湿　适用于风寒湿痹、久患风湿，肢体酸痛，腰脚无力等。

（4）止血　久痢，痔疮出血。

【食用方法】

鳝鱼骨少肉多，煎炸、蒸、煮、炒、烧都可，最常见的就是红烧和炖汤。炖汤更能发挥食疗的效果，如果能搭配相应的菜，滋补养生的效果更好。

【食用注意】

（1）鳝鱼动风，有瘙痒性皮肤病者忌食。

（2）有痼疾宿病者，如支气管哮喘、淋巴结核、癌症、红斑性狼疮等应谨慎食用。

（3）凡病属虚热，或热证初愈，痢疾，腹胀属实者不宜食用。

（4）鳝鱼不宜与狗肉、狗血、南瓜、菠菜、红枣同食。

【现代研究】

（1）鳝鱼富含 DHA（二十二碳六烯酸，俗称脑黄金）和卵磷脂，它是构成人体各器官组织细胞膜的主要成分，而且是脑细胞不可缺少的营养。

（2）鳝鱼特含降低血糖和调节血糖的"鳝鱼素"，且所含脂肪极少是糖尿病患者的理想食品。

（3）鳝鱼含丰富维生素 A，能增进视力，促进新陈代谢。

鳢　　鱼

【别名】
黑鱼、财鱼、乌鱼、乌鳢、黑鳢、蠡鱼、鲖鱼、蛇皮鱼。

【性味】
甘，寒。

【功效】
（1）补益脾胃　适用于产后乳少，习惯性流产，肺痨体虚，胃脘胀满，肠风及痔疮下血，疥癣，疮疹。

（2）利水消肿　适用于水肿，小便不利，湿痹，脚气。

（3）清热解毒　适用于多种水肿，如肾脏病、心脏病水肿，营养不良所致的水肿，孕妇水肿。

【食用方法】
红烧、清蒸、汆汤。

【食用注意】有疮者不可食，令人瘢白。

【现代研究】
（1）黑鱼肉中含蛋白质、脂肪、18 种氨基酸等，还含有人体必需的钙、磷、铁及多种维生素。适用于身体虚弱，低蛋白血症、脾胃气虚、营养不良，贫血之人食用，两广一带民间常视黑鱼为珍贵补品，用以催乳、补血。

（2）黑鱼有祛风治疳、补脾益气、利水消肿之效，因此三北地区常有产妇、风湿病患者、小儿疳病者觅乌鳢鱼食之，作为一种辅助食疗法。

牡　蛎

【别名】

蛎黄、海蛎子、蚝。

【性味】

甘、咸，平。

【功效】

(1)益阴潜阳，适用于阴虚阳亢引起的烦躁、失眠、头晕头痛、耳鸣目眩、潮热盗汗。

(2)收敛固涩，适用于虚汗，带下，遗精，崩漏。

(3)软坚散结，适用于结肿、包块、痰火瘰疬瘿瘤，症瘕痞块。

【食用方法】

可以清蒸，可以煲汤，可以干烤等。

【食用注意】

(1)病虚而多热者宜用。适宜体质虚弱儿童、肺门淋巴结核、颈淋巴结核、瘰疬、阴虚烦热失眠、心神不安、癌症及放疗、化疗后食用；是一种不可多得的抗癌海产品，适宜作为美容食品食用；适宜糖尿病人、干燥综合征、高血压、动脉硬化、高脂血症之人食用；妇女更年期综合征和怀孕期间皆宜食用。

(2)虚而有寒者忌之。

(3)脾胃虚寒、慢性腹泻、便溏者不宜多吃。

(4)牡蛎肉不宜与糖同食。

【现代研究】

(1)牡蛎肉中含有多种氨基酸、糖原、大量的活性微量元素及小分子化合物，其壳中含有大量碳酸钙。

(2)强肝解毒，牡蛎的肝糖元存在于储藏能量的肝脏与肌肉中，与细胞的分裂、再生、红血球的活性化都有着很深的关系，可以提高肝功能，恢复疲劳，增强体力。在牡蛎中所含有的牛磺酸可以促进胆汁分泌，排除堆积在肝脏中的中性脂肪，提高肝脏的解毒作用。

（3）提高性功能牡蛎体内含有大量制造精子所不可缺少的精氨酸与微量元素亚铅。精氨酸是制造精子的主要成分，亚铅（锌）促进荷尔蒙的分泌。食用牡蛎可以提高性功能。性功能下降、阳痿、前列腺肿大、性器官发育不全等男性疾病，在很多情况下都是因为亚铅（锌）不足而引起的。

（4）净化淤血牡蛎的牛磺酸对于因淤血而产生的动脉硬化，和随之引发的冠心病、心肌梗塞、脑梗塞都有很好的预防作用。

（5）消除疲劳牡蛎中含有的氨基酸可以提高肝脏的机能、抑制乳酸的积蓄，帮助加快疲劳的消除与体力的恢复。另外，牡蛎中的牛磺酸与肝糖元不仅可以帮助肉体上疲劳的消除，同时对精神上疲劳的消除也是十分有效的，内因性抑郁症的改善与视力恢复的作用也已经得到了认可。

（6）美容养颜牡蛎因为含有铁与铜，对于女性特有的铁缺乏性贫血的治疗是最相当有效的。食用牡蛎可以防止皮肤干燥，促进皮肤的新陈代谢，分解皮下黑色素，产生白里透红的娇嫩皮肤。牡蛎可以促进激素的形成与分泌，因此对生理性月经不调、不孕症、更年期综合征等也有很好的疗效。

（7）提高免疫牡蛎被称作"海里的牛奶"，富含十分优良的蛋白质、肝糖元、维生素与矿物质、含有 18 种以上的氨基酸，在这些氨基酸中富含可以合成抗酸化物质的谷胱甘肽的氨基酸。食用牡蛎后，在人体内合成谷胱甘肽，除去体内的活性酸素，提高免疫力，抑制衰老。

（8）牡蛎还具有抗病毒、降糖、抗肿瘤、抗氧化、抑菌等作用。

泥　　鳅

【别名】

鳅鱼、鳅、泥鳅鱼。

【性味】

甘，平。

【功效】

(1)补中益气，适用于脾胃虚弱、纳差、消瘦、乏力等症。

(2)除湿退黄，适用于黄疸，小便不利，皮肤瘙痒。

(3)益肾助阳，适用于肾阳不足之阳痿。

(4)祛湿止泻，适用于湿盛所致的腹泻、慢性痢疾等。

【食用方法】

炖食、清蒸。将买回的泥鳅放入清水中，放几片姜最好养2~3天，每天换2~3次水。让其吐净泥浆。把养泥鳅的水沥干，把泥鳅倒入有盖器皿，倒入食盐，并立即盖上器皿，20分钟后就可以了，如果泥鳅大，时间可稍长点。此时，用水将泥鳅冲洗干净，沥干后就可以安全地任你烹调了。通过盐渍，能够使泥鳅主动把体里的泥土和脏物全部吐出来，这样既保持了泥鳅的外观完好无损，又保证了泥鳅的营养价值丝毫不变。

【食用注意】

(1)泥鳅不宜与狗肉同食，狗血与泥鳅相克。

(2)阴虚火盛者忌食。

(3)螃蟹与泥鳅相克，功能正好相反，不宜同吃。

(4)泥鳅体内可能有寄生虫等病原体，所以，生吃泥鳅会引发各种寄生虫病，泥鳅只有经过高温烹制后才能吃。

【现代研究】

(1)泥鳅具有促进精子形成的作用，成年男子常食，具有滋补作用，对于调节性功能有帮助。

(2)泥鳅含脂肪成分较低，胆固醇更少，高蛋白低脂肪食品，含一种类似廿碳戊烯酸的不饱和脂肪酸，有利人体抗血管衰老，有益于老年人及心血管病人。

(3)泥鳅中含铁量多，对贫血等疾病有很好的辅助疗效。

(4)泥鳅粉对促使黄疸消退及转氨酶下降，效果比较显著，尤以急性肝炎更为显著。对肝功能及其他项目的恢复也有显著疗效。

（5）泥鳅含有微量元素钙和磷，可以预防软骨病、佝偻病和骨质疏松、骨折等。

甲　　鱼

【别名】

鳖、老鳖、团鱼、水鱼、脚鱼。

【性味】

甘，平。

【功效】

（1）补虚养肾，适用于肾体虚亏，头晕，遗精，痔核肿痛等。

（2）养血补肝，适用于产后失血过多、白血病、贫血等。

（3）滋阴清热，适用于阴虚潮热，骨蒸劳热，结核有低热等。

（4）散结消痞，适用于肝脾肿大，体内赘生物，如结肿、瘰疬、痰核等。

【食用方法】

煮食、炖汤食用。甲鱼的周身均可食用，特别是甲鱼四周下垂的柔软部分，称为"鳖裙"，其味道鲜美无比，别具一格，是甲鱼周身最鲜、最嫩、最好吃的部分，甲鱼肉极易消化吸收，产生热量较高，营养极为丰富，一般多做成"甲鱼汤"饮用，又可做成美味的佳肴，供人享用。

【食用注意】

（1）甲鱼滋腻，久食败胃伤中，导致消化不良，故食欲不振、消化功能减退、孕妇或产后虚寒、脾胃虚弱腹泻之人忌食。

（2）患有慢性肠炎、慢性痢疾、慢性腹泻便溏之人忌食。

（3）肝炎患者食用会加重肝脏负担，严重时值诱发肝昏迷，故应少食。

（4）孕妇吃了会影响胎儿健康。

(5)痰食壅盛者慎食。

(6)甲鱼不宜与苋菜、橘子、猪肉、兔肉、鸭肉、芥末、鸡蛋、鸭蛋、薄荷等同用。

【现代研究】

(1)甲鱼富含动物胶、角蛋白、铜、维生素 D 等营养素，能够增强身体的抗病能力及调节人体的内分泌功能，也是提高母乳质量、增强婴儿的免疫力及智力的滋补佳品。

(2)甲鱼肉及其提取物能有效地预防和抑制肝癌、胃癌、急性淋巴性白血病，并用于防治因放疗、化疗引起的虚弱、贫血、白细胞减少等症。

(3)甲鱼亦有较好的净血作用，常食者可降低血胆固醇，因而对高血压、冠心病患者有益。

(4)食甲鱼对肺结核、贫血、体质虚弱等多种病患亦有一定的辅助疗效。

乌　龟

【别名】

龟、金龟、草龟、泥龟、山龟、元绪、水龟。

【性味】

咸，平。

【功效】

(1)滋阴潜阳，适用于阴虚阳亢及阴虚火旺之头晕目眩、潮热、盗汗以及热病后津液不足之咽干口渴。

(2)益肾健骨，适用于肾阴不足之腰膝无力及小儿囟门迟闭。

(3)止血，适用于血痢、肠风痔血等。

【食用方法】

一般多煨汤食用。

【食用注意】

（1）龟肉不宜与酒、果、瓜、猪肉、苋菜、带鱼、平鱼、银鱼同食。

（2）龟肉与人参相克，服用人参、沙参时食用龟肉能产生不良反应或影响疗效，故服人参、沙参时不宜食用龟肉，更不宜用龟肉炖人参、沙参作为补品食用。

【现代研究】

（1）乌龟营养价值较高，含蛋白质、动物胶、脂肪、糖类及钙、磷、铁和多种维生素等营养成分，且容易被人体吸收。

（2）乌龟有一定的抗癌作用，能抑制肿瘤细胞，并可增强机体免疫功能。

（3）乌龟具有抗血栓形成和抗动脉硬化功效，可降低人体中胆固醇，具有抗组织衰老、清除体内自由基的作用。

海　参

【别名】

刺参、海瓜、瓜参、梅花参、光参。

【性味】

甘、咸，温。

【功效】

（1）补肾益精，适用于肾虚不固，精血亏损所致阳痿，遗精，尿频，腰膝酸软，虚弱劳怯。

（2）养血润燥，适用于肠燥便秘；肺虚咳嗽咯血，血虚面色萎黄，乏力。

【食用方法】

涨发好的海参应反复冲洗以除残留化学成分，海参发好后适合于红烧，葱烧、烩等烹调方法。

【食用注意】

（1）关节炎、痛风患者宜少食；患急性肠炎、菌痢、感冒、咳痰、气喘及大便溏薄、出血兼有瘀滞及湿邪阻滞的患者忌食。

（2）海参不宜与甘草、醋同食。

（3）不宜与含有较多鞣酸的水果如葡萄、柿子、石榴、橄榄等食用。

【现代研究】

（1）海参含胆固醇低，脂肪含量相对少，是典型的高蛋白、低脂肪、低胆固醇食物，对高血压、冠心病、肝炎等病人及老年人堪称食疗佳品，常食对治病强身很有益处。

（2）海参含有硫酸软骨素，有助于人体生长发育，能够延缓肌肉衰老，增强机体的免疫力。

（3）海参微量元素硒的含量居各种食物之首，可以参与血液中铁的输送，增强造血功能；对再生障碍性贫血、糖尿病、胃溃疡等均有良效。

（4）海参中的萃取物海参毒素能够有效抑制多种霉菌及某些人类癌细胞的生长和转移。

（5）能提高男性内分泌能力，提高女性的新陈代谢，促进性激素分泌能力，提高性功能。

（6）海参的修复再生功能，是一个重大特点。如快速使伤口愈合、修复多年受损的胃肠、修复免疫系统、修复胰岛、恢复造血功能等，无不体现海参的强大修复再生特征。

墨　　鱼

【别名】

乌贼鱼、墨斗鱼、目鱼。

【性味】

咸，平。

【功效】

（1）补脾益肾，适用于精血亏损、头晕耳鸣、遗精早泄及老人虚弱者。

（2）滋阴养血，适用于血虚所致的经闭、崩漏。

（3）通经下乳，适用于产后乳汁不足，阴血不足所致的经闭、月经量少、或崩漏。

（4）调经止带，适用于妇女经血不调，带下清稀，腰痛、尿频等。

【食用方法】

乌贼体内含有许多墨汁，不易洗净，可先撕去表皮，拉掉灰骨，将乌贼放在装有水的盆中，在水中拉出内脏，再在水中挖掉乌贼的眼珠，使其流尽墨汁，然后多换几次清水将内外洗净即可。食用乌贼的方法有红烧、爆炒、熘、炖、烩、凉拌，做汤，还可制成墨鱼馅饺子和墨鱼肉丸子。

【食用注意】

（1）脾胃虚寒的人应少吃。

（2）高血脂、高胆固醇血症、动脉硬化等心血管病及肝病患者应慎食。

（3）乌贼鱼肉属动风发物，故患有湿疹、荨麻疹、痛风、肾脏病、糖尿病、易过敏者等疾病的人忌食。

（4）墨鱼与茄子相克，同食容易引起霍乱。

【现代研究】

（1）乌贼富含钙、磷、铁元素，利于骨骼发育和造血，能有效治疗贫血。

（2）乌贼除富含蛋白质和人体所需的氨基酸外，还含有大量的牛黄酸，可抑制血液中的胆固醇含量，缓解疲劳，恢复视力，改善肝脏功能。

（3）墨鱼所含的硒有抗病毒、抗射线作用。

第二十二章　菌菇及藻类

蘑　菇

【别名】

双孢蘑菇、白蘑菇、洋蘑菇、肉蕈、蘑菰、肉菌、蘑菇菌。

【性味】

甘，凉。

【功效】

(1)益气开胃，适用于正气衰弱，神倦乏力，纳呆，消化不良等。

(2)化痰理气，适用于咳嗽痰多、色黄黏稠，上呕下泻，尿浊不禁等。

【食用方法】

香菇在烹饪中运用较广，适于卤、拌、炝、炒、炖、烧、炸、煎等多种烹法。香菇的食用方法很多，可以单独食用，也可与鸡、鸭、鱼、肉相配；可以利用炒、烧等方法烹调，也可通过煮、炖的方法做成鲜美可口的汤。

【食用注意】

(1)毒蘑菇不能食用，毒蘑菇中毒会出现头晕、目眩、舌麻、流泪、流涎、流汗甚至死亡。如果出现中毒，可服用食醋、姜汁，并大量服用绿豆汤或大剂量甘草煎水服用。

（2）蘑菇性滑，便泄者慎食。

【现代研究】

（1）蘑菇中富含的维生素C对人体健康起着重要作用，它具有解毒的功效，能够加快如铅、砷、苯等有害物质排出体外，同时也有良好的抗癌功效。

（2）蘑菇含有丰富的膳食纤维，超过了大部分蔬菜，因此蘑菇能够防止便秘、降低血液中胆固醇水平、减缓人体对碳水化合物的吸收等等。

（3）香菇中还含有一种高纯度、高分子结构的葡聚糖，即香菇多糖，这种物质具有抗病毒、诱生干扰素和保护肝脏的作用，患乙型肝炎的病人若经常食用香菇，不仅能提高机体的免疫功能，降低谷丙转氨酶，而且可防止病情进一步发展。

（4）香菇多糖还具有抗肿瘤作用，对肺癌、乳癌、胃癌、结肠癌、直肠癌及子宫癌等均有疗效。

（5）香菇中的有效成分麦角甾醇，若经太阳光照射后，可以转变成维生素D。维生素D是机体调节钙、磷代谢不可缺少的物质，它可以促进骨组织的成长钙化，所以，香菇是预防小儿佝偻病及成人软骨病的重要食物之一。

（6）香菇还能抗感冒病毒，因香菇中含有一种干扰素的诱导剂，能诱导体内干扰素的产生，干扰病毒蛋白质的合成，使其不能繁殖，从而使人体产生免疫作用。

（7）香菇富含生物碱香菇嘌呤，具有降低血中胆固醇的作用，能有效地预防动脉血管硬化。

黑 木 耳

【别名】

黑菜、桑耳、本菌、树鸡、木蛾、木茸、松耳。

【性味】

甘，平。

【功效】

(1)凉血止血，适用于血淋，崩漏，血痢，痔疮，吐血，衄血。

(2)润肺益胃，适用于肺燥咳嗽、咯血，肠燥便秘以及体质虚弱。

(3)舒筋活络，适用于跌打损伤等。

【食用方法】

黑木耳质嫩味美，一般以干品泡发后，炒食，做汤或凉拌，也可鲜食。干品以干燥、朵大、肉厚、黑亮者为佳。干品因失水而收缩成脆硬的革结构，浸泡后又恢复原状。黑木耳可制作多种菜肴，用作主料或配料皆宜。

【食用注意】

(1)不宜与野鸡肉、田螺同食。

(2)大便常稀溏者、性功能低下者不宜食用黑木耳。

(3)未经炖、煮的黑木耳较难消化。因此，黑木耳还应以熟食为宜。

【现代研究】

(1)黑木耳富含膳食纤维，每100克黑木耳就有6.5克膳食纤维。膳食纤维中的可溶性纤维能降低胆固醇及饱和脂肪酸，减少产生血栓的机会，也可减缓糖类吸收，调节控制血糖浓度。

(2)黑木耳中丰富的非水溶性纤维能增加粪便量，促进肠道蠕动，担任肠道清道夫，同时也能降低患大肠癌的风险。

(3)黑木耳还有抗凝血物质，能减少血小板凝结，降低罹患心血管疾病的风险。

(4)黑木耳对胆结石、肾结石、膀胱结石等内源性异物有比较显著的化解功能。黑木耳所含的发酵和植物碱，具有促进消化道与泌尿道各种腺体分泌的特性，并协同这些分泌物催化结石，滑润管道，使结石排出。同时，黑木耳还含有多种矿物质，能对各种结石产生强烈的化学反应，剥脱、分化、侵蚀结石，使结石缩小，排出。

（5）木耳多糖对机体免疫功能有明显促进作用，增加机体细胞免疫和体液免疫功能，具有显著抗肿瘤活性。

（6）木耳多糖有明显增强核酸和蛋白质代谢的作用、能增加肝微粒体含量，促进血清蛋白质的生物合成，增强机体抗病能力，对机体损伤有保护作用。

（7）木耳多糖能明显抑制大鼠应激型溃疡的形成，促进醋酸型胃溃疡的愈合。

（8）木耳多糖具有抗放射作用，其作用优于银耳多糖，能对抗由环磷酰胺引起的白细胞降低。

（9）木耳多糖能延长小鼠常压耐缺氧实验的生存时间，提高生存率，提示木耳多糖对改善缺血心肌对氧的供求失调有一定作用。

（10）黑木耳中铁的含量极为丰富，可防治缺铁性贫血。能养血驻颜，令人肌肤红润，容光焕发。

银　　耳

【别名】
白木耳、雪耳、白耳子。

【性味】
甘、淡，平。

【功效】
（1）滋阴润肺，适用于虚劳咳嗽，痰中带血，津少口渴等。

（2）益胃生津，适用于胃阴不足之口干咽燥、大便秘结等。

（3）补肺益气，适用于病后体虚，气短乏力等。

（4）止血，适用于内热所致的出血，如咯血、吐血、便血、崩漏等。

【食用方法】
煮食，炖服，或做羹食用。银耳又是席上珍品佳肴和滋补佳品。用冰糖、银耳各半，放入砂锅中加水，以文火加热，煎炖成糊状的"冰糖银耳汤"，透明晶莹，浓甜味美，是传统的营养滋补佳品；用银耳、枸杞、冰糖、蛋清等一起炖制的"枸杞炖银耳"，红白相间，香甜可口，具有较强的健身功能；用银耳与大米煮粥，也是别具风味的营养佳品。

【食用注意】

(1)外感风寒及糖尿病患者慎食。

(2)银耳滋腻容易生痰，所以，痰湿重者不宜食用。

【现代研究】

(1)银耳富含维生素 D，能防止钙的流失，对生长发育十分有益；因富含硒等微量元素，它可以增强机体抗肿瘤的免疫力。

(2)银耳富有天然植物性胶质，对皮肤有良好的保护作用，并有祛除脸部黄褐斑、雀斑的功效。因此，长期食用银耳具有护肤美容的作用。

(3)银耳中的有效成分酸性多糖类物质，能增强人体的免疫力，调动淋巴细胞，加强白细胞的吞噬能力，兴奋骨髓造血功能，肿瘤患者放疗或化疗后所致的白细胞减少，食用银耳有一定的作用；同时，银耳多糖具有抗肿瘤作用。

(4)银耳中的膳食纤维可助胃肠蠕动，减少脂肪吸收，从而达到减肥的效果。

(5)银耳富含铜，铜是人体健康不可缺少的微量营养素，对于血液、中枢神经和免疫系统，头发、皮肤和骨骼组织以及脑和肝、心等内脏的发育和功能有重要影响。

(6)银耳富含钾，有助于维持神经健康、心跳规律正常，可以预防中风，并协助肌肉正常收缩。具有降血压作用。

(7)银耳富含磷，具有构成骨骼和牙齿，促进成长及身体组织器官的修复，供给能量与活力，参与酸碱平衡的调节。

海　带

【别名】

江白菜、昆布、海带草、海草。

【性味】

咸，寒。

【功效】

(1)软坚化痰，适用于瘿瘤、瘰疬、噎嗝、睾丸肿痛等。

(2)祛湿止痒，适用于皮肤湿毒瘙痒等。

(3)清热利尿，适用于水肿、脚气等。

【食用方法】

海带是一种味道可口的食品，既可凉拌，又可做汤，还可炒食。但食用前，应当先洗净之后，再浸泡，然后将浸泡的水和海带一起下锅做汤食用。这样可避免溶于水中的甘露醇和某些维生素被丢弃不用，从而保存了海带中的有效成分。

【食用注意】

(1)孕妇与乳母不可过量食用海带。

(2)脾胃虚寒的人慎食，脾胃虚寒者、甲亢中碘过盛型的病人要忌食。

(3)瘢痕体质、瘢痕疙瘩、增生性瘢痕患者宜长期食用。

【现代研究】

(1)海带含碘和碘化物，有防治缺碘性甲状腺肿的作用。

(2)海带氨酸及钾盐、钙元素可降低人体对胆固醇的吸收，降低血压。

(3)海带含有大量的不饱和脂肪酸和食物纤维，能清除附着在血管壁上的胆固醇，调顺肠胃，促进胆固醇的排泄。

(4)海带能提高机体的体液免疫，促进机体的细胞免疫。

（5）海带中含有 60% 的岩藻多糖，是极好的食物纤维，糖尿病患者食用后，能延缓胃排空和食物通过小肠的时间，如此，即使在胰岛素分泌量减少的情况下，血糖含量也不会上升，而达到治疗糖尿病的目的。

（6）海带中含有大量的多不饱和脂肪酸 EPA，能使血液的黏度降低，减少血管硬化。

（7）海带中大量的碘可以刺激垂体，使女性体内雌激素水平降低，恢复卵巢的正常机能，纠正内分泌失调，消除乳腺增生的隐患。

（8）海带所含的海藻酸钠与具致癌作用的锶、镉有很强的结合能力，并将它们排出体外；海带可选择性杀灭或抑制肠道内能够产生致癌物的细菌，所含的纤维还能促进胆汁酸和胆固醇的排出；海带提取物对各种癌细胞有直接抑制作用。

（9）海带中的碘极为丰富，此元素为体内合成甲状腺素的主要原料。而头发的光泽就是由于体内甲状腺素发挥作用而形成的。"头发质素"和所含有的角质成分，要从含硫的蛋白质中吸取，而蛋白质又是使头发产生光泽的重要物质。海带中除含有碘、钙、硫之外，还含有铁、钠、镁、钾、钴、磷、甘露醇和维生素 B1、B2、C 等多种物质。这些营养物对美发皆大有裨益。因此，常吃海带，对头发的生长、润泽、乌黑、光亮都具有特殊的功效。

紫　菜

【别名】

子菜、紫英、索菜。

【性味】

甘、咸，凉。

【功效】

（1）软坚散结，适用于瘿瘤，瘰疬等。

（2）清热化痰，适用于咳嗽痰稠，饮酒过多，烦热不安等。

（3）利尿，适用于脚气，水肿，小便不利等。

【食用方法】

煎汤，煮食，研末等。常见的紫菜的食用方法就是紫菜汤和紫菜卷寿司，还可以用它来做混沌，做紫菜肉丸子也是非常的美味。

【食用注意】

（1）不宜多食，消化功能不良、素体脾虚者少食，可致腹泻；腹痛便溏者禁食；乳腺小叶增生以及各类肿瘤患者慎用；脾胃虚寒者切勿食用。

（3）若紫菜在凉水浸泡后呈蓝紫色，说明在干燥、包装前已被有毒物质污染，这种紫菜对人体有害，不能食用。

【现代研究】

（1）紫菜营养丰富，含碘量很高，可用于治疗因缺碘引起的甲状腺肿大，紫菜有软坚散结功能，对其他郁结积块也有作用。

（2）紫菜富含胆碱和钙、铁，能增强记忆、治疗妇女贫血、促进骨骼、牙齿的生长和保健；含有一定量的甘露醇，可作为治疗水肿的辅助食品。

（3）紫菜所含的多糖具有明显增强细胞免疫和体液免疫功能，可促进淋巴细胞转化，提高机体的免疫力。

（4）可显著降低血清胆固醇的总含量，防止动脉硬化。

（5）紫菜的有效成分对艾氏癌的抑制率53.2%，有助于脑肿瘤、乳腺癌、甲状腺癌、恶性淋巴瘤等肿瘤的防治。

（6）紫菜含有维生素U，有预防胃溃疡和促进溃疡面愈合的作用。

第二十三章　花类

菊　花

【别名】

杭菊花、黄菊花、白菊花、滁菊花、甘菊花。

【性味】

甘、苦，凉。

【功效】

(1)疏散风热，适用于风热表证，温病初起头痛、发热等。

(2)清肝明目，适用于肝火上炎或肝经风热所致的目赤肿痛，肝肾亏虚之目暗昏花，头目眩晕等。

(3)平抑肝阳，适用于肝阳上亢所致的头痛、头胀、眩晕者等。

(4)清热解毒，适用于疮疡肿毒。但清热解毒作用较弱，需要配合其他清热解毒之品同时使用。

【食用方法】

菊花气味芬芳，绵软爽口，是入肴佳品。吃法也很多，可鲜食、干食、生食、熟食，焖、蒸、煮、炒、烧、拌皆宜，还可切丝入馅，菊花酥饼和菊花饺都有可口之处。

【食用注意】

(1)疏散风热多用黄菊花，清肝明目、平抑肝阳多用白菊花。

（2）菊花为凉性，脾胃虚寒的人不适合长期用菊花泡水。

（3）菊花性凉，月经前的女性不适合喝菊花茶，月经前喝容易导致宫寒。

【现代研究】

（1）菊花不但有降压的作用，而且具有降脂的作用。

（2）菊花对于动脉硬化也有一定的作用。

（3）菊花挥发油对金黄色葡萄球菌、白色葡萄球菌、变形杆菌、乙型溶血性链球菌、肺炎双球菌均有一定的抑制作用尤其对金黄色葡萄球菌的抑制效果最明显。对流感病毒、皮肤真菌也有抑制作用。

（4）菊花还有抗自由基、延缓衰老以及抗肿瘤作用。

玫 瑰 花

【别名】

徘徊花、刺枚花、穿心玫瑰。

【性味】

甘、微苦，温。

【功效】

（1）疏肝解郁，适用于肝胃不和所致的胁痛脘闷、胃脘胀痛及月经不调或经前乳房胀痛等。

（2）活血调经，适用于气滞血瘀之月经不调、经前乳房胀痛，以及跌打损伤，瘀肿疼痛。

【食用方法】

做甜品，煮粥，做饮料，目前也有大量菜肴以玫瑰花做原料或辅料。

【食用注意】

(1)阴虚有火者勿服 。

(2)玫瑰花不宜与茶叶一起泡服，因茶叶含有大量的鞣酸，会影响玫瑰花疏肝解郁的功效。

【现代研究】

（1）玫瑰花可缓和情绪、平衡内分泌，对肝及胃有调理的作用，并可消除疲劳、改善体质。

（2）玫瑰花有促进胆汁分泌的作用。

（3）玫瑰花具有养颜美容功效，常饮可去除皮肤上的黑斑，令皮肤嫩白自然，防皱纹也有帮助。肝郁气滞型的肥胖者可多喝，有助于减肥；有丰胸调经之效；还可润肠通便。

合　欢　花

【别名】

夜合欢、夜合花、青裳。

【性味】

甘，平。

【功效】

（1）解郁安神，适用于肝郁胸闷，忧而不乐，健忘失眠，性欲寡淡等。

（2）理气，活络适用于痈肿、跌打损伤疼痛等。

【食用方法】

可以直接泡水饮服。合欢花茶是以干燥的花蕾冲泡，取一大匙放进壶中，再倒入沸水，只需焖 2~3 分钟即可享用，不加蜂蜜和砂糖也甘香可口。

【食用注意】孕妇慎用合欢花茶，因合欢有收缩子宫的作用，对妊娠子宫尤为敏感。

【现代研究】

（1）合欢花煎剂灌服，能明显减少小鼠的自发活动及被动活动，明显协同巴比妥类药物的中枢抑制作用，延长戊巴比妥钠、苯巴比妥钠所致小鼠麻醉时间，促使阈下剂量的戊巴比妥钠、异戊巴比妥钠引起小鼠麻醉，一次给药或连续给药 3d 均有显着效果。

（2）合欢花煎剂给家兔灌服未见脑电有明显改变，也无抗戊四氮所致小鼠惊厥作用。

月 季 花

【别名】

月月红、月月花、四季花、长春花。

【性味】

甘，温。

【功效】

（1）疏肝解郁，活血调经，适用于肝郁血滞，月经不调、痛经、闭经及胸胁胀痛等。

（2）消肿解毒，适用于跌打损伤，瘀肿疼痛，痈疽肿毒，瘰疬。

【食用方法】

适量开水泡饮，或鲜品捣烂敷患处，或干品研末调搽患处。鲜月季花 20g 开水泡服，可治月经不调或经来腹痛；月季根 30g，鸡冠花、益母草各 15g，煎水煮蛋吃，能治痛经；月经过多、白带多，用月季花（或根）15g 水煎服或炖猪肉食；月季花 10g、大枣 12g 同煎，汤成后加适量蜂蜜服用，此方又香又甜，不像是药，对经期潮热很有效。

【食用注意】

（1）血热、血虚者勿用。

（2）孕妇慎用。

（3）与鹅肉同食损伤脾胃。

（4）与兔肉、柿子同食导致腹泻。

（5）不宜与甲鱼、鲤鱼、豆浆、茶同食。

（6）月季花不宜大量久服，否则，可引起腹痛、腹泻。

【现代研究】

（1）月季花含有酚酸、黄酮及挥发油，具有抗菌、抗病毒、抗氧化、抑制肿瘤、增强机体免疫等药理作用。

（2）月季花具有较强的抗真菌作用。

（3）月季花有镇痛作用，可改善微循环，增加血流量和结缔组织的代谢，降低血小板凝集，所以月季花用来调理血液浓度也有一定的疗效。

茉 莉 花

【别名】

茉莉、香魂、木莉花、奈花。

【性味】

辛、甘，温。

【功效】

（1）理气解郁，适用于肝郁气滞而致脘腹胀痛，食欲不振，嗳气频频，大便不爽，苔腻，脉弦或滑。

（2）辟秽和中，适用于湿浊中阻，胸膈不舒，泻痢腹痛，头晕头痛，目赤，疮毒。

【食用方法】

泡茶，或煎汤服，或煮粥皆可。外用适量。

【食用注意】

（1）茉莉花辛香偏温，故火热内盛，燥结便秘者慎用。

（2）体有热毒者不宜饮用茉莉花。

（3）孕妇禁用。

（4）患有缺铁性贫血、缺钙或骨折的人不宜饮茉莉花。

（5）患有溃疡病的人不宜饮茉莉花。

（6）患有泌尿系统结石的人不宜饮茉莉花。

（7）发烧时不宜饮茉莉花。

【现代研究】

（1）茉莉花有降血压、强心作用。

（2）茉莉花有防龋防辐射损伤以及抗癌、抗衰老之功效，使人延年益寿、身心健康。

（3）茉莉花所含的挥发油性物质对多种细菌有抑制作用，如结核杆菌、白喉杆菌、痢疾杆菌等。

桂　　花

【别名】

岩桂、丹桂、木犀、九里香、金粟。

【性味】

辛，温。

【功效】

（1）散瘀止痛，适用于胃肠胀气，腹痛，疝瘕，牙痛，经闭腹痛。

（2）化痰止咳，适用于痰多咳嗽，食欲不振。

（3）香口祛臭，用于口臭。

【食用方法】

泡茶，浸酒，或做成糕点，或做成羹等食用。

【食用注意】胃脘灼热疼痛，口干，饥不欲食，小便色黄，大便粘腻等症状的脾胃湿热的人不适合饮用。

【现代研究】

（1）桂花中所含的芳香物质，能够稀释痰液，促进呼吸道疾液的排出，具有化痰止咳平喘的作用。

（2）桂花辛香，具有行气之功，能够缓急止痛，散血消瘀，并促进肠道秽浊物质的排泄。

（3）桂花馨香，能祛除口中异味，并有杀灭口中细菌的功效，是口臭患者的食疗佳品。

(4)桂花能散发浓郁的花香，可以舒缓紧张情绪，净化身心，平衡神经系统，达到提神的作用。

槐　花

【别名】

洋槐花、槐米。

【性味】

苦，微寒。

【功效】

(1)凉血止血，适用于肠风便血，痔血，血痢，尿血，血淋，崩漏，吐血，衄血等。

(2)清肝泻火，适用于肝火上炎所致的头痛，目赤肿痛，眩晕，喉痹，失音，痈疽疮疡等。

【食用方法】

槐花采摘后可以做汤、拌菜、焖饭，亦可做槐花糕、包饺子，日常生活中最常见的就是蒸槐花(又名槐花麦饭)，中国不少地区都有这一习惯，做法很简单，将洗净的槐花加入面粉拌匀，再加入精盐、味精等调味料，拌匀后放入笼屉中蒸熟即可。此外，在制作粥、汤时也可加入槐花。

【食用注意】

(1)脾胃虚寒及阴虚发热无实火者慎食。

(3)由于槐花比较甜，糖尿病人最好不要多吃。

(4)粉蒸槐花不易消化，消化系统不好的人，尤其是中老年人不宜过量食用。

(5)过敏性体质的人也应谨慎食用槐花。

【现代研究】

(1)槐花有降压的功效，对高血压病、高脂血症等有显著疗效。

（2）槐花能增强毛细血管的抵抗力，减少血管通透性，防止因毛细血管脆性过大、渗透性过高引起的出血，可使脆性血管恢复弹性的功能，从而降血脂和防止血管硬化。

（3）槐花含芸香甙，槐花二醇，葡萄糖与葡萄糖醛酸和鞣质，有抗炎作用，对病毒和皮肤真菌同样有抑制作用。

黄　花　菜

【别名】

金针菜、柠檬萱草、忘忧草。

【性味】

甘，凉。

【功效】

（1）养血平肝，适用于肝血不足、肝阳上亢所致的头晕，耳鸣，心悸，腰痛等症。

（2）利尿消肿，适用于小便不利，水肿，淋证，关节肿痛等。

（3）止血，适用于吐血，衄血，大肠下血等。

（4）催乳，适用于产后体虚乳汁分泌过少。

【食用方法】

炒食，或煎汤服用。

【食用注意】

（1）患有皮肤瘙痒症者忌食。

（2）新鲜黄花菜中含有秋水仙碱，可造成胃肠道中毒症状，故不能生食，须加工晒干，吃之前先用开水焯一下，再用凉水浸泡 2 小时以上，食用时火力要大，彻底加热，每次食量不宜过多。

（3）疮疡患者不宜食用，因其属于发物，食后会加重病情。

（4）平素痰多，尤其是哮喘患者不宜食。

【现代研究】

（1）黄花菜有较好的健脑、抗衰老功效，是因其含有丰富的卵磷脂，这种物质是机体中许多细胞，特别是大脑细胞的组成成分，对增强和改善大脑功能有重要作用，同时能清除动脉内的沉积物，对注意力不集中、记忆力减退、脑动脉阻塞等症状有特殊疗效，故人们称之为"健脑菜"。

（2）黄花菜能显著降低血清胆固醇的含量，有利于高血压患者的康复，可作为高血压患者的保健蔬菜。

（3）黄花菜中含有效成分能抑制癌细胞的生长，丰富的粗纤维能促进大便的排泄，因此可作为防治肠道癌瘤的食品。